Schäfer

Kopfschmerzen und Migräne.
Das Übungsbuch

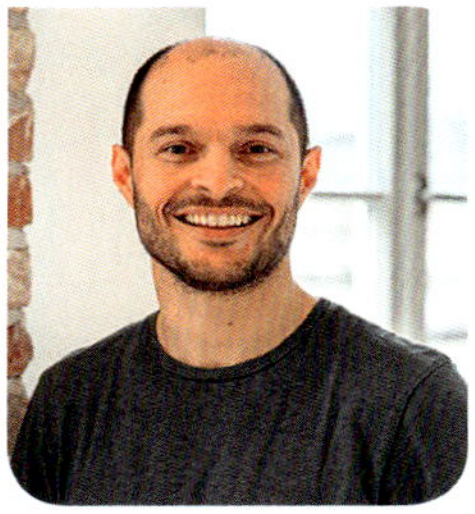

Der Wunsch von **Benjamin Schäfer**, im Gesundheitswesen zu arbeiten, nahm durch seinen Zivildienst beim Deutschen Roten Kreuz Gestalt an. Nach erfolgreicher Absolvierung des Studiums zum Physiotherapeuten an der Hochschule Fresenius in Idstein begann er seine berufliche Laufbahn im DRK Schmerz-Zentrum in Mainz. 2012 bis 2014 studierte er berufsbegleitend Therapiewissenschaften. 2019 gewann er den Soyka-Förderpreis und startete 2020 eine multizentrische Studie zur Vorbeugung von Migräne. Durch die Arbeit mit chronischen Schmerzpatienten erkannte er, wie wichtig es ist, dass Betroffene selbst aktiv werden, um ihre Schmerzen in den Griff zu bekommen. Dazu gehört auch Hintergrundwissen über die eigene Erkrankung, über Schmerzmechanismen und warum Bewegung und Entspannung so wichtig sind. Mit Fachwissen, abwechslungsreichen Übungen und vielen Tricks für den Alltag steht Schäfer seinen Patienten dabei zur Seite. Seit 2015 arbeitet Benjamin Schäfer als leitender Physiotherapeut in der Migräne- und Kopfschmerzklinik in Königstein. Auch dort arbeitet er eng mit Ärzten und Psychologen zusammen. Viele Erkenntnisse aus diesem regen Austausch sind auch in »Kopfschmerzen und Migräne. Das Übungsbuch« eingeflossen. Benjamin Schäfer ist Mitglied der Deutschen Migräne- und Kopfschmerzgesellschaft und hat das DMKG-Kopfschmerzzertifikat erworben. Gemeinsam mit Prof. Dr. Kerstin Lüdtke hat er ein Fachbuch zum Thema Kopfschmerzen für Physiotherapeuten herausgegeben.

Benjamin Schäfer

Kopfschmerzen und Migräne. Das Übungsbuch

Vorbeugen, entspannen, Schmerzen lindern

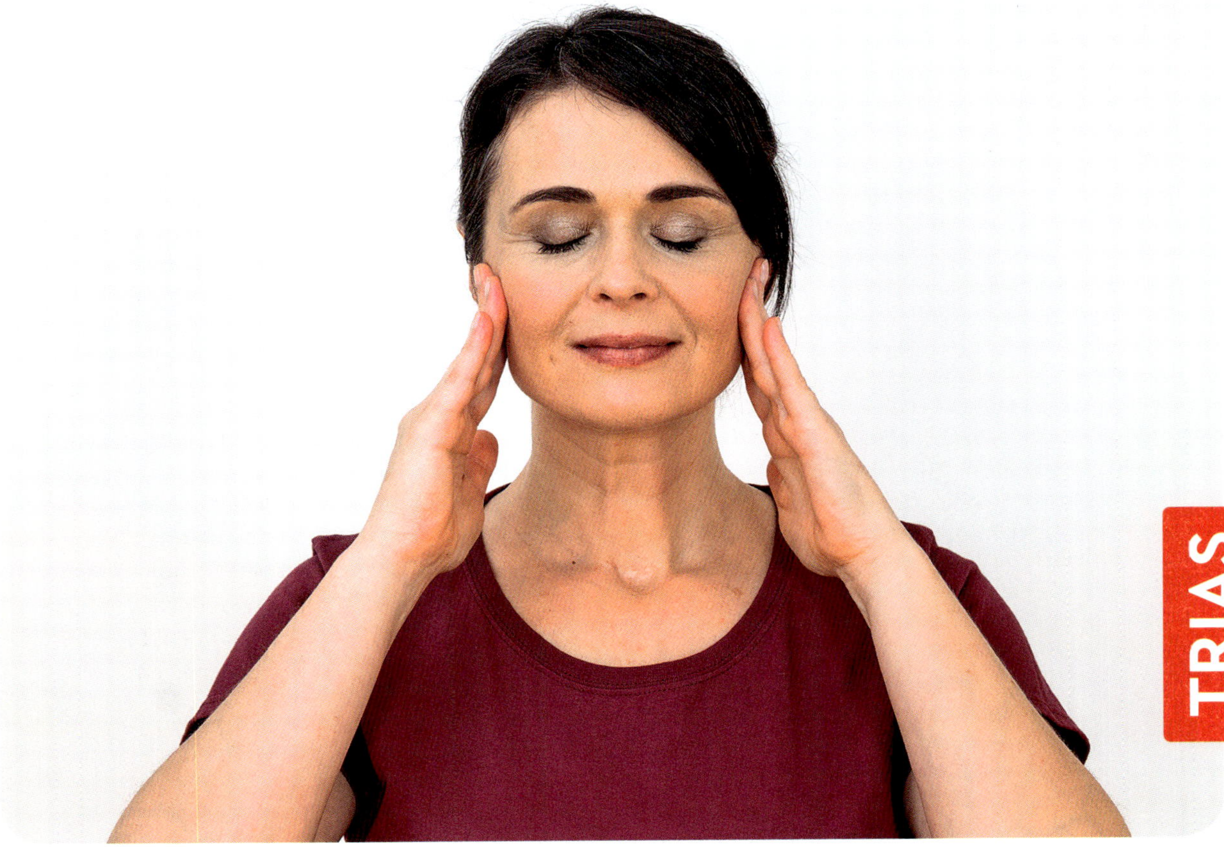

TRIAS

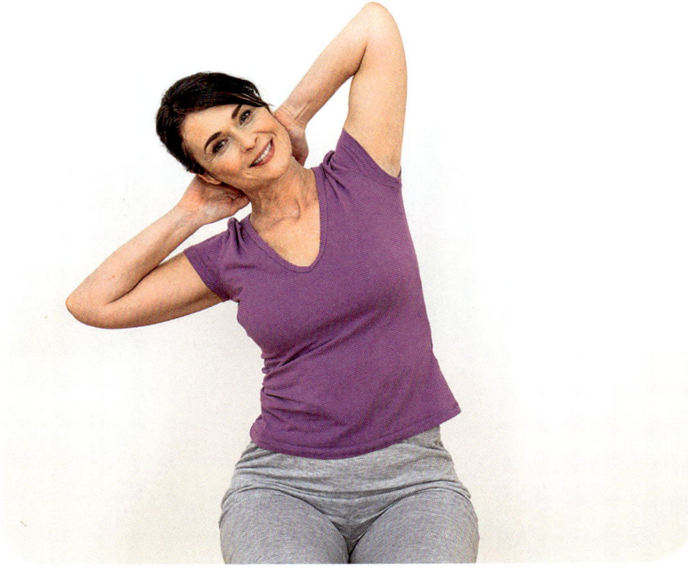

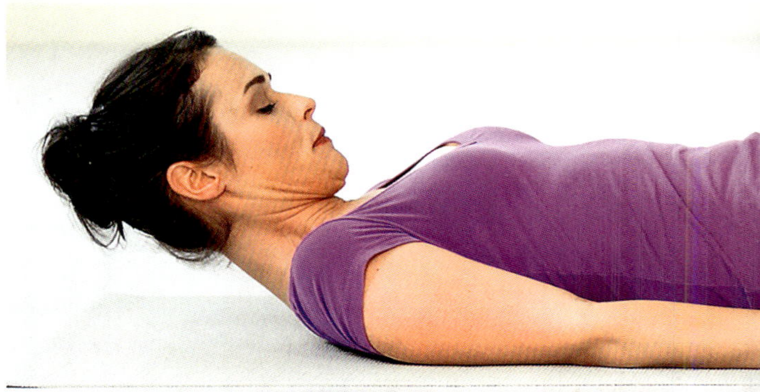

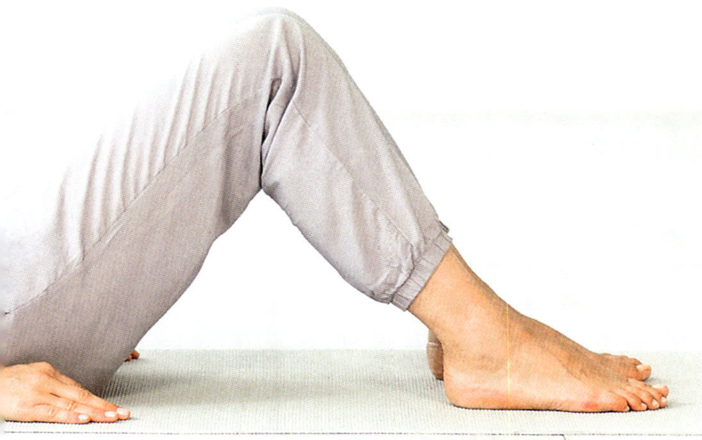

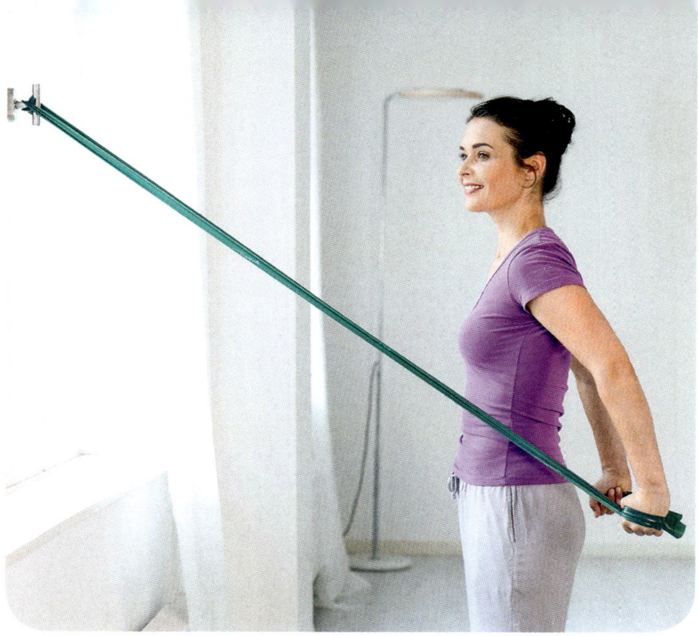

6

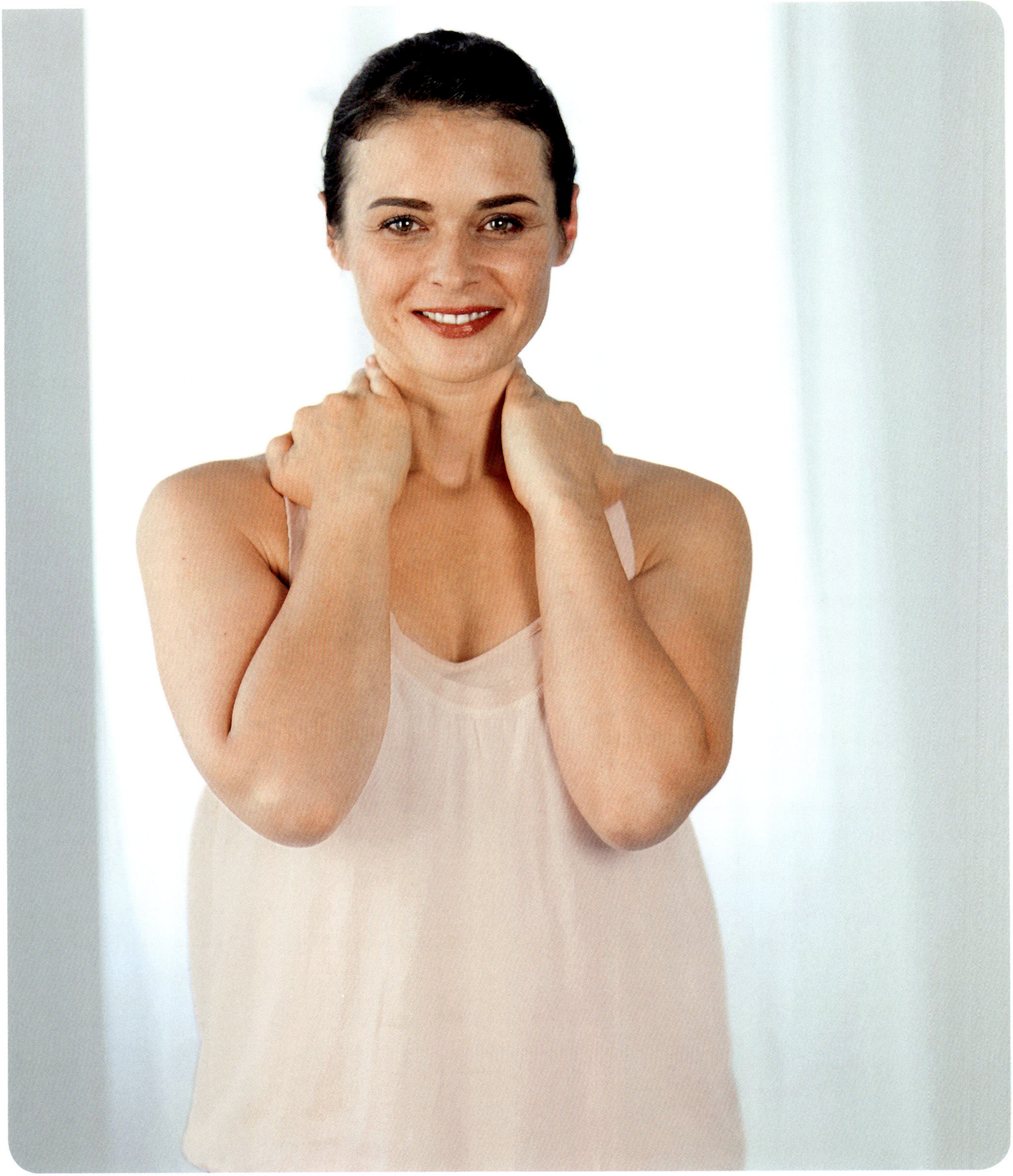

Vorwort

Manchmal plagt Sie ein »Brummschädel«, Nackenschmerzen oder ein Druck auf der Stirn? Treten Kopfschmerzen oft auf, gehen sie mit Übelkeit, Licht- und Geräuschempfindlichkeit einher, können sie die Lebensgestaltung – und damit das körperliche und psychische Wohlbefinden – stark einschränken. Bisher half Ihnen vielleicht ein Schmerzmittel. Aber bestimmt haben Sie sich schon gefragt, ob Sie vorbeugen können. Sie können! Erobern Sie sich Handlungsspielraum zurück, indem Sie selbst aktiv werden.

Heute wissen wir: Eine gute Balance zwischen Aktivität und Entspannung, Entspannungsverfahren und Ausdauersport können Kopfschmerz vorbeugen. Erfreulicherweise erscheint dieses Buch jetzt schon in der zweiten überarbeiteten Auflage, neue wissenschaftliche und klinische Erkenntnisse flossen in die Überarbeitung ebenso ein wie die Rückmeldungen der Leserinnen und Leser der ersten erfolgreichen Auflage. Ein Teil der Übungen wurde modifiziert und ergänzt, Abbildungen erneuert, Anleitungen noch instruktiver, denn die Umsetzung im Alltag durch Sie ist das Entscheidende auf dem Weg zur Reduktion Ihrer Schmerzen.

Informieren Sie sich über Ihre Erkrankung und starten Sie Ihre Selbsthilfe. Lassen Sie sich dabei Zeit. Arbeiten Sie das Buch nicht ehrgeizig von der ersten bis zur letzten Seite in kurzer Zeit ab. Wählen Sie einzelne Übungen und Anregungen aus, setzen Sie diese dann konsequent um. Seien Sie mit sich geduldig. Akzeptieren Sie Ihre Erkrankung. Aber: Engagieren Sie sich für sich selbst! Sie können mit den Tipps und den Übungen dieses Buchs Ihre Anfallsschwere mindern und die Anfallshäufigkeit reduzieren.

Priv.-Doz. Dr. med. Charly Gaul,
Facharzt für Neurologie und Schmerztherapeut, Gründer des Kopfschmerzzentrums Frankfurt

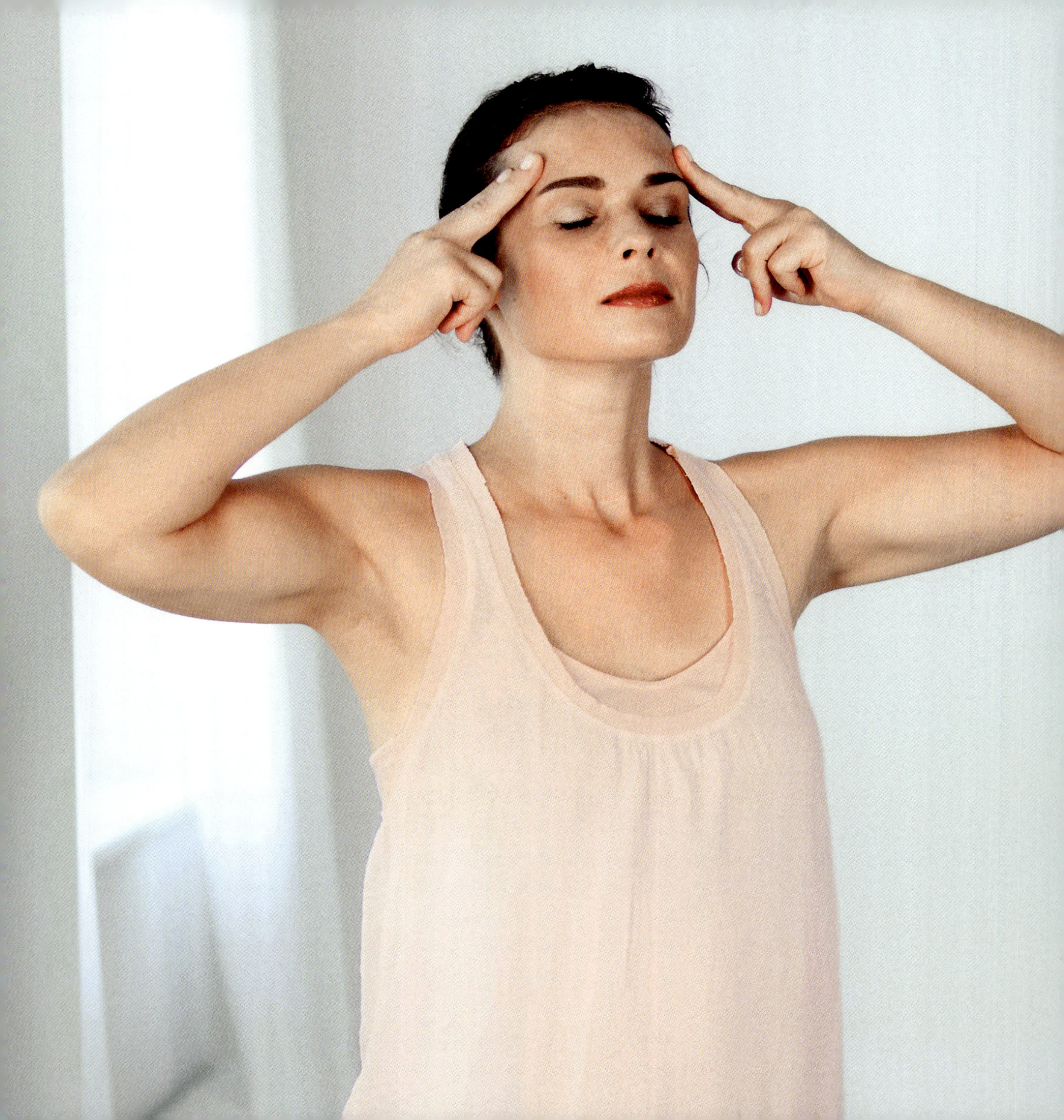

Kopfschmerzen begegnen

Klar ist heute, dass Kopfschmerzbetroffene sehr viel gegen ihre Beschwerden (z. B. Anfallshäufigkeit) unternehmen können. Entspannung und Ausdauertraining sind zwei wichtige vorbeugende Methoden.

Was ist Migräne, was Spannungskopfschmerz?

Kopfschmerz ist nicht gleich Kopfschmerz. Genauso unterschiedlich sind die Möglichkeiten, gegen die Schmerzen vorzugehen. Wichtig ist zu verstehen, was eigentlich in Ihrem Körper vor sich geht.

Migräne und andere Kopfschmerzen sind weit verbreitet. 90 Prozent der Europäer haben mindestens einmal in ihrem Leben Kopfschmerzen. Alarmierend ist auch, dass der Anteil der 18- bis 27-Jährigen mit einer Kopfschmerzdiagnose zwischen 2005 und 2015 um 42 Prozent gestiegen ist. Zehn Prozent der Deutschen suchen mindestens einmal im Jahr wegen Kopfschmerzen einen Arzt auf. Parallel zu dieser Entwicklung steigt der Gebrauch von Schmerzmitteln.

Die internationale Kopfschmerzklassifikation beschreibt über 300 Kopfschmerzdiagnosen. Um welchen Kopfschmerz es sich jeweils handelt, lässt sich hauptsächlich anhand der Informationen aus dem Gespräch ableiten, z. B.:

- Kopfschmerzdauer
- Intensität
- Frequenz
- Begleitsymptome

Zu oft sehen sich Kopfschmerzgeplagte auch mit gut gemeinten Tipps aus ihrem Umfeld konfrontiert – z. B. mehr Wasser oder starken Kaffee zu trinken. Viele Nichtbetroffene verstehen nicht, wie unterschiedlich und belastend Kopfschmerz sein kann. Einige Kopfschmerzbetroffene behalten deshalb ihre Diagnose für sich und versuchen – trotz der Einschränkungen – in Beruf und Alltag durchzuhalten.

Primäre vs. sekundäre Kopfschmerzen

Ist der Kopfschmerz die Krankheit selbst, lässt sich also keine Ursache der Kopfschmerzen finden, spricht man von primären Kopfschmerzen. Bestehen Erkrankungen oder andere Gründe, die die Kopfschmerzen verursachen und die möglicherweise beseitigt werden können, spricht man von sekundären Kopfschmerzerkrankungen.

Die häufigsten primären Kopfschmerzen sind Migräne und Kopfschmerzen vom Spannungstyp. Etwa 10–15 Prozent der Deutschen leiden unter Migräne, Frauen sind häufiger betroffen. Zählt man auch

Personen mit einer wahrscheinlichen Migräne hinzu, sind sogar zwischen 20 und 30 Prozent betroffen. Kopfschmerzen vom Spannungstyp treten noch häufiger auf, jedoch suchen weniger Personen deswegen einen Arzt auf. Eine weitere, seltene Form sind Clusterkopfschmerzen, die sich durch stärkste, plötzlich eintretende Schmerzen meist immer auf einer Seite äußern. Oft ist begleitend ein Auge gerötet oder die Nase läuft. Kopfschmerzen, die ihre Ursache in der Halswirbelsäule haben (zervikogene Kopfschmerzen), gehören zu den sekundären Kopfschmerzen und sind eher selten.

Migräne

Migräne geht unbehandelt (oder erfolglos behandelt) mit 4- bis 72-stündigen Kopfschmerzattacken einher. Der Kopfschmerz ist häufig einseitig und pulsierend, er ist mittelschwer bis sehr intensiv. Weitere Symptome wie Übelkeit/Erbrechen oder Lärm-/Lichtempfindlichkeit begleiten diese Attacken. Körperliche Aktivität (z. B. rasches Treppensteigen) verstärkt die Beschwerden. Es wird ein Ruhe- und Rückzugsbedürfnis beschrieben.

Vor der Migräne können Symptome wie Gereiztheit, gehäuftes Gähnen, Heißhunger oder Euphorie auftreten (sogenannte Prodromalphase). Auch Nackenschmerzen können ein Vorzeichen sein. Einige Betroffene (ca. 15 Prozent) beschreiben vor Auftreten der Migräneschmerzen eine Aura. Sie kann sich durch Sehstörungen, Kribbeln oder Taubheit eines Armes oder Beins, Schwindel, Sprachstörungen und viele andere Phänomene zeigen. Am häufigsten ist die visuelle Aura. Die Betroffenen sehen z. B. Zickzacklinien, Lichtblitze oder ein Flimmern. Videos aus dem Internet können solche Auren für Nichtbetroffene nachvollziehbarer machen, z. B. auf YouTube unter den Suchbegriffen »Migräne visuelle Aura«, siehe auch Anhang (Seite 158).

Nach den Migräneschmerzen wird oft eine allgemeine Abgeschlagenheit mit Konzentrationsstörungen, aber auch ein erhöhtes Energielevel beschrieben (Postdromalphase).

Es existieren viele Unterformen der Migräne, unter anderem auch die hormonell bedingte Migräne bei Frauen. Prinzipiell gibt es eine erblich bedingte Anfälligkeit für die Erkrankung an Migräne. Die Wahrscheinlichkeit, selbst eine Migräne zu entwickeln, steigt, wenn Ihre Eltern oder Großeltern Migräne haben oder hatten.

Ab wann spricht man von einer chronischen Migräne? Tritt die Migräne an weniger als 15 Tagen im Monat auf, handelt es sich um eine sporadische oder episodische Migräne. Bestehen die Beschwerden an 15 oder mehr Tagen über einen Zeitraum von drei Monaten, ist es eine chronische Migräne. Davon müssen mindestens acht Attacken migräneartig sein. Von chronischer Migräne Betroffene sind meistens deutlich stärker im Alltag eingeschränkt, was sich belastend auf Familie, Beruf, Hobbys, körperliche Aktivität und soziale Kontakte auswirken kann.

Was geschieht bei einer Migräneattacke?

Von Migräne Betroffene haben eine erhöhte Reizwahrnehmung und -verarbeitung. Das Denken und die Reizverarbeitung sind schneller, aber eine Gewöhnung an Reize und Veränderungen ist langsamer. Diese erhöhte Sensibilisierung des Migränegehirns sorgt für zahlreiche innere und äußere Auslöser einer Migräneattacke. Das sind die sogenannten Triggerfaktoren, die individuell sehr unterschiedlich sein können.

Die häufigsten Trigger sind:

- Stress
- Emotionen
- Hormonschwankungen bei Frauen
- ausgelassene Mahlzeiten
- Wetterumschwünge
- Schlafunregelmäßigkeiten

- Duftstoffe
- Nackenschmerzen
- helles Licht
- Alkohol, uvm.

Bei Personen mit Migräne kann es sein, dass ein vermeintlicher Trigger, z. B. Schokoladeessen, nicht der Trigger an sich ist, sondern der Süßhunger ein Zeichen für die beginnende Migräne darstellt (s. o., Prodromalzeichen). Nicht selten werden vermeintliche Trigger gemieden. Aber dieses Verhalten kann selbst zum Stressfaktor werden, Ängste verstärken und die Lebensqualität einschränken. Außerdem trainieren Sie dadurch nicht, mit reizintensiven oder stressbelasteten Situationen umzugehen. Dadurch werden Sie schließlich immer »reizsensibler«.

Ebenso kann aber auch eine Ruhephase eine Attacke auslösen – insbesondere nach schnellem Absinken des Stresspegels. Auch die Erwartung einer Attacke kann eine bedeutende Rolle spielen. Entspannen und Abschalten fallen Personen mit Migräne oft schwerer als Gesunden. Stress ist mit Abstand der häufigste Auslöser und sollte eine besondere Aufmerksamkeit erhalten. Siehe auch Kapitel »Kopfschmerzen und Stress« (Seite 16) und die Exkurse Verhaltensweisen (Seite 18) und Lebensstil (Seite 142). Auch eine Kombination von Triggern kann eine Migräneattacke auslösen.

Was passiert im Gehirn? Der Neurotransmitter Calcitonin Gene-Related Peptide (CGRP), ein Botenstoff, sorgt für eine entzündungsähnliche Reaktion an den Hirnhäuten und ihren Blutgefäßen mit einer Veränderung des Gefäßdurchmessers. Unter anderem bilden die Fasern des Trigeminusnervs diesen Botenstoff und schütten ihn aus. Dieser Prozess verursacht die typisch pulsierenden Schmerzen bei einer Migräne. Neben der Ausschüttung des CGRP spielen aber noch viele weitere Botenstoffe und andere Prozesse eine Rolle bei der Entstehung der Migräne. Es ist mittlerweile auch erwiesen, dass unter anderem der Hypothalamus bereits bis zu 48 Stunden vor dem Eintreten der Schmerzen aktiviert ist. Dies wurde in MRT-Studien herausgefunden und kann unter anderem die Prodromalphase erklären.

Medikamentöse Therapie

Neurologen oder zertifizierte DMKG-Kopfschmerzexperten klären Sie bei Bedarf über die zahlreichen medikamentösen Möglichkeiten auf. Mediziner unterscheiden prinzipiell zwischen der Akutmedikation zur Behandlung einer Attacke und der medikamentösen Prophylaxe zur Vorbeugung gegen Migräneattacken. Am häufigsten kaufen Migränepatienten Schmerzmittel wie Acetylsalicylsäure, Ibuprofen oder Paracetamol sowie Kombinationspräparate aus Paracetamol, Acetylsalicylsäure und Koffein in der Apotheke. Darüber hinaus gibt es Triptane, ein spezielles Migränemittel. Triptane greifen etwas gezielter in die Entstehung und Ausbreitung des Migräneanfalls ein. Aktuell sind sieben verschiedene Präparate der Triptane zugelassen. Neu in der EU zugelassen sind die sogenannten Gepante, die z. B. für Personen geeignet sind, die keine Schmerzmittel oder Triptane nehmen können. Sie kommen sowohl als Akutmittel als auch zur Vorbeugung in Frage.

Vorbeugen mit Medikamenten

Prophylaktisch wirkende Medikamente nehmen Betroffene täglich über einen längeren Zeitraum ein – um Anfälle vorzubeugen oder deren Intensität bzw. Dauer zu reduzieren. Zudem kann eine Prophylaxe die Einnahme von Schmerzmitteln verringern. Abhängig z. B. von Schweregrad und Begleiterkrankungen gehören zu dieser Gruppe Betablocker, Antidepressiva (meist zunächst in geringen Dosen), Medikamente aus der Epilepsiebehandlung, Botox oder Nahrungsergänzungsmittel. In der aktuellen Leitlinie zur Behandlung der Migräne von 2022 werden die Betablocker Propranolol und Metoprolol, der Kalziumantagonist Flunarizin sowie die Antikonvulsiva Valproinsäure und Topiramat und das Antidepressivum Amitriptylin in der Migräneprophylaxe als wirksam beschrieben.

Wir erleben immer wieder in Gesprächen mit Migränepatienten, dass Vorbehalte gegen eine medikamentöse Prophylaxe bestehen. Natürlich ist es merkwürdig, jeden Tag, also auch an guten Tagen, ein Medikament gegen die Schmerzattacken einzunehmen. Letztendlich zeigt sich aber oft, dass Patienten mit den Medikamenten zufrieden sind und weniger Attacken haben. Es ist auch wichtig zu wissen, dass die Wirkung verzögert auftreten kann. Am besten wirksam sind die vorbeugenden Medikamente, wenn sie mit nichtmedikamentösen Übungen kombiniert werden.

Die neusten Prophylaktika sind monoklonale Antikörper. Sie sind gut verträglich, müssen nicht eindosiert werden und müssen meistens nur einmal pro Monat eingenommen oder injiziert werden. Die Verordnung hat in den vergangenen Jahren deutlich zugenommen.

Kopfschmerz durch Medikamentenübergebrauch

Wer zu viele Schmerzmedikamente oder Triptane einnimmt, kann seine Kopfschmerzen verstärken oder chronifizieren. Die Diagnose lautet dann: Kopfschmerz durch Medikamentenübergebrauch. Dieses Phänomen lässt sich vor allem bei Menschen mit Migräne feststellen. Es äußert sich meistens in einem leichten Dauerkopfschmerz und die Attacken bleiben bestehen.

Die dringende Empfehlung lautet: Bitte nehmen Sie an nicht mehr als zehn Tagen pro Monat Triptane oder Schmerztabletten ein. Und bestenfalls auch nicht mehr als an drei aufeinanderfolgenden Tagen. Bei Übergebrauch ist auch an eine stationäre Therapie zu denken, z. B. in der Migräneklinik in Königstein.

Eine Prophylaxe kommt für Sie in Frage, wenn Sie mindestens drei beeinträchtigende Attacken pro Monat oder einen hohen Leidensdruck haben. Oder auch, wenn Akutmittel nicht wirken oder Sie diese nicht einnehmen dürfen. Bitte besprechen Sie Ihren Medikamentenplan mit einem Spezialisten – um Neben- und Wechselwirkungen zu vermeiden.

Vorbeugen ohne Medikamente

Wichtig ist, dass Betroffene über ihre Erkrankung gut informiert sind. Allein die Aufklärung über die Schmerzerkrankung ist wissenschaftlich als wirksam nachgewiesen. Dazu gehören Informationen über die Medikation, die Entstehung der Migräne, den Einfluss eigener Verhaltensweisen (Seite 18) und über die Lebensstilfaktoren (Seite 142).

Zudem ratsam zur Vorbeugung gegen die Migräne sind

- regelmäßige Entspannungstechniken,
- regelmäßiges aerobes Ausdauertraining,
- Psychotherapie, Biofeedback und Stressbewältigung und
- in einigen Fällen physiotherapeutische Übungen.

Dass Entspannungstherapie und psychologische Methoden Migräneattacken wirksam reduzieren, ist wissenschaftlich nachgewiesen. Diese Techniken zeigen teilweise ähnlich gute Effekte wie eine medikamentöse Prophylaxe. Vor allem die Progressive Muskelrelaxation (Seite 34) (PMR) nach Jacobson ist zu erwähnen. Aber auch andere Verfahren wie das Autogene Training (Seite 37) können Sie einsetzen. Auch Ausdauertraining (Seite 41) hilft nachweislich. In einigen Fällen kann auch Physiotherapie helfen. Mittlerweile existieren mehr Studien, um dies bestätigen zu können. Jedoch müssen die Methoden der Physiotherapie kombiniert werden. Es konnte gezeigt werden, dass passive Techniken allein (Manuelle Therapie, Massage) oder ausschließlich Übungen offenbar nicht ausreichen, um eine relevante Verbesserung zu erzielen. Wenn Beschwerden im Nacken vorliegen, die auch objektiv feststellbar sind, sollten regelmäßig Übungen durchgeführt werden (kombiniert mit Entspannungstechniken), die durch Manuelle Therapie ergänzt werden können. Wenn Sie zum Thema nichtmedikamentöse Vorbeugung auf dem Laufenden gehalten werden möchten, können Sie einen Newsletter vom Autor abonnieren. Weitere Informationen erhalten Sie unter Empfehlungen des Autors im Anhang (Seite 158).

Kopfschmerz vom Spannungstyp

Kopfschmerzen vom Spannungstyp sind die häufigsten primären Kopfschmerzen. Wie bei der Migräne ist hier ebenfalls keine Ursache bekannt. Die Schmerzen sind meist beidseitig, dumpf-drückend und eher von leichter bis mittelschwerer Intensität. Körperliche Anstrengung verstärkt die Schmerzen im Vergleich zur Migräne nicht. Begleitsymptome wie Übelkeit oder Erbrechen sind nicht vorhanden. Lärm- oder Lichtempfindlichkeit kann auftreten, aber nicht beides. Manchmal ist es schwer, Kopfschmerzdiagnosen voneinander zu trennen, manche Menschen haben auch verschiedene Kopfschmerzen, die abwechselnd auftreten.

Beim Spannungskopfschmerz gibt es wenige Theorien, wie es zu dieser Erkrankung kommt. Man nimmt an, dass die Aktivierung von Nervenfasern aus der Muskulatur an der Entstehung beteiligt sein kann. Ärzte sprechen auch von einer dysfunktionalen Muskelfunktion. Zusätzlich liegt aber offenbar eine Fehlinterpretation dieser Reize im Gehirn vor.

Beispiel: Festgestellt werden konnte ein Zusammenhang zwischen dem Auftreten einer hohen Anspannung der Kaumuskulatur (craniomandibuläre Dysfunktion oder Myoarthropathie des Kausystems) und dem Auftreten von Kopfschmerzen vom Spannungstyp. Das heißt: Je höher die muskuläre Anspannung ist, desto stärker können die Kopfschmerzen werden. Man nimmt zudem an, dass Betroffene diese Muskelspannung nicht mehr so stark wahrnehmen und dass das körpereigene schmerzhemmende System beeinträchtigt ist. Wissenschaftler diskutieren auch, ob der zugrunde liegende Mechanismus bei Kopfschmerz vom Spannungstyp und der Migräne ähnlich ist – und nur unterschiedlich ausgeprägt ist.

Wer Kopfschmerzen vom Spannungstyp hat, dem kann eine spezielle Physiotherapie helfen. Verschiedene physiotherapeutische Untersuchungen haben gezeigt, dass sich die Kopfschmerzen vom Spannungstyp durch Eigenübungen oder Manuelle Therapie deutlich reduzieren lassen. Allerdings reicht nach aktuellem Kenntnisstand eine manuelle Behandlung der Muskeln allein nicht aus oder der Effekt ist nur kurzfristig. Um die Wahrnehmung für die Muskelspannung zu verbessern, helfen Entspannungsübungen, Übungen zur Verbesserung der Körperwahrnehmung und Strategien zur Stressreduktion. Also ist auch hier das oberste Gebot, Techniken und Umgangsformen zu kombinieren.

Kopfschmerzen und die Halswirbelsäule (HWS)

Sogenannte zervikogene Kopfschmerzen gehen vom Nacken aus und haben dort auch ihren Ursprung. Auslöser können Veränderungen der knöchernen Halswirbelsäule sowie der kleinen Gelenke zwischen den Halswirbeln (Wirbelgelenke) und der umliegenden Muskulatur sowie Nerven sein.

In der Kopfschmerzklassifikation müssen mehrere Hauptkriterien erfüllt sein, wenn diese Diagnose gestellt wird, z. B.:

- Die Kopfschmerzen sind einseitig und hängen zeitlich mit dem Beginn einer Halswirbelsäulenerkrankung zusammen.
- Zusätzlich ist die Beweglichkeit der Halswirbelsäule eingeschränkt und der Kopfschmerz kann durch Bewegungen (passiv durch einen Arzt) eindeutig verstärkt werden.
- Durch eine Injektion mit Schmerzmittel im Nacken lösen sich die Kopfschmerzen auf.

Diese Symptome treffen in ihrer Kombination nur selten zu. Deshalb sind diese Diagnosekriterien unter Experten auch umstritten. Nackenschmerzen sind zudem ein häufiges Symptom von Kopfschmerzbetroffenen – und begründen allein noch nicht die Diagnose eines zervikogenen Kopfschmerzes.

Über 80 Prozent der Menschen mit Migräne und Kopfschmerzen geben zumindest gelegentliche Nackenschmerzen an. Viele erhalten die Erklärung, dass Nackenschmerzen schlichtweg als Symptom zum Krankheitsbild der Migräne gehören und man dagegen nichts unternehmen könne.

Nackenschmerzen infolge der Migräne oder nicht?

An dieser Stelle gilt es, zwischen zwei Möglichkeiten zu unterscheiden:

- Falls Sie den schmerzenden Nacken lediglich zu Beginn der Migräne und/oder während der Attacke kennen und sonst nie, gehört er wahrscheinlich zur Migräne. In diesem Fall liegen auch keine Bewegungseinschränkungen der Halswirbelsäule vor. Die Nackenschmerzen sind dann die Folge der gemeinsamen Verarbeitung von Schmerzimpulsen aus dem Bereich der Halswirbelsäule und dem Trigeminusnerv. Man spricht auch von einer zentralen Sensibilisierung. Ein ähnliches Phänomen ist die Berührungsempfindlichkeit des Kopfs während einer Migräne.
- Falls Sie außerhalb der Migräneattacken regelmäßig Nackenschmerzen haben und objektive Tests auffällig sind (z. B. Bewegungseinschränkungen), kann Physiotherapie hilfreich sein. Denn dann ist es möglich, dass

Unterschiede zwischen Spannungskopfschmerz und Migräne.

Spannungstyp	Migräne
leichte bis mittlere Intensität	mittlere bis hohe Intensität
beidseitig	einseitig
dumpf, drückend	pulsierend
keine Verstärkung durch körperliche Aktivität	Verstärkung durch körperliche Aktivität
üblicherweise keine Begleitsymptome	Übelkeit, Erbrechen
evtl. Licht- oder Geräuschempfindlichkeit	Licht- und/oder Geräuschempfindlichkeit
	genetische Disposition
	Ansprechen auf Triptane

die Halswirbelsäule oder die Muskulatur ein potenzieller Trigger der Migräne sind. In diesem Fall beschreiben Betroffene die Situation, dass der Migräne eine Überlastung des Nackens vorausgegangen ist. Diese Belastungen können einseitige, meist monotone Tätigkeiten wie eine schlechte Körperhaltung oder das ständige Hochziehen der Schultern sein. Zuerst breiten sich Schmerzen im Schulter-Nacken-Bereich aus und später setzt ein Kopfschmerz oder eine Migräneattacke ein. Ein wechselseitiger Einfluss zwischen dem Nacken und den Kopfschmerzen ist somit wahrscheinlicher.

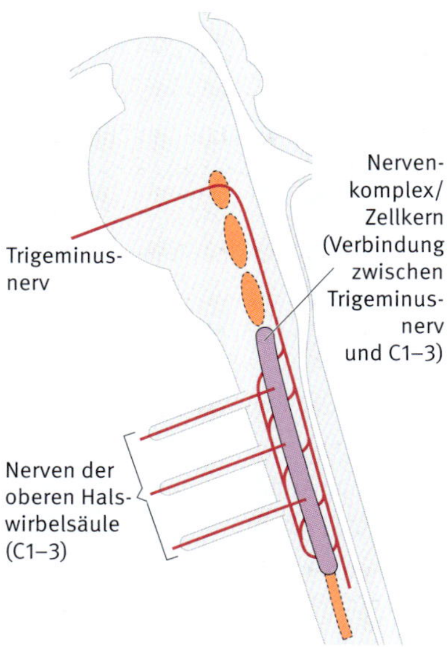

Wehren Sie den Anfängen: Unabhängig davon, ob Nackenschmerzen Ursache, Folge oder Begleiterscheinung sind, unternehmen Sie aktiv etwas gegen die Nackenschmerzen.

Wie hilft Physiotherapie bei Migräne?

Die Nervenwurzeln C1-C3 an der Halswirbelsäule leiten Informationen aus der Muskulatur und den Strukturen der oberen Halswirbelsäule über das Rückenmark ans Gehirn. Die Informationsverarbeitung erfolgt gemeinsam mit Signalen aus dem Nervus trigeminus (Gesichtsnerv), der eine wichtige Rolle bei der Entstehung des Migräneanfalls spielt. Die Verbindung existiert im trigeminozervikalen Komplex (siehe Abb.). Das ist eine Ansammlung von Nerven, die im unteren Bereich des Gehirns liegt. Wenn nun Nervenfasern aus der oberen HWS (oder auch aus dem Kiefergelenk) zu viele Impulse abfeuern, kann in diesem trigeminalen Kerngebiet nicht auseinandergehalten werden, woher die Informationen kommen. Durch zu viele Impulse (woher auch immer) kann so womöglich der Migränemechanismus in Gang gesetzt werden.

« Eine Verbindungsstelle von Nerven: der trigeminozervikale Komplex.

Weitere Befunde aus der Wissenschaft:

1. Dünne Fasern des Trigeminusnervs treten durch den Schädelknochen nach außen und sprießen in bestimmte Nackenmuskeln und einen Kaumuskel (Schläfenmuskel) ein.
2. Eine Reizung dieser Muskeln (am Tier) kann migräneähnliche Prozesse in Gang setzen (Ausschüttung von CGRP, Veränderung des Blutflusses).

Daraus schlussfolgerten Wissenschaftler, dass sich Veränderungen dieser Strukturen, z. B. Muskeln, auch auf die Migräne auswirken können. Das kann die Wirkung von Physiotherapie bei der Migräne erklären: Über Anwendungen wie Manuelle Techniken, Übungen und Entlastung der Strukturen lassen sich womöglich potenzielle Trigger der Migräne positiv beeinflussen.

Kopfschmerzen und Stress

Stress ist einer der häufigsten Trigger von Kopfschmerzen und Migräne. Etwa 80 Prozent der Personen mit Migräne geben Stress als Trigger einer Attacke an. Zugleich beschreiben einige auch Migräne/Kopfschmerzattacken, die unmittelbar nach einem Stressabfall auftreten können. Das Absinken des

Stresspegels als eine Veränderung für das Migränegehirn kann ebenfalls Trigger einer Migräneattacke sein.

Eine körperliche Stressreaktion kann sehr vielseitig sein und durch unterschiedliche Situationen ausgelöst werden. Am häufigsten sind (Zeit-)Druck, Überlastung, Ängste, Panik und auch Emotionen wie Wut. Dabei spielen auch Leistungsansprüche und somit auch stressverschärfende Gedanken (»Ich will perfekt sein«, »Ich muss stark sein«) eine wichtige Rolle. Manchmal gerät man aber auch schleichend in einen immer mehr gestressten Zustand und bemerkt es zu spät.

Beantworten Sie folgende Fragen für sich:

- Nehmen Sie sich regelmäßig Auszeiten von Beruf und Familie?
- Planen Sie sich im Beruf regelmäßig kurze Pausen ein?
- Üben Sie regelmäßige Entspannung und tun etwas für Ihre Fitness?
- Haben Sie auch einmal Zeit nur für sich selbst?
- Kennen Sie stressverschärfende Gedanken?

Kopfschmerzen und der Nacken

- Die Halswirbelsäule kann sowohl bei Kopfschmerzen als auch bei Migräne eine beitragende Rolle haben.
- Es existieren Verbindungen zwischen den Spinalnerven der oberen Halswirbelsäule und dem Trigeminusnerv.
- Nackenschmerzen können auch nur Symptom oder Folge der Migräne sein.
- Muskeln mit einer hohen Anspannung können in den Kopf ausstrahlende Schmerzen verursachen (myofasziale Triggerpunkte).
- Wirbelgelenke können überlastet sein und Kopfschmerzen verursachen.
- Wie ausgeprägt diese beitragenden Faktoren sind, sollte ein erfahrener Physiotherapeut beurteilen.

Was passiert im Körper bei Stress?

Wenn eine Situation im Gehirn bewusst oder unbewusst als Stress interpretiert wird, folgt unter anderem die Aktivierung des Sympathikus. Der Sympathikus ist ein Nervenstrang des vegetativen (unwillkürlichen) Nervensystems. Die Aktivierung des Sympathikus sorgt dafür, dass der Körper Botenstoffe wie Adrenalin, Noradrenalin und später auch Kortisol ausschüttet. Diese Hormone gehören alle zu den Stresshormonen. Sie vermitteln (entwicklungsgeschichtlich) im Körper jene Reaktionen, die für Angriff, Verteidigung oder Flucht notwendig sind.

Die Ausschüttung führt z. B. zu Wachheit, einer Erhöhung des Muskeltonus, des Blutdrucks, des Pulses, der Atmung. Der Körper bekommt mehr Sauerstoff und Energie. Neben diesen körperlichen Stressreaktionen können – insbesondere auf Dauer – Symptome auftreten wie:

- Vergesslichkeit
- Hektik
- unordentliches Arbeiten
- Konzentrationsmangel

Weiter dreht sich das hormonelle Karussell: Die Ausschüttung von Botenstoffen aktiviert den Sympathikus noch stärker. Dieser Schneeballeffekt verstärkt wiederum die körperlichen Symptome.

Eine Stressreaktion kann auch die Muskelspannung (Muskeltonus) erhöhen. Und das kann selbstverständlich zu Muskelschmerzen führen – auch ohne erhöhte Muskelkontraktion. Das ist ein wichtiger

Hinweis: Fortsetzung auf S. 20

Wie Verhaltensweisen Kopfschmerzen und Migräne beeinflussen

Es existieren viele Verhaltensweisen und psychologische Faktoren (Ängste, Depressivität, unzureichende Stressbewältigung, katastrophisierende Gedanken, Schmerzfokussierung, Hoffnungslosigkeit etc.), die zu den Kopfschmerzen beitragen oder Kopfschmerzen sowie Migräneattacken auslösen können.

Dies ist manchmal nicht leicht zu erkennen und bedarf eventuell psychologischer Unterstützung. Daher wird hier lediglich auf zwei häufig anzutreffende Muster eingegangen, die mit Bewegung und Physiotherapie in Verbindung stehen: das Durchhalten und das Vermeiden.

Durchhalten

Betroffene mit Durchhaltetendenz neigen dazu, körperliche Signale zu ignorieren, schneller zur Tablette zu greifen (um zu funktionieren) und weniger aktiv gegen ihre Beschwerden vorzugehen. Das Funktionieren in Alltag und Beruf ordnen sie einem gesunden Umgang mit Kopfschmerzen über. Dem Körper und vor allem dem Gehirn fehlt nach Kopfschmerzen oder Migräne die benötigte Zeit zum Regenerieren. Das Gehirn reagiert folglich sensibler auf Stress und andere Reize, wodurch sich die nächste Migräneattacke schneller anbahnt. Es kommt schleichend zu einer erhöhten Migräne-/Kopfschmerzfrequenz. Diese Durchhaltetendenzen sind sehr häufig zu beobachten und beeinflussen die Kopfschmerzerkrankung negativ.

Wenn Sie sich in dieser Beschreibung wiedererkennen, versuchen Sie, sich im Alltag dabei zu ertappen und einen anderen Weg zu nehmen. Selbstverständlich ist es nicht immer möglich, eine Pause oder eine kurze Entspannungsübung einzubauen, aber vielleicht gibt es doch hin und wieder genau diese Möglichkeit. Vielleicht können Sie in Zukunft regelmäßige Pausen, eventuell sogar Bewegungspausen, fest einplanen. Ob Bewegungsübungen am Schreibtisch oder ein Spaziergang besser für Sie sind, testen Sie einfach. Verlängern Sie Ihre Mittagspause und gehen Sie spazieren oder ziehen sich anderweitig zurück. Suchen Sie einen ruhigen und entspannten Ort auf. Planung ist dabei das Allerwichtigste. Lesen Sie hierzu auch das Kapitel »Kopfschmerzen und Stress« (Seite 16) und den Exkurs zum Thema Lebensstil (Seite 142).

Suchen Sie in jedem Fall bei einer häufigen Medikamenteneinnahme einen Kopfschmerzspezialisten der DMKG (Deutsche Migräne- und Kopfschmerzgesellschaft) oder einen Neurologen auf. Eine Veränderung bei ausgeprägten Durchhaltetendenzen sollte psychotherapeutisch begleitet werden.

Eine Veränderung geht unweigerlich auch mit einer Akzeptanz der Erkrankung und einer Form der Trauer einher. Wenn Sie wissen, dass eine Veränderung dieses Musters schwierig ist, denken Sie über einen Kontakt zu einem psychologischen Psychotherapeuten nach.

Vermeiden

»Vermeider« neigen dazu, körperlicher Aktivität, Bewegungen der Halswirbelsäule oder anderen vermeintlichen Triggern auszuweichen. Sie erwarten, dass sich ihre Kopfschmerzen verstärken oder Attacken ausgelöst werden können. In der Migräne- und Kopfschmerzklinik in Königstein sehen wir unter anderem Personen, die ihren Kopf nicht drehen möchten, weil sie Angst haben, die Kopfschmerzen zu verstärken. Die Übungen und die Tipps in diesem Buch sollen Ihnen dabei helfen, auf solche Verhaltensweisen aufmerksam zu werden und diesen Teufelskreis zu durchbrechen.

Falls Sie schon bei geringen Belastungen des Nackens stärkere Kopfschmerzen wahrnehmen, beginnen Sie mit den Übungen »Sanftes Nicken« (Seite 94) und »Gemütlichkeit« (Seite 94). Diese Bewegungen können natürlich auch in einer lockeren aufrechten Sitzposition durchgeführt werden. Wichtig ist nicht nur die Übung an sich, sondern auch die Dosierung. In der Schmerztherapie wird oft das sogenannte »Pacing« empfohlen, also die Verteilung der Belastungen (Bewegungen) über den Tag. Demnach sollte man lieber mehrmals kleine und kurze Bewegungseinheiten einlegen als einmal am Tag eine längere Übungseinheit. Das Prinzip des Pacings kann auch auf eine allgemeine körperliche Aktivität übertragen werden. Später können die Bewegungs- oder Übungseinheiten gesteigert werden.

Nehmen Sie sich vor, eine Regelmäßigkeit im Sinne einer Routine in Ihren Alltag zu integrieren. Ich bin sicher, dass Routinen die beste Form sind, eine langfristige Bewegungs- oder Entspannungseinheit in den Alltag zu integrieren. Man denkt weniger nach, was es stattdessen zu tun gäbe, und beginnt einfach mit der Strategie zur Vorbeugung gegen die Kopfschmerzen.

Kopfschmerzen werden immer durch verschiedene Faktoren ausgelöst, verstärkt und aufrechterhalten. Wiederholte Schmerzen, das eigene Verhalten und das psychische Wohlbefinden beeinflussen sich gegenseitig. Schon dann, wenn Sie beginnende Kopfschmerzen wahrnehmen, werden Sie das in irgendeiner Form bewerten. Im besten Fall akzeptieren Sie in dieser Situation die beginnenden Kopfschmerzen und versuchen dennoch, vorsichtig dagegen anzugehen und das Beste aus dem Tag zu machen. Wenn nichtmedikamentöse Strategien nicht wirksam sind, können immer noch Tabletten eingenommen werden.

Zu den körperlichen (biologischen) Faktoren gehören immer auch psychische und soziale Faktoren. In Schmerzzentren, wie der Migräne- und Kopfschmerzklinik in Königstein, ist daher das bio-psycho-soziale Konzept schon viele Jahre etabliert. Die Patienten werden ganzheitlich wahrgenommen und beraten. Man lernt verschiedene Perspektiven auf die Kopfschmerzerkrankung kennen und setzt sich umfassend mit medikamentösen und nichtmedikamentösen Therapiemaßnahmen auseinander. Am meisten profitieren Personen, die sich frühzeitig für eine stationäre Therapie entscheiden.

Prozess bei der Entstehung von stressbedingten Kopfschmerzen. Erfahrungsgemäß nehmen Betroffene die Schmerzen vor allem in den Muskeln wahr, die ohnehin schon angespannter und schmerzempfindlicher sind. Die Aktivierung des Sympathikus sorgt nämlich für eine allgemeine erhöhte Empfindlichkeit der Schmerzrezeptoren. Das ist auch der Grund, warum sich nicht sicher sagen lässt, ob in stressigen Situationen ein mechanischer Aspekt (Muskelspannung, Körperhaltung, einseitige Belastung), eine physiologische Stressreaktion oder eine Kombination daraus für die Muskelschmerzen verantwortlich ist.

Akute Stressreaktionen sind prinzipiell eher als förderlich zu bewerten. Sie machen durch die Symptome sozusagen auf eine mögliche Überforderung oder Überlastung aufmerksam. Chronischer Stress ist hingegen schädlich. Die Folgeerscheinungen betreffen z. B. auch das Immunsystem und die Sexualfunktion und bergen weitere Risiken für Erkrankungen wie Herz-Kreislauf-Erkrankungen oder Depressionen.

Mit dem Parasympathikus regenerieren

Ob durch den Stress hervorgerufene oder nach dem Stress verursachte Beschwerden – in beiden Fällen sind vorbeugende (präventive) Maßnahmen gefragt. Um einer stressbedingten Überlastung entgegenzuwirken, sollten Sie gezielt den regenerierenden Teil des vegetativen Nervensystems aktivieren – den Parasympathikus. Das ist ebenfalls ein Nervenstrang, der dieselben Organe wie der Sympathikus versorgt. Der Parasympathikus ist jedoch der Gegenspieler des Sympathikus. Wird der parasympathische Anteil aktiviert und überwiegt er gegenüber dem Sympathikus, kehrt Ruhe ein: Herzfrequenz und Blutdruck fallen ab, Muskeln entspannen sich und neue Energien werden mobilisiert. Die Aktivität des Parasympathikus können Sie vor allem durch Entspannungsmethoden verstärken und dauerhaft unterstützen. Darüber hinaus unterschätzen viele den positiven Effekt regelmäßiger körperlicher Aktivität. Über leichtes Ausdauertraining lassen sich Stresshormone abbauen und der Körper kann in Stresssituationen belastbarer werden.

Beide Formen, Entspannung (Seite 32) und Ausdauertraining (Seite 41), sind anerkannte und wissenschaftlich geprüfte Bestandteile der nichtmedikamentösen Prophylaxe bei Kopfschmerzen und Migräne.

Wie Sie beginnen

In diesem Buch werden unterschiedliche Strategien beschrieben, mit denen Sie Kopfschmerzen oder Migräne vorbeugen und lindern können.

Versuchen Sie bitte nicht, allzu viele Übungen aus diesem Buch durchzuführen. Fünf Übungen sollten Sie maximal zu einer Zeit beherzigen. Selbstverständlich können Sie mit der Zeit auch für Abwechslung sorgen und bei der Suche nach einer neuen Übung erneut in das Übungsbuch schauen. Damit eine Aussage über den Effekt der Übungen getroffen werden kann, sollten die Übungen über einen Zeitraum von mindestens drei Monaten erprobt werden. Mit der nichtmedikamentösen Prophylaxe können Sie auf verschiedene Weise beginnen. Nehmen Sie sich etwas Zeit, um Vorüberlegungen zu treffen, Ihre Ziele zu formulieren und strukturiert zu planen. Manche Betroffene sollten sich zu Beginn sehr vorsichtig belasten und die Belastung langsam und stetig steigern. Andere müssen üben, sich zu bremsen und die Erwartungen an sich selbst zu reduzieren. Welcher Typ sind Sie?

In meiner persönlichen Beratung

Wenn ich Patienten mit Kopfschmerzen im Einzelgespräch berate, frage ich zuerst ab, was die Personen bereits alles gegen ihren Plagegeist Kopfschmerz unternommen haben. Dabei kann es sein, dass Patienten bereits einige vorbeugende Maßnahmen erprobt haben. Nichtsdestotrotz interessiert uns Therapeuten natürlich, wie intensiv einzelne Techniken durchgeführt wurden. Dabei stellt sich oft heraus, dass Ausdauersport oder Entspannungsübungen nur über einen kurzen Zeitraum pflichtbewusst beherzigt wurden. Und ich möchte ehrlich sein: Ich kann es verstehen. Begründet wird dies mit einer fehlenden Anleitung, fehlender Unterstützung/Beratung oder mit einem ausbleibenden Erfolg. Der »innere Schweinehund« wird auch sehr oft als Grund genannt.

Nun kann es sein, dass Sie eine erfahrene und belesene Person sind, viele Techniken erprobt haben oder auch aktuell regelmäßig und fleißig üben. Wie bereits erwähnt, gibt es einige Verfahren, die ich nicht nur anhand meiner Erfahrungen, sondern auch auf Basis wissenschaftlicher Ergebnisse empfehlen kann. Jedoch gibt es bei den nichtmedikamentösen Ansätzen ebenso wie bei den Medikamenten kein Wirksamkeitsversprechen: Manche profitieren davon und andere nicht. Der unbestrittene Vorteil der nichtmedikamentösen (vorbeugenden) Techniken ist das Ausbleiben von Nebenwirkungen. Zudem gibt es weitere zahlreiche positive Effekte durch Sport, körperliche Übungen und Entspannungstechniken. Sie werden es also nie »umsonst« machen – auch ohne den gewünschten Effekt auf Ihre Kopfschmerzen.

Testen Sie verschiedene Verfahren lieber hintereinander und konsequent über einen längeren Zeitraum als mehrere Verfahren auf einmal. Nehmen Sie sich die Zeit. Es wird sich auszahlen.

Beginnen Sie mit dem Verfahren, von dem Sie sich am meisten erhoffen und das Sie eher vernachlässigt oder vielleicht auch ignoriert haben. Sie neigen dazu, immer durchzuarbeiten, können keine Arbeit liegen lassen und legen kaum Pausen ein? Dabei vergessen Sie Ihre Mahlzeiten? Dann starten Sie mit der Umsetzung der Lebensstilfaktoren (Seite 142).

Erstellen Sie sich Ihre Ziele

Ihr Ziel sollte **spezifisch** formuliert werden: Das bedeutet, »weniger Kopfschmerzen« reicht nicht aus. Besser wäre es, statt fünf nur noch drei Kopfschmerztage pro Monat anzustreben. Oder weniger starke Kopfschmerztage oder weniger Schmerzmittel einzunehmen und sich dabei ebenfalls auf eine Zahl festzulegen. Ihr Ziel sollte demnach für Sie **messbar** und auch **attraktiv** sein. Gleichzeitig sollte das Ziel **realistisch** sein und **terminiert** werden, was bedeutet, dass Sie sich für einen Zeitrahmen entscheiden sollten. Ich schlage meistens drei oder sechs Monate vor. Wenn alle Variablen berücksichtigt sind, haben Sie soeben die »SMART«-Regel für Ihr Ziel angewandt. Weitere Vorschläge für Ihr persönliches Ziel:

- In drei Monaten den Kopf wieder ohne Nackenschmerzen von links nach rechts drehen können.
- In sechs Monaten meine Nordic Walking-Runde (3,5 Kilometer) ohne Schnaufen in 45 Minuten bewältigen können.

Sie können nur schwer abschalten, Entspannungsübungen enden in einem Gedankenchaos und der Erstellung von To-do-Listen? Dann starten Sie erst recht konsequent und strukturiert mit Entspannungstechniken. Vielleicht ist es die Tageszeit, die eine positive Auswirkung haben kann. Oder es dauert länger, bis sich ein spürbarer Effekt einstellt. Oft ist es auch das Setting, das einer Entspannungseinheit fehlt, und Sie sollten es sich bequemer machen. Womöglich ist es sinnvoll, einen (Online-)Kurs zu belegen. Vielleicht gibt es neue Audio-Versionen, auf die Sie sich besser einlassen können. Es muss nicht Meditation oder Autogenes Training (Seite 37) sein, es gibt auch Fantasiereisen und Muskelentspannung nach Jacobson (Seite 34).

Sie haben Ihre körperliche Aktivität in den letzten Monaten oder gar in den letzten Jahren vernachlässigt? Homeoffice, familiäre Verpflichtungen oder häufige Kopfschmerztage haben dazu beigetragen, dass Sie sich nicht mehr wohl und fit fühlen? Die Nackenschmerzen werden immer häufiger? Es ist nie zu spät. Beginnen Sie mit Sport (Seite 41) oder Übungen (Seite 49).

Bei häufigen muskuloskelettalen Beschwerden entscheiden Sie sich für einen Beschwerdebereich und beginnen ausschließlich mit diesem. Achten Sie darauf, dass Sie sowohl eine Übung aus dem Akutbereich als auch ein bis zwei Übungen als Prophylaxe anwenden.

Nicht in diesem Buch näher beschrieben, aber häufig bei episodischen und chronischen Kopfschmerzen sehr relevant ist eine psychotherapeutische Beratung. Die Behandlung ist individuell und kann biografische Ereignisse in Verbindung mit Ihrem aktuellen Leiden oder Verhalten setzen. Es können Denkmuster geprüft und verändert werden. Sie können Stressbewältigungsstrategien erlernen und vieles mehr. Meiner Meinung nach sollte eine Psychotherapie viel häufiger in Anspruch genommen werden. Es gibt mehrere überzeugende Studien, die der Psychotherapie eine bedeutende Wirksamkeit hinsichtlich der Verbesserung von Kopfschmerzen und deren Folgen attestieren.

Wie Sie bei den Übungen vorgehen

Die körperlichen Übungen, die Sie in diesem Buch finden, sind bei einigen Betroffenen sehr wichtig und hilfreich, bei anderen wiederum nicht notwendig. Entscheidend ist, wie die persönliche körperliche Verfassung ist. Nur selten berichten Betroffene, dass die Übungen Schmerzen verstärken oder Sport Beschwerden auslöst. Meist ist es eine Frage der »Dosierung« (Dauer, Kraftaufwand, Geschwindigkeit, Wiederholungen, Einheiten pro Woche) und der richtigen Balance zwischen Erholung und Belastung.

Anfangs ist es nicht leicht, eine geeignete Intensität und die Dosierung der Übungen abzuschätzen. Aus diesem Grund gibt es in diesem Buch einen Frage- und Selbsttestbereich, durch den Sie besser entscheiden können, ob die Übung für Sie wichtig sein kann oder (überhaupt) notwendig ist.

Wundern Sie sich nicht …

Manchmal erscheint eine Übung zu Beginn sehr leicht oder besonders schwer. Aus diesem Grund finden Sie meist beschrieben, wie Sie die Übung vereinfachen oder steigern können. Zudem erfahren Sie, wie Sie die Übungen für sich variieren können – so können Sie herausfinden, was Ihnen guttut und was Ihnen am besten hilft.

Grundsätzlich unterscheiden Physiotherapeuten zwischen den folgenden Übungskategorien.

Übungen zur Verbesserung

- der Körperwahrnehmung (Achtsamkeit; keine oder leichte Anspannungen)
- des Bewegungsausmaßes (Gelenkmobilisierung; das kann auch mal unangenehm sein)
- der Ausdauer (hohe Anzahl von Wiederholungen; aerober Ausdauersport)
- der Muskelkraft (Kräftigungsübungen aller Art)
- der Dehnfähigkeit (Dehnübungen)
- der Koordination (Feinmotorik; Koordinationsübungen)

Manchmal ist es auch gut, auf einen systematischen Übungsaufbau zu vertrauen. Manchmal müssen Sie zuerst die Bewegung erweitern (Mobilisation) und die Körperwahrnehmung schulen und anschließend mit der Stärkung der Muskulatur (Kräftigung) beginnen. Das erfordert Geduld und Durchhaltevermögen, erweist sich in vielen Fällen aber als äußerst wirksam.

Varianten: akut, Prophylaxe und Aufrechterhaltung

Die Übungen in diesem Buch lassen sich teilweise in akute und prophylaktische Übungen einteilen. Akute Übungen können Sie z.B. anwenden, um muskuläre Schmerzen zu reduzieren. Die Wirkung der Akutübungen ist nur kurzfristig, weshalb diese mit vorbeugenden Übungen und Alltagstipps aus dem jeweiligen Kapitel kombiniert werden sollten.

Hinweis: Fortsetzung auf S. 26

Trainingsgeräte für Ihre Übungen

Für manche Übungen benötigen Sie Trainingswerkzeug. Vor allem für die Triggerpunkttherapie ist ein Ball oder eine Rolle gut. Gerade dann, wenn Sie sich sicher sind, dass die gezeigten Übungen für Sie sinnvoll sind.

Massage-/Triggerbälle (6, 8, 12 cm Durchmesser)

Massagebälle erhalten Sie in verschiedenen Größen und unterschiedlichen Härtegraden, um die Dosierung individuell anzupassen. Einige Anbieter verkaufen die kleinen Bälle in Dreiersets (weich, mittel, hart). Der Dreierpack kleine Massagebälle kostet – je nach Anbieter – ca. zehn bis zwölf Euro. Beginnen Sie stets mit einem etwas weicheren Massageball. Für kleine, schwer zu erreichende Stellen empfiehlt sich ein Durchmesser von sechs bis acht Zentimetern, für größere Bereiche oder schmerzempfindliche Muskeln der große Ball mit einem Durchmesser von zwölf Zentimetern. Er ist jedoch aktuell mit etwa zwölf Euro pro Stück etwas teurer.

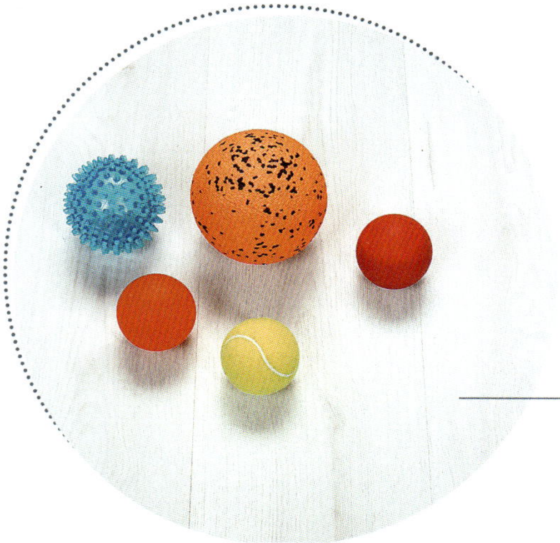

1 Massageball

Body Back Buddy/ Massage Fee etc.

Der Body Back Buddy ist ein weiteres nützliches Tool, um die angespannte Muskulatur eigenständig zu massieren. So gelangen Sie auch an Regionen am Rücken oder an andere Muskelgruppen, an die Sie normalerweise nicht herankommen, und können mit wenig Kraft punktuellen Druck ausüben.

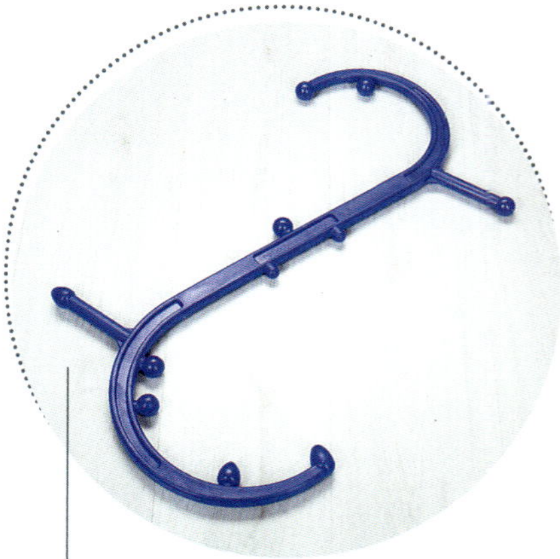

2 Body Back Buddy

Faszien-/Massage-/Triggerrolle/Foamroller (30 × 15 cm)

Zu diesem Trainingsgerät finden Sie viele Angebote. Auch sie gibt es in verschiedenen Härtegraden und mit unterschiedlichen Oberflächen. Bestenfalls können Sie das Produkt vor dem Kauf testen. Die Präferenzen schwanken enorm. Lassen Sie sich nicht von den verschiedenen Namen irritieren. Der Zweck ist derselbe und die anatomischen Strukturen, die Sie bearbeiten möchten, ebenso. Die Preise variieren deutlich und liegen zwischen 8 und 50 Euro.

3 Faszienrolle

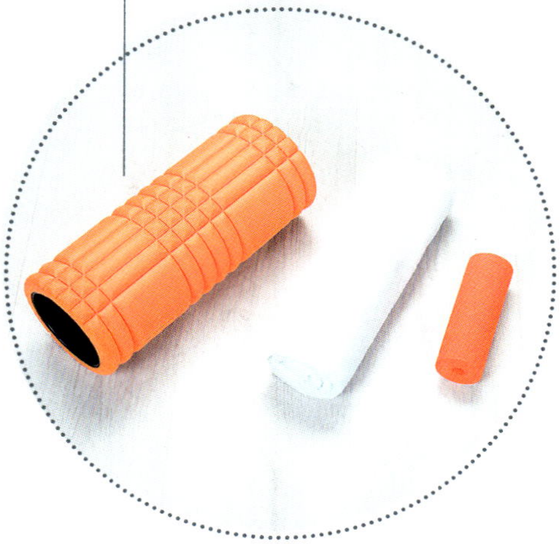

Redondo-/Yogaball (22, 26 cm Durchmesser)

Der Redondoball sollte einen Durchmesser von 22 oder 26 Zentimetern haben. Sie erhalten ihn für acht bis zwölf Euro. Befüllen Sie ihn nur zur Hälfte oder zu einem Drittel für die Übungen und achten Sie dabei auf die Beschreibungen zur entsprechenden Übung.

5 Redondoball

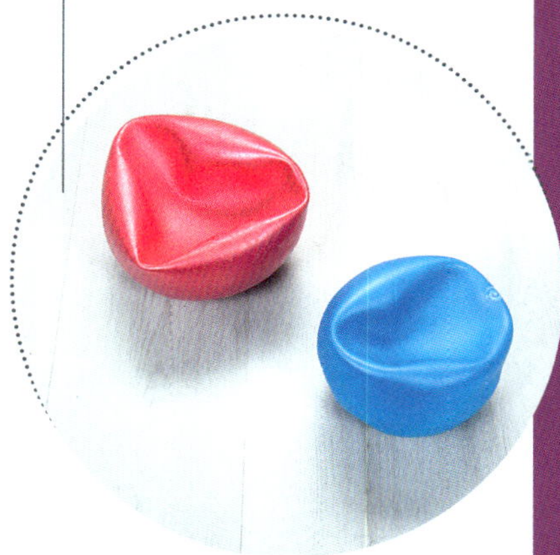

Theraband (ca. 2 m Länge)

Das Theraband ist der Klassiker unter den Trainingsgeräten und dient der Kräftigung. Die Farbe zeigt den Widerstand an. Gelb steht für eine sehr niedrige, Rot für eine mittlere, Grün für eine etwas höhere und Blau für eine noch höhere Intensität. Der Preis für ein 2,50 Meter langes Band liegt zwischen 10 und 13 Euro.

4 Pilatesrolle

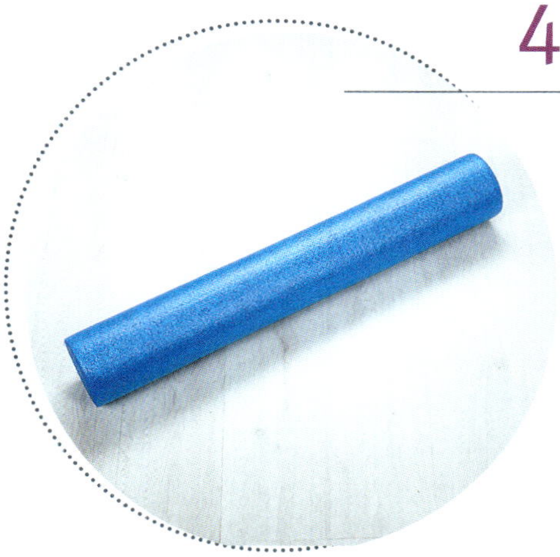

Pilates-/Yogarolle (90 × 15 cm)

Diese Trainingsrolle hat denselben Durchmesser wie die Faszienrolle, ist aber länger, damit sie z. B. längs unter Ihre Wirbelsäule passt. Die Pilatesrolle erhalten Sie in Shops im Internet ab 18 Euro.

6 Theraband

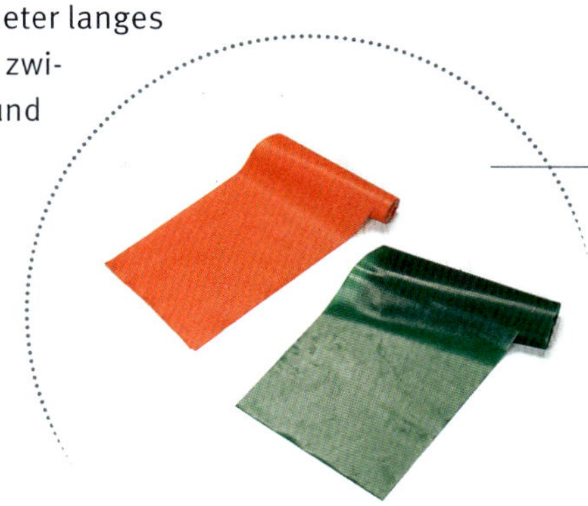

Kündigt sich eine Migräneattacke mit muskulären Schmerzen an, kann es sein, dass Sie in dieser Situation nichts mehr beeinflussen können. Dennoch können Sie in dieser Situation behutsam Übungen testen, kämpfen Sie aber nicht lange gegen aufkommende Attacken an. Verwenden Sie dann nach der Schmerzattacke die zur Muskelgruppe passenden Übungen als Prophylaxe.

Wenn eine Übung Beschwerden verursacht

Das Allerwichtigste zuerst: Geben Sie diese Übung nicht auf – es könnte ein wichtiger Hinweis auf einen beitragenden/aufrechterhaltenden Faktor Ihrer Nackenschmerzen oder der Kopfschmerzen sein. Dabei ist es in diesem Moment nicht wichtig, was die Ursache ist oder was zuerst da war. Am besten sollte man sich nicht die Frage nach der Henne und dem Ei stellen. Meistens sind Wechselwirkungen zwischen Muskeln und Kopfschmerzen vorhanden und die (auslösende) Struktur ist auch nicht immer sensibilisiert, also aufgrund der (Migräne-)Kopfschmerzen hochempfindlich.

Die entscheidende Frage sollte sein, wie Sie diese Struktur weniger schmerzempfindlich, also belastbarer machen können. Angenommen, es handelt sich um einen Muskel, haben Sie verschiedene Möglichkeiten. Sie müssen keine Triggerpunkttherapie durchführen, wenn dies sehr schmerzhaft und kaum auszuhalten ist. Veränderungen der Körperhaltung, der Abbau von beitragenden Faktoren (z. B. einseitige, monotone Belastungen, Bewegungseinschränkungen, wenig Abwechslung), regelmäßige Entspannungsübungen, Bewegungstherapie oder auch Wärme- bzw. Kältetherapie können Ihre lokalen Muskelschmerzen langfristig lindern.

Drei Beispiele für drei Typen

Vielleicht erkennen Sie sich in einem der Typen wieder? Möglich ist auch, dass nur einzelne Aspekte auf Sie zutreffen. Wichtig ist, dass Sie sich auf keine pauschale Empfehlung verlassen. Testen Sie sich beharrlich, aber vorsichtig. Sehen Sie die Übungen und Ratschläge dieses Buchs als Selbstexperiment und forschen Sie nach beitragenden Faktoren.

Hinweis: Eine Kopiervorlage für Ihren Wochenplan finden Sie im Anhang (Seite 154).

Typ A – Anna

Symptome Kopf und Halswirbelsäule: Anna hat Migräne sowie Spannungskopfschmerzen und öfter Nackenschmerzen. Letztere treten auch auf, wenn gerade keine Kopfschmerzen oder ein Migräneanfall bestehen. Sie hat das Gefühl, der Nacken könnte ein möglicher Trigger ihrer Migräneattacken sein. Die Beschwerden in der Halswirbelsäule sind eher einseitig, betreffen also nicht die gesamte Muskulatur. Manchmal starten die Beschwerden genau dort, dann treten Spannungskopfschmerzen auf und nicht selten tritt anschließend eine Migräneattacke auf.

Bisherige Situation: Wenn die Kopfschmerzen beginnen oder sich eine Migräneattacke ankündigt, neigt sie dazu, ihrer Arbeit beharrlich nachzugehen und durchzuhalten. Sie kennt diese Schmerzen ja schon sehr lange. Sie versucht, nicht mehr dagegen anzugehen, führt aber regelmäßig kurze Entspannungseinheiten durch. Ausdauersport als Prophylaxe hat sie bisher noch nicht erprobt. Übungen kennt sie ebenfalls noch nicht. Die Nackenschmerzen sind jedoch in den vergangenen Jahren verstärkt zu spüren.

Empfehlung: Anna beginnt ab sofort zusätzlich mit Ausdauersport zur Stabilisierung des vegetativen Nervensystems und als fundierte Prophylaxe gegen Kopfschmerzen. Sie beginnt mit zwei bis drei wöchentlichen Einheiten à 20 Minuten und möchte sich in den kommenden sechs Wochen auf 30–40 Minuten steigern. Zudem wählt sie jeweils eine Übung zur Akutanwendung und eine als Prophylaxe bei Nackenschmerzen. Sie führt die Bewegungsübungen zur Prophylaxe täglich fünf Minuten durch. Die Akutübung wendet sie an, wenn sich die ersten Spannungssymptome im Nacken andeuten. Zudem hat sie festgestellt, dass ihre Sitzhaltung ungünstig ist, und hat sich daher noch für die Übung »Feierabend« (Seite 60) entschieden und kann sich daher einfacher und öfter gerade aufrichten. Die verbesserte Körperhaltung entlastet ihre Halswirbelsäule zusätzlich im Alltag.

Schmerzverstärkung durch Übungen – was tun?

- Lesen Sie noch einmal sorgfältig die Beschreibung der Übung oder kontrollieren Sie sich im Spiegel, ob Sie die Übung richtig ausgeführt haben.
- Überprüfen Sie, ob Sie eine Gegenspannung aufgebaut haben, die nicht notwendig ist.
- Verringern Sie den Kraftaufwand (z. B. leichterer Widerstand oder nur 50 Prozent Ihrer Kraft).
- Verringern Sie das Bewegungsausmaß.
- Reduzieren Sie die Dauer der Übung.
- Reduzieren die die Anzahl der Wiederholungen.
- Führen Sie eine Eisabreibung (Seite 152) durch, siehe »Erste-Hilfe-Koffer« (Seite 152).
- Lesen Sie alle Informationen zu diesem Beschwerdebereich.
- Machen Sie notfalls zwei bis drei Tage Pause und versuchen Sie es dann erneut.

Typ B – Beatrice

Symptome Kopf und Halswirbelsäule: Beatrice hat fast immer Schulter-Nacken-Schmerzen und leider auch viele Kopfschmerztage. Wenn sie sich zu sehr körperlich betätigt, kann es sein, dass sie dadurch eine Migräneattacke auslöst. Sie sieht die Halswirbelsäule als einen häufigen Trigger für ihre Migräne. Der Nacken schmerzt an unterschiedlichen Stellen und die Bewegungen in alle Richtungen sind unangenehm, sodass sie die Bewegungen am liebsten vermeidet.

Bisherige Situation: Aufgrund ihrer schlechten Erfahrung neigt sie dazu, ihren Nacken zu schonen und gerade zu halten. Sport kann sie in diesem Zustand nicht machen. Da sie sich in den vergangenen zwei Jahren immer etwas weniger bewegt hat, fühlt sie sich unbeweglich, angespannt und empfindlich. Die kleinsten Belastungen können die Kopfschmerzen verschlimmern. Entspannungsverfahren hat sie bisher noch nicht kennengelernt.

Empfehlung: Um die körperliche Belastbarkeit zu erhöhen, stellt Beatrice einen strukturierten Plan auf und kombiniert die körperliche Aktivität mit einer anschließenden Regeneration. Beatrice beginnt mit 15 Minuten Walking (langsamer bis straffer Spaziergang). Zwischendurch legt sie kurze Pausen mit normaler Gehgeschwindigkeit ein. Zu Hause angekommen legt sie sich auf ihr Sofa und führt 15 Minuten Autogenes Training durch. Um den Nacken in Bewegung zu bringen, macht sie Übungen auf einem Redondoball im Liegen. Diese führt sie täglich zweimal fünf Minuten durch. Nach den Übungen kühlt oder wärmt sie den Nacken. Durch die anschließenden Regenerationsmaßnahmen kommt es nicht mehr zur Verstärkung der Symptome. Im Alltag versucht sie, ihren Kopf trotz leichter Nackenschmerzen »normal« zu bewegen.

Typ C – Andreas

Symptome Kopf und Halswirbelsäule: Andreas hat selten Nackenschmerzen, aber in den letzten Monaten sehr viele Migräneattacken. Nackenschmerzen hat er während oder nach der Migräne. Ob ein Zusammenhang zwischen der Halswirbelsäule und der Migräne besteht, kann er nicht sicher sagen. Seine Frau sagt, dass er manchmal mit den Zähnen knirscht, und morgens spürt er in letzter Zeit auch eine hohe Spannung im Mund-Kiefer-Bereich. Tagsüber erwischt er sich hin und wieder mit zusammengepressten Zähnen.

Bisherige Situation: Meist versucht er, die Migräne zu ignorieren. Bei der Arbeit möchte er nicht fehlen, weshalb er öfter eine Schmerztablette einnimmt. Er macht viel Sport. Wenn er etwas anpackt, dann macht er es richtig. Manchmal versucht er, die »verloren gegangene Zeit« einzuholen, und trainiert überambitioniert viel. Pausen und Entspannung konnte er noch nie in seinen Alltag integrieren.

Empfehlung: Andreas legt ab sofort strikte Pausen ein. Bei der Arbeit verlässt er kurz seinen Schreibtisch und bewegt sich etwas. Manchmal führt er in diesen Pausen eine fünfminütige Power-Muskelentspannung durch. Seinen Sport kürzt er von vier auf ausreichende zwei bis drei Einheiten pro Woche. Beim Joggen hat er sich zudem für die Intervallmethode entschieden. Bei den Selbsttests hat er festgestellt, dass seine Kaumuskulatur sehr druckempfindlich ist, daher knetet er sie regelmäßig fest durch (Akutübung) und beim Autofahren führt er täglich drei Minuten ganz leichte Kieferbewegungsübungen als Prophylaxe durch. An seinem Arbeitsplatz hat er sich einen Post-it zur Erinnerung gegen das ungewollte Zähnepressen platziert.

Selbst leichte Aktivität verstärkt den Schmerz?

Falls bereits geringe körperliche Belastungen Ihre Nacken- oder Kopfschmerzen verstärken oder ein Auslöser für Kopfschmerzen sind, ist die Anwendung der Übungen in diesem Buch vielleicht noch zu früh.

Sie können es auch mit dem »Pacing« versuchen, also die Verteilung der Übungseinheiten über den Tag. Demnach führen Sie mehrmals am Tag kleine und kurze Bewegungseinheiten durch statt einer (längeren) Übungseinheit.

Steigern Sie zudem Ihre körperliche Aktivität mittels eines Aufbautrainings, lesen Sie dazu auch »Wählen Sie die richtige Trainingsmethode« (Seite 43). Bitte beachten Sie auch: Je höher Ihre Empfindlichkeit bei Bewegung und Sport, desto länger sollte die anschließende Regeneration (Ruhe, Entspannung) sein. Wählen Sie z. B. ein Verhältnis von 1 : 1. Also nach 15 Minuten straffem Spazieren mindestens 15 Minuten regenerieren und entspannen.

Lesen Sie auch den Exkurs darüber, wie Verhaltensweisen (Seite 18) Kopfschmerzen und Migräne beeinflussen.

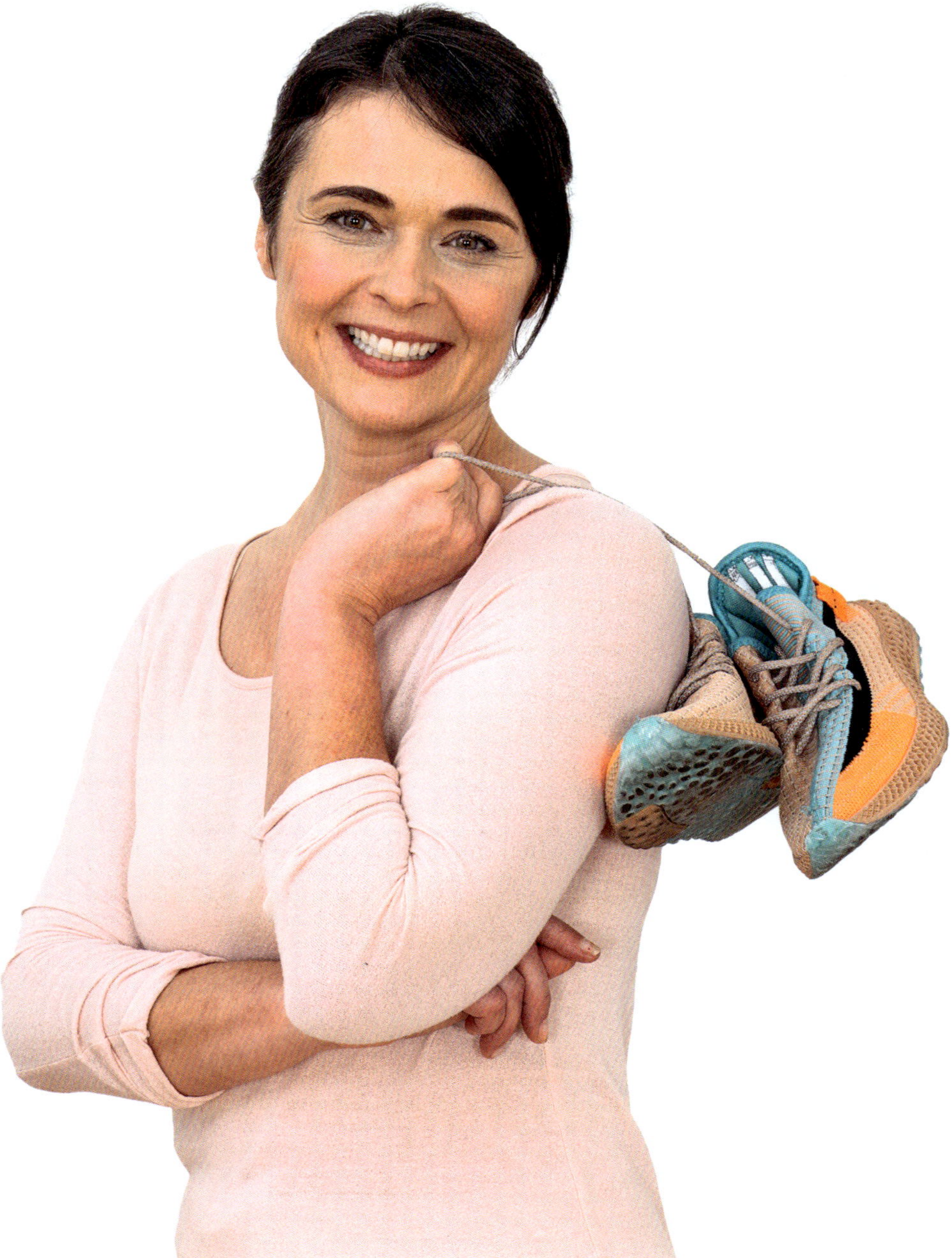

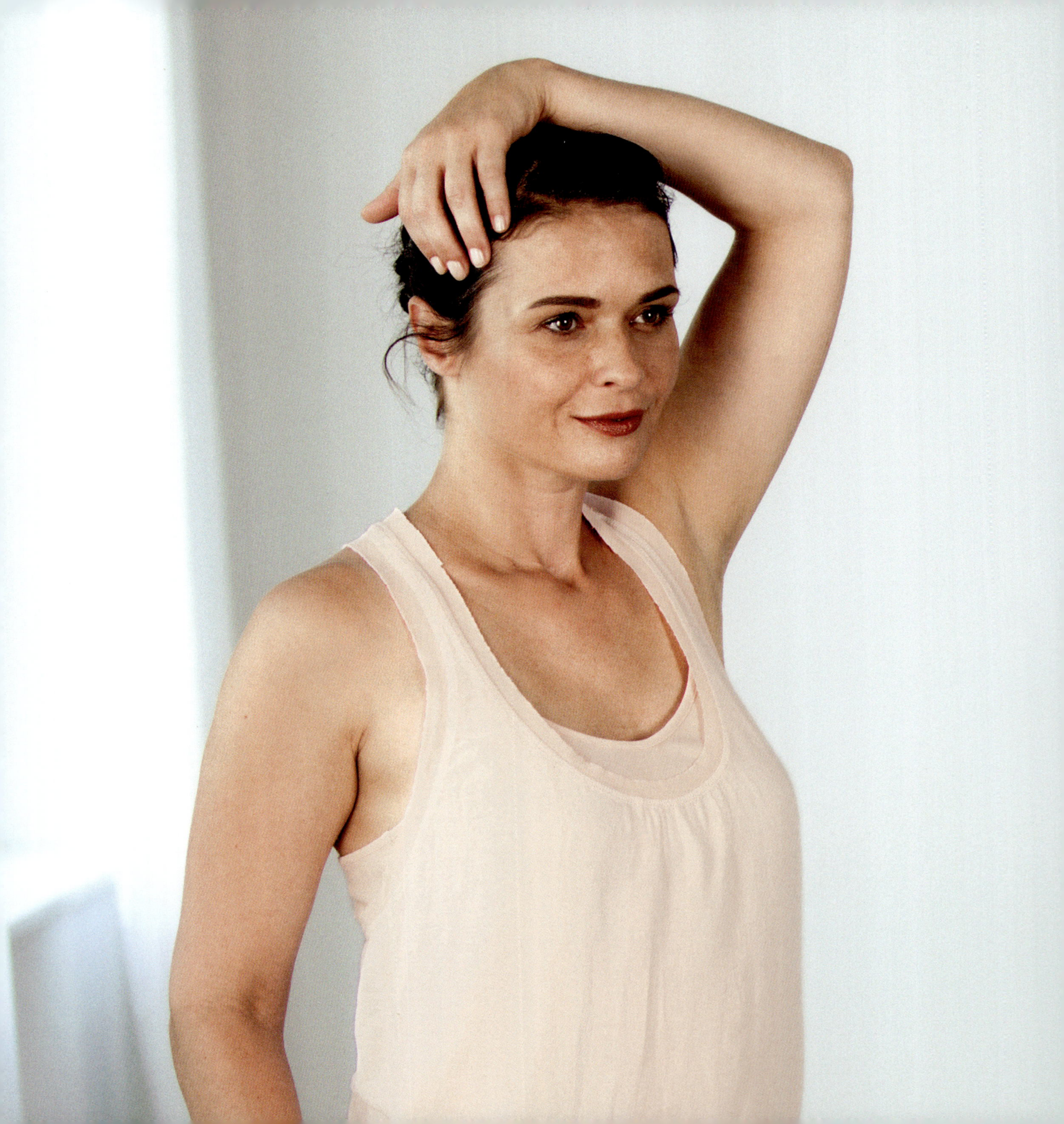

Entspannung und Ausdauer beugen vor

Entspannungstechniken und Ausdauersport beugen Migräneattacken vor. Das ist mittlerweile wissenschaftlich bewiesen. Was eignet sich im Allgemeinen und im Speziellen für Sie?

Entspannung reguliert

Nehmen Sie es in die Hand und mischen Sie sich ein in das Spiel zwischen dem Stressmacher Sympathikus und dem Ruhegeber Parasympathikus. Verschieben Sie deren Balance in ein für Sie gutes Verhältnis.

Entspannungstechniken sind bewährte Methoden der nichtmedikamentösen Vorbeugung. Viele wissenschaftliche Untersuchungen haben das bewiesen. Medizinische Leitlinien geben starke Empfehlungen für bestimmte Therapien. Die aktuelle Leitlinie der Deutschen Migräne- und Kopfschmerzgesellschaft (DMKG) hebt vor allem die Progressive Muskelrelaxation nach Jacobson hervor.

Die Leitlinien beschreiben, dass die verschiedenen Entspannungsmethoden gleich wirksam sind, die Progressive Muskelrelaxation (PMR) allerdings die Methode sei, die am schnellsten und am einfachsten zu lernen sei. Deshalb ist die Muskelentspannung auch die am besten wissenschaftlich untersuchte Technik.

Entspannung, wie beispielsweise die Progressive Muskelentspannung, kann die Frequenz der Anfälle um 35–45 Prozent reduzieren und macht sie weniger intensiv. Die Betroffenen benötigen weniger Medikamente, zudem wirken die Techniken positiv auf die psychische Verfassung. Bedingung ist aber, dass die Technik täglich über einen längeren Zeitraum (mind. drei Monate) durchgeführt wird. Zu Beginn wird eine Übungsdauer von 25–30 Minuten empfohlen (Langversion), später können die Entspannungseinheiten kürzer und seltener durchgeführt werden, z. B. dreimal wöchentlich über 15–20 Minuten. Somit kann der antrainierte Entspannungseffekt aufrechterhalten werden.

Was ist Entspannung?

Viele Menschen berichten, dass sie beim Joggen oder bei einem anderen Sport am allerbesten entspannen können. Auch Lesen oder Musikhören geben sie oft als »Entspannung« an. Aber was ist nun Ablenkung, was ist Sport und wie sollte Entspannung wirklich vonstattengehen?

Beim Sport können Gedanken zwar nachlassen, dennoch steigt Ihr Aktivierungsniveau im Körper und somit auch im Gehirn. Der

Muskeltonus und der Blutdruck werden erhöht, der Herzschlag wird beschleunigt, die Atmung wird schneller – Entspannung hat aber das entgegengesetzte Ziel: die antagonistische Reaktion zur Stresssituation. Weshalb Sport dennoch als Prophylaxe wirksam sein kann, lesen Sie unter »Wie wirkt Ausdauertraining?« (Seite 42).

Beim Lesen wird – im Gegensatz zu Entspannungsmethoden – die Informationsverarbeitung angeregt. Daher ist Lesen ebenfalls keine »aktive Entspannung«. Durch eine Entspannungsmethode sollten die Gedanken sowie die Informationsverarbeitung reduziert werden – ohne eine besondere körperliche Aktivierung. Lesen Sie dazu auch über die Wirksamkeitsmechanismen (Seite 33).

Vorlieben sind wichtig

Die Migräne- und Kopfschmerzklinik in Königstein bietet fünf verschiedene Entspannungsmethoden an:

- Progressive Muskelrelaxation nach Jacobsen
- Autogenes Training
- Atemtechniken
- Yoga
- Qigong

Unsere Patienten können diese Verfahren während des stationären Aufenthalts kennenlernen und ausprobieren. Die Erfahrungen in der Klinik zeigen, dass die Vorlieben dabei so unterschiedlich wie Tag und Nacht sind. Es gibt keine Entspannungstechnik, die von einer Mehrzahl bevorzugt wird.

Ratsam ist demnach, sich mit verschiedenen Methoden auseinanderzusetzen, sich Zeit zu geben und sich letztlich für eine Technik zu entscheiden. Bedenken Sie, dass Vorlieben oftmals lebensphasen-, anleitungs- oder gruppenabhängig sein können. Oft lohnt sich daher ein wiederholtes Ausprobieren.

Wie wirken Entspannungsverfahren?

Sicherlich haben Sie sich schon gefragt, wie sich Entspannungsverfahren auf die Häufigkeit und Stärke von Migräne und Kopfschmerzen auswirken können. Man nimmt an, dass bei Menschen mit häufig auftretenden (Migräne-)Kopfschmerzen das vegetative Nervensystem stärker aktiviert ist.

Das bedeutet, der aktive, energiemobilisierende Part des vegetativen Nervensystems (der Sympathikus) ist häufiger aktiv – wohingegen der regenerierende Parasympathikus weniger aktiv ist. Entspannungsverfahren aktivieren den Parasympathikus und wirken darüber antagonistisch (gegensätzlich) zur physiologischen Stressreaktion.

Auch die zentrale Schmerzverarbeitung kann durch Entspannung positiv beeinflusst werden. Die Schmerzverarbeitung ist z. B. gestört, wenn Menschen an Muskeln oder am Schädel besonders druckempfindlich sind oder die körpereigene Schmerzhemmung reduziert ist. Die körpereigene Schmerzhemmung funktioniert so, dass – wenn notwendig – körpereigene Opioide (schmerzhemmende Substanzen) ausgeschüttet werden. Entspannung soll diese wichtigen Prozesse und Funktionen anregen oder regenerieren.

Selbstverständlich können Entspannungsmethoden auch vom Schmerz ablenken. Gedanken, die kaum aufhören wollen, werden eingedämmt. Denn die Konzentration liegt während der Muskelentspannung oder der Atemtechniken bei leichten körperlichen Prozessen – wie der Muskelanspannung oder Atmung. Das dämpft auch die stetige Informationsverarbeitung im Gehirn.

Zudem: Wer sich auf körperliche Prozesse konzentriert, verbessert seine Achtsamkeit und Körperwahrnehmung. Diese zwei Aspekte wirken sich mehrfach positiv auf Ihren Alltag aus:

1. Sie beobachten sich zukünftig genauer, wenn Sie in Stresssituationen geraten oder ungewollte Muskelanspannungen aufbauen.
2. Sie können frühzeitig reagieren, indem Sie das Multitasking beenden oder auf anderem Wege Ihre stressige Situation rechtzeitig beenden.

Selbstwirksamkeit: Reduzieren sich die Kopfschmerztage durch Entspannungsmethoden, wirkt sich das nachweislich auch auf die Selbstwirksamkeitserwartung (»Ich kann die Schmerzen selbstständig [selbstwirksam] reduzieren – auch ohne Medikamente oder andere Hilfe«) und das Kontrollerleben aus (»Die Schmerzen haben nicht die alleinige Kontrolle über mein Leben, sondern ich kann sie auch kontrollieren«). Ihr Bewusstsein von »Ich erleide passiv etwas Unveränderliches« kann sich zu »Ich kann aktiv gestalten und Beschwerden vorbeugen« verändern. Diese Punkte sind in der Kopfschmerztherapie sehr wichtig. Kontrollerleben und gute Selbstwirksamkeit liegen nah beieinander und geben Hoffnung sowie Kraft für die Zukunft.

Hinweis: Es gibt keine wirklichen Gegenanzeigen für die Durchführung von Entspannungstechniken, jedoch sollten Personen mit Herzerkrankung, posttraumatischer Belastungsstörung oder Psychose dies mit ihrem Arzt oder Therapeuten abstimmen.

Progressive Muskelrelaxation nach Jacobson

Bereits in den 1930er-Jahren entwickelte der Arzt Edmund Jacobson die Progressive Muskelrelaxation (PMR) und im Laufe der Jahrzehnte entwickelte und veränderte er sie weiter. Heute, vor allem im klinischen Bereich, haben sich modifizierte Versionen von Bernstein und Borkovec durchgesetzt. Wer PMR betreibt, spannt aufeinanderfolgend unterschiedliche Muskelgruppen an und entspannt sie wieder. Die Anspannung soll ca. sieben Sekunden andauern, die Entspannung 30–40 Sekunden. Die Übenden sollen sich auf die Muskulatur konzentrieren und auf den Unterschied zwischen Anspannung und Entspannung.

Der Vorteil der PMR im Vergleich zu anderen Entspannungsverfahren liegt darin, dass Übende bald in der Lage sind, muskuläre Anspannungen zu reduzieren – weil sie die erlernte Technik in den Alltag übertragen. Wenn Sie von sich sagen können, dass Sie oft die Zähne aufeinanderpressen, die Schultern hochziehen, die Stirn runzeln, dann sollten Sie auf jeden Fall mit PMR beginnen. Zukünftig werden Sie sich im Alltag frühzeitig dabei erwischen und können direkt wieder lockerlassen.

Wie läuft eine PMR ab?

Zuerst sollten Sie sich auf eine Muskelgruppe konzentrieren und sie bewusst anspannen, sodass Sie die Anspannung gut wahrnehmen. Während der Anspannung bleibt Ihre Achtsamkeit auf diese willkürliche Muskelspannung gerichtet. Nach etwa sieben Sekunden lassen Sie diese Muskelgruppe beim Ausatmen (die Ausatmung ist ebenfalls ein passiver Vorgang) wieder locker. Anschließend vergleichen Sie in Gedanken das Gefühl der Entspannung mit dem der vorherigen Anspannung. Diesen Vorgang wiederholen Sie für alle Muskelgruppen.

Verschiedene Versionen: Zu Beginn sollten Sie die »Langversion« mit 16 Muskelgruppen durchführen. Sie dauert ca. 20–25 Minuten. Später können Sie die »Kurzversionen« anwenden. Es gibt eine Kurzversion mit sieben und eine mit vier Muskelgruppen. Hierbei wird die Anspannung mehrerer Muskelgruppen kombiniert, z. B. beide Arme gleichzeitig oder mehrere mimische Muskeln (z. B. Stirn, Augen- und Kaumuskulatur). Die Kurzversionen sind aufgrund ihrer Dauer von fünf bis zwölf Minuten einfacher in den Alltag zu integrieren. Zudem sollten Fortgeschrittene die Entspannung ausgewählter Muskelgruppen auch während der Arbeit oder in der Freizeit üben (differenzielle Entspannung). Man kann die Entspannung der Muskulatur ganz bewusst und wiederholt in ruhigen Situationen üben (fünf Minuten) und dies nach und nach auch in anspruchsvollere oder stressige Phasen integrieren.

Tipps

- Lassen Sie sich die Anleitung der PMR von jemandem vorlesen. Der Vorleser sollte auf die Pausen achten und möglichst langsam sprechen.
- Schauen Sie in die Empfehlungen des Autors im Anhang (Seite 158).
- Lesen Sie den Text laut vor und zeichnen Sie ihn dabei mit Ihrem Smartphone auf. So können Sie sich Ihre eigene Audiodatei erstellen. Übung macht den Meister.
- Anfangs ist eine Anleitung hilfreich, später können und sollten Sie die Technik auch ohne Hilfe anwenden. Suchen Sie am besten online nach einer für Sie passenden Variante oder kontaktieren Sie Ihre Krankenkasse. Viele Krankenkassen stellen Audiodateien als kostenlose Downloads auf ihren Webseiten zur Verfügung.
- Wenn Sie ein Smartphone besitzen, laden Sie die Datei auf Ihr Handy und nutzen Sie die PMR-Audiodatei auch unterwegs.
- Suchen Sie im App- bzw. Play-Store nach anderen PMR-Audiodateien.

Anleitung PMR – Langversion

Anmerkung: Die Zahlen in den Klammern sind die Pausen in Sekunden.
Legen Sie sich möglichst bequem zurecht (2). Versuchen Sie, Ihre Muskeln ganz locker zu lassen (5). Die Schultern sind nicht nach oben gezogen. Die Arme liegen neben dem Körper. Die Beine liegen nebeneinander. Lassen Sie die Füße nach außen fallen. Richten Sie die Konzentration auf Ihre Atmung. Beobachten Sie die Atmung – ohne sie zu beeinflussen.

Lenken Sie nun die Aufmerksamkeit auf den rechten Arm (1), zunächst auf die Hand und den Unterarm. Um die Muskeln anzuspannen, ballen Sie jetzt Ihre rechte Hand fest zur Faust (3), achten Sie auf die Spannung in Ihrem Unterarm und in der Hand (2) und lassen Sie wieder locker, ganz locker (2). Versuchen Sie auch, die Finger ganz locker werden zu lassen (2). Lassen Sie den Arm schwer ruhen (1) und konzentrieren Sie sich auf jeden einzelnen Finger (3), den Daumen (1), den Zeigefinger (1), den Mittelfinger (1), den Ringfinger (1) und den kleinen Finger (5).

Nun kommen wir zum rechten Oberarm (1), winkeln Sie jetzt den Ellenbogen an, und spannen Sie den Bizeps fest an (3), beobachten Sie die Spannung (2). Und legen Sie Ihren Arm langsam wieder neben dem Körper ab (3). Lassen Sie den Arm ganz locker und entspannt werden (5). Achten Sie nur auf das angenehme Gefühl der Entspannung (5).

Lenken Sie nun die Aufmerksamkeit auf den linken Arm, zunächst wieder auf die Hand und den Unterarm (1). Schließen Sie jetzt die Hand fest zur Faust (2), halten Sie die Spannung (4), und wieder lockerlassen (2). Achten Sie darauf, wie angenehm es ist, wenn die Muskeln vom angespannten in den entspannten Zustand übergehen (2). Lassen Sie die Arme schwer ruhen (1) und konzentrieren Sie sich auf jeden einzelnen Finger (3), die Daumen (1), die Zeigefinger (1), die Mittelfinger (1), die Ringfinger (1) und die kleinen Finger (5).

Achten Sie als Nächstes auf den linken Oberarm (1), winkeln Sie den

Ellenbogen jetzt an, und spannen Sie den Bizeps fest an (3), achten Sie auf die Spannung (2). Und legen Sie den Arm langsam wieder ab (3), lassen Sie den Arm ganz locker und entspannt werden (3). Sie brauchen nichts zu tun, achten Sie nur auf das angenehme Gefühl der Entspannung, während die Muskeln immer lockerer werden (3). Beide Arme liegen ganz entspannt neben dem Körper (3).

Wir wenden uns jetzt der Gesichtsmuskulatur zu. Konzentrieren Sie sich zunächst auf die Stirn (1). Spannen Sie die Muskeln an, indem Sie Ihre Stirn jetzt in Falten legen (2). Achten Sie auf diese Anspannung (4), und wieder lockerlassen (5). Ihre Stirn ist jetzt wieder ganz glatt (2), wie eine Wand (5). Lassen Sie die Muskeln noch lockerer werden (5).

Als Nächstes kommen wir zur Nase und zu den Augen. Ziehen Sie Ihre Nase kraus und kneifen Sie Ihre Augen fest zusammen (3), achten Sie auf die Spannung, die fast im ganzen Gesicht entsteht (2). Und wieder entspannen (3). Halten Sie Ihre Augen jetzt nur noch ganz leicht geschlossen (5), achten Sie auf das angenehme Gefühl der Entspannung (2). Lassen Sie Ihre Augenlider schwer werden (3), lassen Sie auch die Nasenflügel ganz entspannt werden (4).

Richten Sie nun die Konzentration auf Ihren Mund und die Kaumuskulatur. Um die Muskeln anzuspannen, ziehen Sie die Mundwinkel nach hinten und pressen die Backenzähne fest aufeinander (3). Achten Sie auf die Spannung, die dabei entsteht (2), und wieder lockerlassen (3). Lassen Sie Ihre Kaumuskeln und alle anderen Gesichtsmuskeln ganz locker werden (3). Die Zähne berühren sich nicht mehr und die Lippen haben nur ganz leichten Kontakt (1). Versuchen Sie, alle Gesichtsmuskeln immer noch weiter zu entspannen (3). Achten Sie darauf, dass die Stirn glatt ist (2), die Augenlider schwer werden (2) und dass die Nasenflügel entspannt sind (2).

Achten Sie als Nächstes auf Ihre Nackenmuskeln (1). Um die Muskeln anzuspannen, legen Sie jetzt Ihren Kopf in den Nacken, sodass Sie eine leichte Spannung wahrnehmen (2), halten Sie die Spannung (4). Und wieder lockerlassen (3). Achten Sie wieder auf den Übergang von der Anspannung zur Entspannung. Legen Sie Ihren Kopf in eine angenehme Position zurück (2) und lassen Sie die Muskeln noch lockerer werden (4).

Jetzt kommen wir zu den Schultern, der Brust und der oberen Rückenpartie. Ziehen Sie nun Ihre Schultern in Richtung der Ohren und ziehen Sie die Schulterblätter zusammen (2), atmen Sie ein und halten Sie die Luft kurz an. Halten Sie die Spannung (1), und wieder ausatmen (1). Entspannen Sie jetzt Ihren Brustkorb, Ihre Schultern, den Bauch und den ganzen Rücken (5), und lassen Sie die Entspannung der Rückenmuskeln nach vorn ausstrahlen (1), zur Brustmuskulatur (1), in die Schultern (1), in die Arme und Hände (1) und das Gesicht (5).

Nun kommen wir zur Bauchpartie (1). Spannen Sie Ihre Bauchmuskeln an, indem Sie Ihren unteren Rücken gegen die Unterlage drücken (4), beobachten Sie die Anspannung (2), und wieder lockerlassen (3). Lassen Sie Ihre Bauchmuskeln ganz locker und entspannt werden (5). Achten Sie auch auf die Entspannung in den Schultern und im Rücken (5).

Wir wenden uns jetzt dem rechten Oberschenkel zu. Um die Muskeln anzuspannen, strecken Sie nun Ihr Kniegelenk fest durch (3), halten Sie die Spannung (3) und wieder lockerlassen (2). Achten Sie auf den Unterschied zwischen der Anspannung und der Entspannung, die sich allmählich ausbreitet (2). Lassen Sie Ihre Muskeln noch lockerer werden (2) und versuchen Sie, sich dabei immer weiter zu entspannen (6).

Als Nächstes spannen Sie den rechten Unterschenkel an, indem Sie jetzt den Fuß an den Körper heranziehen (3). Richten Sie die Aufmerksamkeit auf diese Anspannung (3). Und wieder lockerlassen (2). Lassen Sie die Muskeln wieder entspannen (2). Lassen Sie den Fuß nach außen fallen.

Jetzt spannen Sie die Muskeln im rechten Fuß an, indem Sie die Zehenspitzen nach unten richten (4), achten Sie auf die Spannung im Fuß (2), und wieder lockerlassen (2). Lassen Sie die Muskeln in diesem Bein ganz locker werden (3). Lassen Sie die Muskeln immer entspannter werden (8).

Achten Sie nun auf den linken Oberschenkel. Um die Muskeln anzuspannen, strecken Sie jetzt Ihr Kniegelenk fest durch (3), halten Sie die Spannung (3) und wieder lockerlassen (2). Achten Sie auf den Unterschied zwischen der Anspannung und der Entspannung, die sich allmählich ausbreitet (3). Lassen Sie Ihre Muskeln noch lockerer werden (2). Versuchen Sie, sich dabei immer weiter zu entspannen (6).

Als Nächstes spannen Sie den linken Unterschenkel an, indem Sie den Fuß jetzt an den Körper heranziehen (3). Richten Sie die Aufmerksamkeit auf diese Anspannung (2). Und wieder lockerlassen (2). Lassen Sie die Muskeln sich wieder entspannen (2).

Jetzt spannen Sie die Muskeln im linken Fuß an, richten Sie dabei die Zehenspitzen nach unten (3), achten Sie auf die Spannung im Fuß (2), und wieder lockerlassen (2). Lassen Sie die Muskeln in beiden Beinen ganz locker werden (3). Lassen Sie die Muskeln immer entspannter werden (8). Lassen Sie den Fuß nach außen fallen.

Nun spannen Sie Ihren ganzen Körper an (2), die Arme (2), die Schultern (2), das Gesicht (2), die Brust (2), den Bauch (2) und die Beine (2), und wieder lockerlassen (4). Achten Sie darauf, dass die Entspannung bis in die Füße hineinreicht (2), bis in die Zehenspitzen (2).

Lassen Sie nun die Entspannung von den Füßen hinaufwandern (1), durch die Beine zum Rücken (2), in die Brust (1), die Bauchgegend (1), die Schultern (1), die Arme und Hände (2) bis in die Fingerspitzen (2), in den Nacken (1) und in das Gesicht (3). Lassen Sie Ihren ganzen Körper locker und entspannt werden (3). Auch die Gesichtsmuskulatur ist immer noch ganz entspannt (2), die Augenlider sind schwer (2), und der Unterkiefer schwebt ganz locker (2). Lassen Sie Ihren Körper mit seinem ganzen Gewicht aufliegen (4).

Achten Sie jetzt auf Ihre Atmung (3), ohne sie zu beeinflussen (5). Sprechen Sie nur innerlich mit, wie sie ein- (2) und ausatmen (3). Registrieren Sie nur das Ein- (3) und Ausströmen Ihres Atems (9), und entspannen Sie sich dabei immer noch weiter (5). Denken Sie an nichts anderes als nur an das angenehme Gefühl der Entspannung (10). Versuchen Sie, diesen Zustand abzuspeichern (4).

Zählen Sie nun in Gedanken von 10 abwärts (10). Wenn Sie bei null angekommen sind, atmen Sie tief ein, spannen Sie die Muskeln im ganzen Körper wieder an (2), räkeln und strecken sich (2) und öffnen Sie die Augen.

Entspannungstechnik: Autogenes Training

Fast alle Menschen können einen Zustand tiefer Entspannung allein durch ihre Vorstellungskraft herbeiführen. Dieses Prinzip nutzte der Psychiater Johannes Heinrich Schultz für die Entwicklung des Autogenen Trainings. Sein erstes Buch erschien im Jahr 1932.

Autogenes Training ist ein selbstsuggestives Entspannungsverfahren. Eine typische Autosuggestion ist: »Ich bin ruhig und gelassen« oder

»Meine Arme sind schwer«. Die verschiedenen, einstudierten Formeln können Sie im Alltag gezielt abrufen, um das vegetative Nervensystem und Ihre körperliche Reaktion in Stresssituationen positiv zu beeinflussen. Daher entstand zunächst der Begriff »Training für autogene Entspannung«, also eine »aus sich selbst entstehende Entspannung«. Anfänger der Technik sollten zu Beginn die Formeln durch einen Therapeuten oder mithilfe einer Übungs-CD über Instruktionen lernen. Später können Sie das Autogene Training ohne Hilfe üben und anwenden.

Anwendung

Das Autogene Training kann in diesem Buch nur kurz erwähnt werden. Sie finden viele Ratgeber und Fachbücher zu diesem Thema. Das Ziel ist, Ihr Interesse für diese bewährte Methode zu wecken. Beim Autogenen Training gibt es eine Grund-, Mittel- und Oberstufe. Die Grundstufe besteht aus sechs Übungen: Schwere, Wärme, Herzregulierung, Atmungsregulierung, Bauchwärme und Stirnkühlung. Bei diesen Übungen geht es um die Suggestion eines ruhigen Körperzustands, der den unruhigen psychischen Zustand beruhigen soll. Jede Übung können Sie zwischen einer oder mehreren Minuten durchführen. Jede Formel wiederholen Sie fünf- bis siebenmal. Ein Tipp noch: Beginnen Sie nur mit einer oder wenigen Formeln.

Ausgangsposition: Legen oder setzen Sie sich bequem hin. Wenn Sie möchten, schließen Sie Ihre Augen. Lassen Sie innerlich locker. Wenn sie mit den Gedanken abschweifen, registrieren Sie das, aber bewerten Sie es nicht. Bei Störgeräuschen denken Sie sich einfach: »Egal.« Wiederholen Sie nun in Gedanken die folgenden Formeln langsam und fünf- bis siebenmal hintereinander:

- »Ich bin ruhig, gelassen und entspannt.«
- »Mein rechter Arm ist schwer.«
- »Mein linker Arm ist schwer.«
- »Meine Arme sind angenehm schwer.«
- »Mein rechtes Bein ist schwer.«
- »Mein linkes Bein ist schwer.«
- »Meine Arme und Beine sind angenehm schwer.«
- »Mein ganzer Körper ist angenehm schwer.«
- »Mein rechter Arm ist warm.«
- »Mein linker Arm ist warm.«
- »Meine Arme sind warm.«
- »Meine Arme und Beine sind warm.«
- »Mein Herz schlägt ruhig und kräftig.«
- »Mein Atem ist ganz ruhig und gleichmäßig.«
- »Mein Bauch ist wohlig warm.«
- »Meine Stirn ist angenehm kühl.«

Am Ende des Autogenen Trainings erfolgt das sogenannte »Zurücknehmen«. Ziel ist es, sich wieder wach und frisch zu fühlen. Dafür existieren verschiedene Varianten. Ein Beispiel: Zählen Sie in Gedanken langsam von 10 abwärts. Bei null angekommen, spannen Sie Ihre Muskeln wieder an und atmen zwei- bis dreimal tief ein und aus. Öffnen Sie die Augen, strecken und räkeln Sie sich.

Autogenes Training lernen

Das Autogene Training ist meist etwas schwerer zu erlernen als die Progressive Muskelrelaxation (PMR) nach Jacobson. Die möglichen Effekte der beiden Entspannungsmethoden sind wahrscheinlich gleich. Für das Erlernen seien Ihnen zu Beginn Kurse empfohlen. Sie können sich die Methode aber auch mithilfe von Büchern, CDs oder Audiodaten aneignen.

Alternativ können Sie auch die Formeln aufnehmen und sich Ihre eigene Audiodatei erstellen. Vielleicht finden Sie auch eine andere Person mit einer für Sie passende Stimme. Wiederholen Sie für die Audioaufnahme jede Formel dreimal und fügen Sie zwischen den Formeln eine Pause von ca. ein bis zwei Minuten ein. Lesen Sie auch die Empfehlungen des Autors im Anhang (Seite 158).

Atemtechniken

Atemtechniken sind eine weitere bewährte Form der Entspannungsmethoden. Unser vegetatives Nervensystem koordiniert unter anderem unsere Atmung. Genauso wie Stress unsere Atmung beschleunigen kann und dabei der Sauerstoffverbrauch steigt, kann sich in Stresssituationen die willentliche Beeinflussung unserer Atmung positiv auf unseren Körper und die Psyche auswirken. Das gilt für eine kleine Pause zwischendurch oder auch gezielt dann, wenn man sich aufregt, Angst verspürt oder sich körperlich anspannt. In diesen Situationen atmen wir flach und weniger in den Bauch. Wir schöpfen unsere Lungenkapazität nicht vollständig aus. Die Atmung wird weniger effizient.

Im Vergleich zur PMR sind also die Atemtechniken gezielt in den oben genannten Situationen einzusetzen, jedoch müssen sie vorher geübt sein. Vor allem die Übung »Zwerchfellatmung« (Seite 40) oder »Ausatmung verlängern« (Seite 40) sind hierbei zu nennen.

Um abzuschalten, empfinden es viele Menschen als förderlich, sich auf etwas Körperliches zu konzentrieren. Unsere Atmung läuft stets kontinuierlich im Hintergrund und ist neben dem Herzschlag die einzige spürbare Aktivität, die wir immer nachvollziehen können. Manche Menschen können durch die Atmung besser abschalten als durch Autosuggestionen (Autogenes Training).

Wie atmen wir?

Da sich unser Zwerchfell (Diaphragma) bewegt, atmen wir zu Beginn des Atemzyklus in den Bauch. Das Zwerchfell ist ein Muskel und er bewegt sich durch Zusammenziehen in den Bauchraum. Organe werden verdrängt, und zwar bis Druckrezeptoren registrieren: »Es reicht.« Um die Lunge noch weiter zu dehnen, werden weitere Muskeln aktiviert, z. B. die Zwischenrippenmuskeln, und der Brustkorb weitet sich. Das Zwerchfell leistet dabei aber 60–80 Prozent der Arbeit. Durch diesen Vorgang entsteht ein Unterdruck in der Lunge und die Atemluft wird eingesogen. Danach lockern sich die Atemmuskeln wieder und die Atemluft strömt passiv aus den Lungenflügeln heraus.

Wenn wir forciert einatmen, aktivieren wir die Atemhilfsmuskulatur. Das sind die Brustmuskulatur, der Trapezmuskel und Anteile der Rückenmuskulatur. Bei verstärktem Ausatmen (und auch beim Lachen) wird unter anderem der tiefe Bauchmuskel aktiv.

Verschiedene Atemtechniken

Testen Sie die vorgeschlagenen Atemtechniken nacheinander aus und finden Sie für sich heraus, ob Sie mit dieser Entspannungsform gut zurechtkommen. Wenn Sie das Gefühl haben, dabei gut abschalten zu können, können regelmäßige Atemtechniken (z. B. drei- bis viermal pro Woche) als Prophylaxe für Ihre Kopfschmerzen oder Migräneattacken infrage kommen. Entscheiden Sie sich, welche der Übungen am besten zu Ihnen passt. Wenn sich die Übungen in Stresssituationen (auch Ärger und Angst) bewähren, können Sie sie nach Bedarf – zusätzlich zu einer anderen regelmäßigen Entspannungsform – anwenden.

Ausgangsposition: Sie können die Übungen im Sitzen, Stehen oder Liegen durchführen. Achten Sie auf eine entspannte, aber aufrechte Position und einen gut gelüfteten Raum.

Beginn: Konzentrieren Sie sich auf Ihre Atmung und zählen Sie in Gedanken die Dauer der Einatmung im Vergleich zur Ausatmung in Sekunden. Zählen Sie über mehrere Atemzyklen mit. Achten Sie darauf, ob Sie eher flach, tief, in den Bauch oder in den Brustkorb atmen. Merken Sie sich die Dauer in Sekunden. Führen Sie anschließend folgende beispielhafte Atemtechniken durch.

Zwerchfellatmung/Bauchatmung:

- Legen Sie Ihre Hände auf den Bauch. Spüren Sie die Bewegung Ihrer Bauchdecke beim Einatmen.
- Atmen Sie nun in Ihren Bauch, versuchen Sie dabei den Brustkorb nicht mehr zu bewegen.
- Steigerung: Beim Ausatmen ziehen Sie Ihren Bauch zusätzlich ein, um die Luft aus den Lungen zu pressen.
- Konzentrieren Sie sich während der Zwerchfellatmung die ganze Zeit auf die Bewegung Ihrer Bauchdecke.
- Führen Sie diese Atemtechnik ein bis zwei Minuten aus.

Brustkorbatmung:

- Legen Sie Ihre Hände auf den Bauch.
- Atmen Sie nun in Ihren Brustkorb.
- Versuchen Sie jetzt, die Bewegungen der Bauchdecke zu vermeiden, und kontrollieren Sie das mit Ihren Händen.
- Konzentrieren Sie sich während der Brustkorbatmung die ganze Zeit auf die Bewegung Ihrer Rippen und Ihres gesamten Brustkorbs.
- Führen Sie diese Atemtechnik ein bis zwei Minuten aus.

Lippenbremse:

- Spitzen Sie während der Ausatmung Ihre Lippen (wie beim Auspusten einer Kerze).
- Atmen Sie wie gewohnt ein, aber nur sehr langsam aus.
- Durch die Lippenbremse atmen Sie gegen einen erhöhten Widerstand aus.
- Atmen Sie durch die Nase wieder ein.
- Wiederholen Sie den Vorgang einige Male.

Intervallatmung:

- Atmen Sie in drei Schritten mit kleinen Pausen ein.
- Atmen Sie ganz locker wieder aus.
- Führen Sie diese Atemtechnik etwa eine Minute aus und erhöhen Sie die Anzahl der Intervalle für eine Minute auf fünf.
- Atmen Sie zum Schluss in so vielen kleinen Schritten ein, wie es Ihnen möglich ist – bis zur maximalen Einatmung.
- Wiederholen Sie den Vorgang mit der Ausatmung: Erst drei, dann fünf und anschließend so viele Intervalle wie möglich – bis zur maximalen Ausatmung.

Ausatmung verlängern:

- Legen Sie Ihre Hände auf den Bauch.
- Zählen Sie die Sekunden Ihrer Einatmung und Ihrer Ausatmung.
- Die Ausatmung ist gewöhnlich etwas länger.
- Versuchen Sie, die Ausatmung nun um zwei bis drei Sekunden zu verlängern.
- Halten Sie dabei nicht die Luft an.
- Führen Sie diese Atemtechnik zwei bis drei Minuten aus.

Flankenatmung:

- Legen Sie eine Hand seitlich auf Ihren Brustkorb. Spüren Sie mit der flachen Hand Ihre Rippen.
- Konzentrieren Sie sich beim Einatmen auf Ihre Hand und die entsprechende Seite.
- Versuchen Sie, dabei verstärkt in die jeweilige Flanke zu atmen.
- Legen Sie zur Kontrolle die andere Hand auf die andere Seite, damit sich diese Seite des Brustkorbes nur minimal bewegt.
- Führen Sie diese Atemtechnik ein bis zwei Minuten aus und wechseln Sie dann die Seite.

Flankenatmung mit Seitneigung:

- Legen Sie in Rückenlage einen Arm oberhalb Ihres Kopfs auf dem Boden ab.
- Der Ellbogen kann dabei gebeugt sein.
- Neigen Sie Ihren Oberkörper mit dem gestreckten Arm zur gegenüberliegenden Seite.
- Sie liegen nun krumm wie der Buchstabe C.
- Atmen Sie tief in die gedehnte Flanke ein.
- Führen Sie diese Atemtechnik ein bis zwei Minuten aus und wechseln Sie dann die Seite.

Ausdauer stabilisiert

Mit Ausdauertraining können Sie Ihre Belastbarkeit erhöhen und Ihre Stressresistenz verbessern. Darum: Probieren Sie es regelmäßig mit einer Runde Sport.

Die positiven Effekte körperlicher Aktivität sind unumstritten. Sie reduziert das Risiko für 25 chronische Erkrankungen um 20–30 Prozent. Körperliche Inaktivität hingegen, so sagt die Weltgesundheitsorganisation (WHO), ist unter den Risikofaktoren für einen vorzeitigen Tod auf dem vierten Platz.

Die WHO empfiehlt für Menschen ab 18 Jahren 150 Minuten moderate körperliche Aktivität pro Woche. Dazu zählen nicht nur Sport, sondern auch etwas straffere Spaziergänge und körperliche Arbeit im beruflichen Kontext, aber auch Gartenarbeit oder auch manche Hausarbeiten sind körperliche Aktivität. Hier sind weitere Beispiele für moderate aerobe Aktivitäten, die auch für ältere Erwachsene gut geeignet sind:

- Wandern
- Nordic Walking
- Schwimmen oder Aquagymnastik
- Tanzen
- Radfahren auf flachem Terrain
- Yoga- oder Pilates-Kurse

Es ist nicht nur bei älteren Erwachsenen wichtig, eine Aktivität zu wählen, die den eigenen Interessen und Fähigkeiten entspricht und die regelmäßig durchgeführt werden kann. Körperliche Aktivität sollte Teil des täglichen Lebens sein und nicht nur als etwas angesehen werden, was man gelegentlich tut.

Was ist aerober Ausdauersport?

Aerober Ausdauersport ist eine Form körperlicher Aktivität, die darauf abzielt, das Herz-Kreislauf-System anzuregen und die Ausdauer und kardiorespiratorische Fitness zu verbessern. »Aerob« bedeutet, dass der Körper Sauerstoff benötigt, um Energie zu produzieren und körperliche Aktivität auszuführen. Die meisten Formen des aeroben Ausdauersports sind demnach Aktivitäten, während deren die Atem- und Herzfrequenz erhöht sind und den Körper in einen Zustand versetzen, in dem er mehr Sauerstoff als gewöhnlich benötigt. Ausdauersport ist das Trainieren der Widerstandsfähigkeit des Organismus gegen Ermüdung.

Zu den gängigen Formen des aeroben Ausdauersports gehören Aktivitäten wie Joggen, Nordic Walking, Schwimmen, Radfahren, Rudern, Wandern, Skifahren, Tanzen und Aerobic-Übungen. Diese Aktivitäten können je nach Intensität sowohl als moderate als auch als intensive aerobe Aktivitäten angesehen werden.

Aerobes Ausdauertraining kann dazu beitragen, das Risiko von chronischen Erkrankungen wie Herz-Kreislauf-Erkrankungen, Diabetes und Übergewicht zu reduzieren und die körperliche Fitness und das Wohlbefinden zu verbessern. Personen, die bereits bestehende gesundheitliche Probleme haben oder über 35 Jahre alt sind und lange nicht mehr regelmäßig Sport getrieben haben, sollten vor Beginn eines neuen Trainingsprogramms mit einem Arzt sprechen.

Wie wirkt Ausdauertraining?

Ausdauertraining verbessert die Widerstands- und Erholungsfähigkeit des Körpers, erhöht die Fettverbrennung, stärkt das Immunsystem und verbessert das Blutbild. Durch regelmäßiges Training entspannen sich die Blutgefäße und neue Kapillaren (sehr kleine Blutgefäße) bilden sich – auch um die Lungenbläschen. Das entlastet das Herz-Kreislauf-System: Der Blutdruck kann gesenkt werden. Zudem ist der Körper in der Lage, etwas mehr Sauerstoff aufzunehmen.

Die 3pw-Regel nach R. Fuchs und W. Göhner.

3pw	Erläuterung
passend	Die Sportart muss zu Ihnen passen. Bringen Sie Ihre Vorlieben und vielleicht auch Vorerfahrungen ein.
praktikabel	Wenn Sie regelmäßig schwimmen möchten, sollte ein Schwimmbad nicht zu weit entfernt sein; für das Nordic Walking sollten geeignete Laufstrecken bzw. Wälder in Ihrer Nähe sein usw.
präzise	Legen Sie genau fest, wann, wie lange, wie oft pro Woche und bestenfalls mit wem Sie diesen Sport durchführen. Die exakte Planung des Ausdauertrainings und das Verabreden mit anderen sind das beste Vorgehen, wenn die Motivation manchmal ungenügend ist.
wirksam	Alle oben genannten Ausdauersportarten können zur Prophylaxe von Kopfschmerzen angewendet werden.

Ausdauertraining kann eine Art Stressresistenz des Herzens erzeugen. Hintergrund: Wird der Sympathikus (aktiver Teil des vegetativen Nervensystems) gezielt aktiviert, schüttet der Körper Hormone aus und das ist eine Form des Widerstandstrainings. Das wiederum macht die Stressrezeptoren am Herzen weniger empfindlich (desensibilisiert), sodass das Herz in stressigen Situationen belastungsfähiger ist.

Zudem kann der Körper gerade nach dem Training viel besser entspannen, was sich wiederum positiv auf das vegetative Nervensystem auswirkt: Der regenerierende Anteil, der Parasympathikus, wird aktiviert.

Migräne hat mehrere physiologische Mechanismen, die dem Ausdauertraining ähnlich sind. Zum Beispiel werden sowohl bei der Migräne als auch beim Sport körpereigene Opioide und der Botenstoff CGRP (Seite 12) ausgeschüttet. Unter Annahme eines Ungleichgewichts zwischen diesen Prozessen kann Sport bei der Erkrankung Migräne (hypothetisch) die neurogen-entzündlichen Vorgänge ausbalancieren und stabilisieren. Regelmäßiges Ausdauertraining kann somit eine Schutzfunktion haben. Der Körper ist besser gewappnet und dadurch zukünftig in Stress- oder anderen belastenden Situationen eher in der Lage, auf einen entzündlichen Vorgang zu reagieren.

Zudem haben Sie durch die nichtmedikamentöse Prophylaxe selbst Einfluss auf Ihre Erkrankung und deren Symptome. Sie selbst können die Zügel in die Hand nehmen und etwas bewirken. Das gibt ein Gefühl der Kontrolle der Erkrankung.

Welcher Ausdauersport passt zu Ihnen?

Beim Ausdauersport gilt grundsätzlich: Sie sollten nicht an der Belastungsgrenze oder über die Belastungsgrenze hinaus arbeiten – bleiben Sie darunter. Schöpfen Sie nicht alle Ihre Reserven aus. Achten Sie darauf, dass sich Ihr Puls zwischen 90 und 150 Schlägen pro Minute bewegt. Es gilt auch zu beachten, dass jeder Mensch individuell ist und es auch andere Gründe gibt, die die Herzfrequenz beeinflussen können, wie zum Beispiel Medikamente oder körperliche Bedingungen. Aus diesem Grund ist es am besten, mit einem Arzt, Physiotherapeuten oder Trainer zu sprechen, um eine individuelle Empfehlung für die Zielherzfrequenz während des Trainings zu erhalten. Ausdauersport heißt auch: Sie streben eine kontinuierliche Belastung an. Daher eignen sich besonders sogenannte zyklische Sportarten wie Nordic Walking, leichtes Joggen, Wandern, Schwimmen oder Training an Geräten (z. B. Crosstrainer, Fahrradergometer, Rudern).

Fragen Sie sich, was Ihre Vorliebe ist oder werden könnte. Zurzeit gibt es keinen Hinweis darauf, dass die eine Sportart besser als die andere gegen Kopfschmerzen wirkt. Suchen Sie sich die Sportvariante aus, bei der Sie sich vorstellen können, sie am ehesten regelmäßig durchzuführen. Bei der Auswahl hilft die »3pw-Regel«: Die Sportart sollte passend, praktikabel, präzise und wirksam sein.

Was sagt die Wissenschaft über Kopfschmerzen als Folge von Sport?

Wer sich in einer Migräneattacke befindet, bei dem nimmt der Schmerz während körperlicher Aktivität meist zu. Das ist bei Menschen mit Kopfschmerzen vom Spannungstyp nicht der Fall. Nach einer Befragung berichten 22–38 Prozent der Personen mit Migräne, dass sie mindestens einmal in ihrem Leben durch Sport oder körperliche Übungen eine Schmerzattacke auslösen konnten. Das ist jedoch nicht regelmäßig so. Eine Untersuchung gibt eine Wahrscheinlichkeit von 0,1 Prozent an. Es gibt keine Hinweise, dass sich Sport dauerhaft negativ auf Kopfschmerzen und Migräne auswirken kann. Personen mit chronischen Kopfschmerzen hingegen berichten häufiger davon, dass ihre Kopfschmerzen durch körperliche Aktivität oder Sport zunehmen. Als Grund wird vermutet, dass die körpereigene Schmerzhemmung nicht mehr richtig funktioniert. In diesem Fall ist es ratsam, ein langsam gesteigertes Aufbautraining mit anschließender und ausreichender Erholung zu beginnen. Zur Erholung eignen sich alle Entspannungsmethoden. Aber auch Kältetherapie oder ein warmes Bad kann nach dem Ausdauersport hilfreich sein.

Wählen Sie die richtige Trainingsmethode

Es gibt verschiedene Methoden, mit einem Training zu beginnen und es im Weiteren zu gestalten. In der Tabelle können Sie erkennen, welche Trainingsform für Sie am besten geeignet ist. Es ist zu Beginn nicht wichtig, sich an die grundlegend empfohlenen dreimal wöchentlichen 30–40-Minuten-Einheiten zu halten. Selbstverständlich können Sie das als langfristiges Ziel festlegen. Vor allem dann, wenn Sie längere Zeit keinen Ausdauersport durchgeführt haben oder neu beginnen. Viel wichtiger ist die Regelmäßigkeit.

Langsam gesteigertes Aufbautraining

Bei dieser Trainingsmethode beginnen Sie mit sehr kurzen Trainingseinheiten. Es können zu Beginn nur zwei bis fünf Minuten sein, je nachdem, wie Sie sich dabei fühlen. Die Steigerung besteht anfangs dann darin, die täglichen Wiederholungen zu steigern:

- Sind es unter fünf Minuten, sollten Sie das Training dreimal täglich durchführen.
- Sind es etwa zehn Minuten, eignen sich zwei Einheiten pro Tag.

Erhöhen Sie die Dauer der Einheiten jeweils nach fünf bis sieben Tagen um ein bis zwei Minuten. Sind die Beschwerden gering oder gar nicht vorhanden, können Sie die Zeit auch um drei oder vier Minuten steigern. Meist verstärken sich die Beschwerden zu Beginn, mit der Zeit gewöhnt sich der Körper aber an die Belastung. Prüfen Sie für sich, ob die langfristigen Vorteile des Ausdauertrainings einen möglichen Anstieg der Schmerzen aufwiegen.

Schreiben Sie einen Trainingsplan mit dem Datum sowie der Dauer und Anzahl der Einheiten.

Bitte beachten Sie: Wichtig ist, dass Sie sich an Ihren Trainingsplan halten. Und: Auch, wenn es Ihnen deutlich bessergehen sollte und Sie das Gefühl haben, mehr machen zu können, sollten Sie sich an die festgelegten Quoten halten.

Anbei sehen Sie einen beispielhaften Trainingsplan zum Aufbautraining. Das erscheint auf den ersten Blick mühsam und langwierig. Erinnern Sie sich aber daran, wie Ihre Leistungsfähigkeit aufgrund der Schmerzen in letzter Zeit das Nachsehen hatte. Eventuell konnten Sie von Jahr zu Jahr beobachten, wie die Kondition immer ein wenig unzureichender wurde. Und ebenso langsam funktioniert die Aufwärtsspirale.

Ausdauertraining und Migräne

Untersuchungen zeigten zum Teil, dass aerober Ausdauersport die Anfallshäufigkeit um bis zu 40 Prozent senken kann. Jedoch war in diesen Studien die Teilnehmerzahl sehr gering. Eine weitere Untersuchung zeigte den Effekt von Ausdauersport auf die Migräne mit drei Therapiegruppen:

- Eine Gruppe erhielt Topiramat (medikamentöse Prophylaxe).
- Eine zweite Gruppe machte tägliche Entspannungsübungen.
- Eine dritte Gruppe führte dreimal wöchentlich 40 Minuten Ausdauersport durch.

Alle drei Gruppen erzielten deutliche Verbesserungen der Beschwerden – und zwar in gleichem Ausmaß.
Neuere Übersichtsarbeiten (Zusammenfassung mehrerer Studien) ziehen daraus dem Schluss, dass die Wirksamkeit von Ausdauersport sehr individuell ist und im Durchschnitt nur eine sehr geringe Reduktion der Kopfschmerzhäufigkeit erzielt wird.
Das bedeutet aber nicht, dass es keinen Versuch wert ist. Vielleicht gehören Sie auch zu den Personen, bei denen Ausdauersport wirksam ist.

Pulsgesteuertes Training

Um ein pulsgesteuertes Training durchzuführen, benötigen Sie eine Pulsuhr oder eine andere Messmethode, um Ihre Herzfrequenz zu bestimmen. Viele Trainingsgeräte haben eine Möglichkeit, die Herzfrequenz zu messen und anzuzeigen. Versuchen Sie herauszufinden, ab welcher Herzfrequenz Ihre Kopfschmerzen zunehmen.

Bleiben Sie anschließend unter diesem »Kopfschmerzradar«, auch wenn Ihnen das Tempo langsam vorkommt. Wenn Sich Ihre Kopfschmerzen z. B. bei einem Puls von 110 Schlägen pro Minute verstärken, sollten Sie bei einem Trainingspuls von 100 trainieren. Dokumentieren Sie in jedem Fall Ihre Trainingseinheiten mit dem entsprechenden Puls und der Schmerzverstärkung.

Das Ziel ist es, langfristig den Punkt, ab dem Kopfschmerzen auftreten können, schrittweise hin zu höheren Herzfrequenzen zu verschieben. Versuchen Sie aber erst nach zwei bis drei Wochen, Ihr Tempo und Ihre Herzfrequenz zu erhöhen. Der Körper kann sich nur langsam an eine höhere Belastung gewöhnen.

Dauermethode

Für Fortgeschrittene oder Trainierte kann die Dauermethode geeignet sein. Je nach Trainingszustand wird eine konstante Geschwindigkeit über 30–60 Minuten oder auch länger beibehalten. Die Dauermethode wird auch als gleichmäßiges Ausdauertraining oder kontinuierliches Training bezeichnet. Bei der Dauermethode wird über einen längeren Zeitraum eine gleichmäßige Belastung aufrechterhalten. Dabei wird die Intensität so gewählt, dass das Training lange genug durchgehalten werden kann, ohne dass ein Überlastungsrisiko entsteht. Meistens wird eine Intensität von etwa 60–80 Prozent der maximalen Herzfrequenz oder eine moderate bis anstrengende Anstrengungsempfindung empfohlen.

Intervalltraining

Das Intervalltraining ist eine Trainingsmethode im Ausdauersport, die darauf abzielt, die aerobe und anaerobe Ausdauerleistungsfähigkeit zu verbessern.

Beim Intervalltraining wechseln sich Perioden hoher Intensität, sogenannte Intervalle, mit Perioden niedriger Intensität oder Ruhephasen ab. Die Intervalle können unterschiedliche Längen und Intensitäten haben und sind typischerweise zwischen 30 Sekunden und fünf Minuten lang. Die Ruhephasen dienen dazu, den Körper wieder etwas zu erholen, bevor das nächste Intervall beginnt.

Das Intervalltraining kann in verschiedenen Varianten durchgeführt werden, einschließlich des HIIT (High Intensity Interval Training).

Was ist das richtige Training für mich?

Hinweise	passende Trainingsmethode
Beim Versuch, Sport zu treiben, wird Kopfschmerz/Migräne ausgelöst. Schon bei leichter Belastung verstärken sich Ihre Symptome. Sie haben dauerhaft Kopfschmerzen und konnten bereits längere Zeit nichts für Ihre Fitness unternehmen.	langsam gesteigertes Aufbautraining (Seite 44)/Pacing
Bei hoher Belastung verstärken sich die Symptome, bei leichter Belastung nicht. Beim Bergaufgehen bekommen Sie z. B. pulsierende Kopfschmerzen.	pulsgesteuertes Training (Seite 44)
In Phasen ohne Kopfschmerzen/Migräne können Sie sich körperlich so viel betätigen, wie Sie möchten, ohne dass Kopfschmerzen auftreten. Sie hatten noch nie eine Migräne oder Kopfschmerzen aufgrund körperlicher Aktivität.	Dauermethode (Seite 45) oder Intervalltraining (Seite 45)

Tipps für den Ausdauersport

- Wenden Sie die 3pw-Regel an – passend, praktikabel, präzise und wirksam –, um eine geeignete Bewegungsform/Sportart zu finden.
- Suchen Sie eine passende Methode (z. B. Intervalltraining, Aufbautraining).
- Schreiben Sie einen Trainingsplan.
- Stecken Sie sich realistische Ziele (kurz- und langfristig erreichbare Ziele).
- Suchen Sie sich einen Trainingspartner mit einer ähnlichen Trainingskonstitution.
- Besorgen Sie sich bei Bedarf eine Pulsuhr.
- Legen Sie Ihre Sporttasche in Ihr Auto oder platzieren Sie Ihre Sporttasche fertig gepackt in der Wohnung, damit Sie jederzeit für eine Trainingseinheit bereit sind.
- Lassen Sie sich nicht von längeren Sportpausen abschrecken.
- Falls Sie Bedenken wegen Ihres Herzens oder Ihrer Medikamente haben oder lange keinen Sport getrieben haben, fragen Sie Ihren Arzt.
- Bei Problemen mit dem Trainingsplan wenden Sie sich an einen Physiotherapeuten.

Die Methode ist effektiv, da sie dem Körper immer wieder neue Reize gibt und so die Ausdauerleistungsfähigkeit verbessert wird.

Die Intensität der Intervalle beim High Intensity Interval Training liegt bei etwa 80–95 Prozent der maximalen Herzfrequenz oder der Empfindung einer sehr großen Anstrengung. Die Ruhephasen sollten lang genug sein, um dem Körper eine vollständige Erholung zu ermöglichen, bevor das nächste Intervall beginnt. Die Länge der Ruhephasen hängt von der Intensität und Dauer der Intervalle ab und beträgt typischerweise ein bis drei Minuten.

Es ist ausreichend, das Intervalltraining ein- bis zweimal pro Woche durchzuführen, um eine Überlastung und Verletzungen zu vermeiden. Es ist natürlich wichtig, sich vor dem Intervalltraining aufzuwärmen und nach dem Training ausreichend zu dehnen und zu regenerieren.

Auch für Untrainierte geeignet

Das Intervalltraining kann jedoch auch in abgewandelter Form von Untrainierten durchgeführt werden. Nach einer geringen Belastung zum Einstieg (ca. ein bis zwei Minuten) folgt eine ähnlich lange, aber höhere Belastung, in der Ihre Herzfrequenz spürbar gesteigert wird. Dies wird mehrfach wiederholt, die Intervallzeiten und die Intensität der Spitzen können im Anschluss beliebig verändert werden.

Ein Beispiel: Zu Beginn Walken (drei Minuten), dann Joggen (drei Minuten) und anschließend wieder Walken (zwei Minuten) usw.

Beispiel: Ausdauerplan für Nordic Walking.

Datum	Dauer	Einheit(en) pro Tag	Symptome
02.01.2025	10 Min.	2	leichte Verstärkung der Kopfschmerzen ...
03.01.2025	10 Min.	2	–
04.01.2025	10 Min.	2	–
05.01.2025	10 Min.	2	nur zu Beginn Beschwerden ...
06.01.2025	10 Min.	2	–
07.01.2025	10 Min.	2	leichte Verstärkung der Kopfschmerzen ...
08.01.2025	10 Min.	2	–
09.02.2025	10 Min.	2	–
10.01.2025	10 Min.	2	–
11.01.2025	10 Min.	2	–
12.01.2025	15 Min.	2	–
13.01.2025	15 Min.	2	–
14.01.2025	15 Min.	2	–
15.01.2025	15 Min.	2	–
16.01.2025	15 Min.	2	–
17.01.2025	18 Min.	1	leichte Verstärkung der Kopfschmerzen ...
18.01.2025	18 Min.	1	leichte Verstärkung der Kopfschmerzen ...

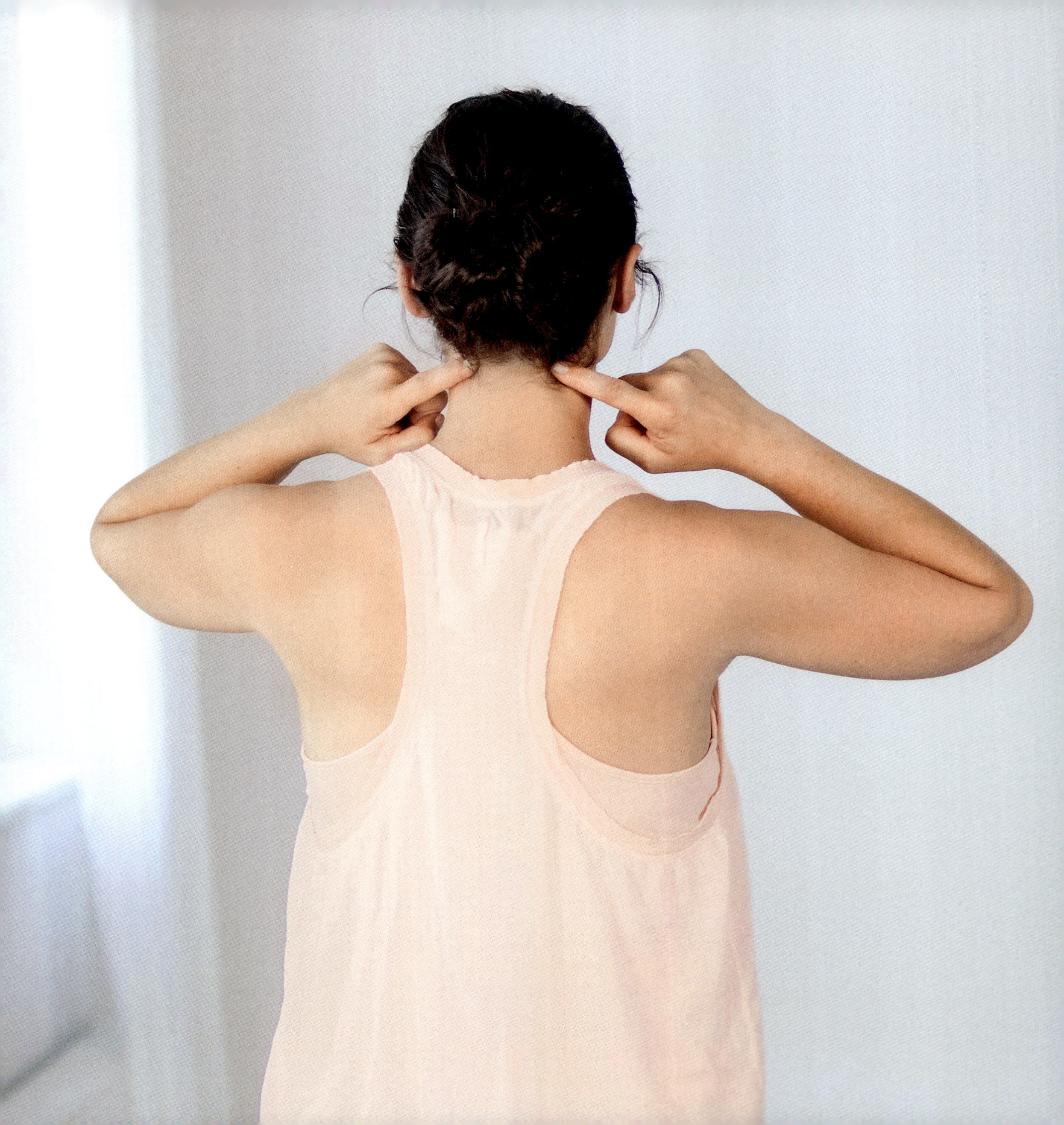

Übungsteil: Üben Sie sich fit

Gegen muskuläre Anspannungen und Schmerzen können Sie trainieren. Lernen Sie die Triggerpunkttherapie sowie Übungen gegen akute Verspannungen kennen – und solche, die neuen Beschwerden vorbeugen.

Körperhaltung und Wirbelsäulenform – welcher Typus sind Sie?

Der Blick auf die eigene Körperhaltung ist für jeden interessant, der häufig schmerzhafte Gelenke oder muskuläre Anspannungen hat, gerade wenn die Beschwerden nach längerem Sitzen auftreten.

Eine schlechte Körperhaltung kann Verspannungen oder muskuläre Triggerpunkte zur Folge haben.

Zudem werden auf Dauer auch die Gelenke überlastet, was zu Schmerzen führen kann. Unter einer schlechten Körperhaltung leiden die Schultergelenke, die Kiefergelenke, die Rippengelenke und vor allem die Wirbelgelenke zwischen den einzelnen Wirbeln. Resultierende Engstellen in der Wirbelsäule können Beschwerden in den Armen oder den Beinen begünstigen, verursachen oder aufrechterhalten.

Betrachtet man die Wirbelsäule, zeigt sich am häufigsten folgendes typisches Muster: Mit einer lockeren Sitzhaltung kippt das Becken, der Rücken wird rund und der Kopf sowie die Schultern schieben sich nach vorne. Dabei wird der Kopf in den Nacken gelegt, damit er gerade bleibt. Das Resultat in der Halswirbelsäule ist eine starke Beugung im unteren Nacken und eine starke Streckung im oberen Nacken.

Zu Beginn handelt es sich dabei nur um ein Haltungsdefizit, was leicht ausgeglichen werden kann. Mit einer bewussten und regelmäßig korrigierten Körperhaltung im Sitzen vom jungen Erwachsenenalter an kann man den Folgeproblemen gut vorbeugen. Tipps dazu finden Sie am Ende des Kapitels.

Nach einer langen Zeit ohne regelmäßige Korrekturen oder Ausgleichsübungen entwickeln sich aus dem Haltungsdefizit letztendlich Bewegungseinschränkungen. Diese Einschränkungen sind nur zum Teil reversibel. Bestimmte Übungen zur Mobilisation können Abhilfe schaffen und die Beweglichkeit wiederherstellen. Körperliche Übungen können auch in diesem Fall immer noch zu einer Schmerzlinderung führen. In vielen Fällen ist die Beweglichkeit jedoch irreversibel eingeschränkt.

Physiotherapeuten inspizieren meistens die Statik der Wirbelsäule:

- Hat der Betroffene ein Hohlkreuz, einen deutlichen Rundrücken oder eine Skoliose?

- Ist der Kopf nach vorne geschoben?
- Wie stehen die Schultern und Schulterblätter?
- Sind das Muskelrelief oder der Beckenstand auffällig?

Neben der Suche nach Abweichungen (und Korrekturmöglichkeiten), erfragen Physiotherapeuten in der Regel, wie oft ein Patient seine Körperhaltung im Alltag korrigiert. Das heißt, der Therapeut kann allein – ohne das Gespräch mit dem Patienten – die Auswirkungen einer ungünstigen Körperhaltung nicht gänzlich einschätzen. Um herauszufinden, inwiefern die Körperhaltung Auswirkungen auf Ihre Muskel- und Gelenkschmerzen haben kann, sollten Sie gemeinsam mit einem Physiotherapeuten folgende Fragen klären:

1. Wie stark weicht die Körperhaltung ab?
2. Wie oft korrigiert sich der Betroffene im Alltag?
3. Liegen bereits Bewegungseinschränkungen vor?
4. Wie kann man die Körperhaltung korrigieren?
5. Welche Übungen passen am besten?

Zusätzlich untersuchen Physiotherapeuten die Funktion, also auch die Beweglichkeit der Gelenke in der schmerzhaften Region. Auch die Nachbargelenke sind hier von besonderer Bedeutung. Dabei sollte meiner Meinung nach immer geprüft werden, wie gut Sie die Streckung der Brustwirbelsäule durchführen können und ob dort eine Bewegungseinschränkung vorliegt.

Wenn Sie eine aufrechte Körperhaltung als anstrengend empfinden, kann dies bedingt sein von muskulären Dysbalancen (Muskelschwäche/verminderte Dehnfähigkeit) oder Bewegungseinschränkungen. Bei den Bewegungseinschränkungen muss es sich nicht zwingend um einen Haltungsschaden handeln, denn sie können auch erblich bedingt sein. Manche Menschen haben seit ihrer Kindheit oder Jugend ein stark ausgeprägtes Hohlkreuz (Abbildung Seite 54), andere haben eine Skoliose (Wirbelsäulenseitkrümmung, Abbildung Seite 55) oder einen Rundrücken. Ein Arzt oder Physiotherapeut kann Ihnen sagen, welche Wirbelsäulenform oder welche Tendenzen Sie haben.

Selbsttest: Kompensation Körperhaltung

Was Sie noch heute ganz einfach selbst testen können, ist die individuelle Schwachstelle Ihrer Brust- oder Lendenwirbelsäule. Stellen Sie einen Hocker ohne Lehne an eine Wand. Setzen Sie sich möglichst aufrecht auf den Hocker, ohne die Wand zu berühren – aber auch nicht zu weit entfernt (etwa fünf Zentimeter Abstand, Abb. S. 52).

- Lassen Sie sich langsam zusammensinken. Der Kopf bleibt dabei aufrecht, fixieren Sie als Hilfe einen Punkt vor Ihnen auf Augenhöhe.
- Spüren Sie, welcher Bereich Ihrer Wirbelsäule als Erstes die Wand berührt. Es ist der Bereich, der bei einer ungünstigen Körperhaltung im Sitzen am meisten gebeugt und belastet wird. Auf diesen Bereich sollten Sie in Ihrem Alltag achten. Hierzu gibt es auch einen passenden Trick mit dem Redondoball (Seite 100).

Individuelle Schwachstelle – jeder kompensiert anders

Wenn man den Unterschied zwischen einer »guten« und einer »schlechten« Körperhaltung im Sitzen überprüft, sieht man von Person zu Person enorme Unterschiede. Bei manchen Menschen ändert sich kaum etwas, andere kompensieren deutlich sichtbar mit starkem Rundrücken. Meiner Meinung nach sollte jeder wissen, in welcher Region der Wirbelsäule man am meisten beugt und ausweicht. Es ist der Wirbelsäulenabschnitt mit der stärksten Beugung in schlechter Sitzhaltung.

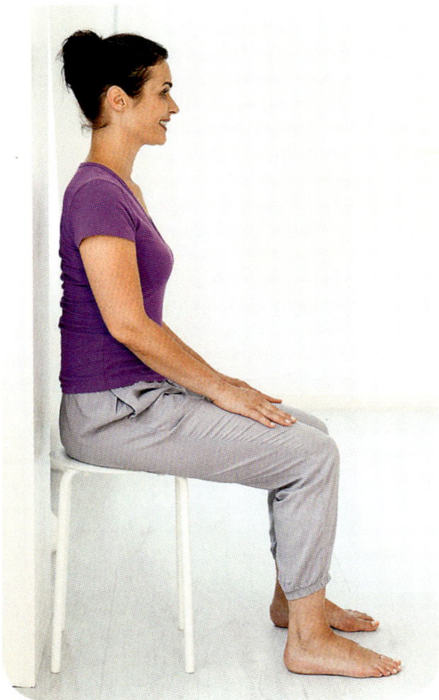

▲ Ausgangsposition: Mit aufgerichteter Wirbelsäule etwa fünf Zentimeter Abstand von einer Wand entfernt.

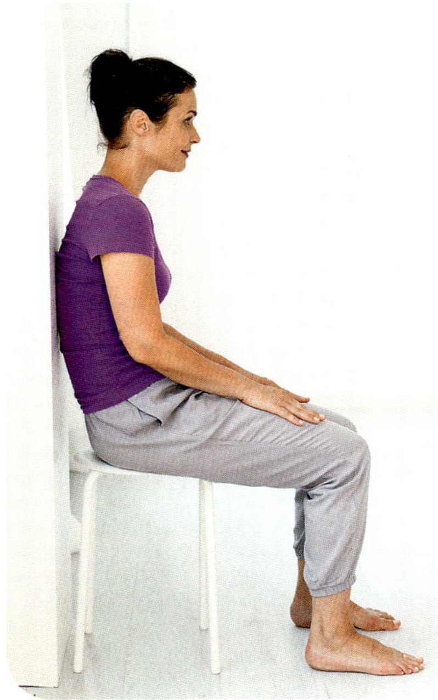

▲ Die Stelle, die bei einer schlechten Haltung als erstes die Wand berührt, weicht am stärksten in Beugung aus.

In diesem Bereich ist die Rückenmuskulatur etwas stärker angespannt, die Wirbelgelenke sind länger unter Belastung, auch ist dort die Streckung eher eingeschränkt und es kommt in diesem Abschnitt häufiger zu Schmerzen.

Tipps für eine bessere Körperhaltung im Sitzen:

- Machen Sie den Selbsttest »Kompensation Sitzhaltung«. Wenn Sie Kenntnis über diese »Schwachstelle« haben, können Sie Ihre Wirbelsäule zukünftig gezielter aufrichten und besser auf sich achten.
- Sitzen Sie regelmäßig und häufig locker aufrecht. Konzentrieren Sie sich dabei vor allem auf die Aufrichtung der soeben identifizierten »Schwachstelle«. Richten Sie sich jedoch nicht mit viel Kraft auf, sondern versuchen Sie es mit einer locker aufrechten Sitzposition.
- Sorgen Sie für reichlich Abwechslung hinsichtlich der Sitzhaltung. Auch Ballkissen, Pezzibälle oder bewegliche Stühle können hilfreich sein.
- Prüfen Sie Ihren Bürostuhl, Ihren Lieblingssessel o. Ä., ob diese nicht die ungewünschte Position (Rundrücken in Lenden- oder Brustwirbelsäule) begünstigen.

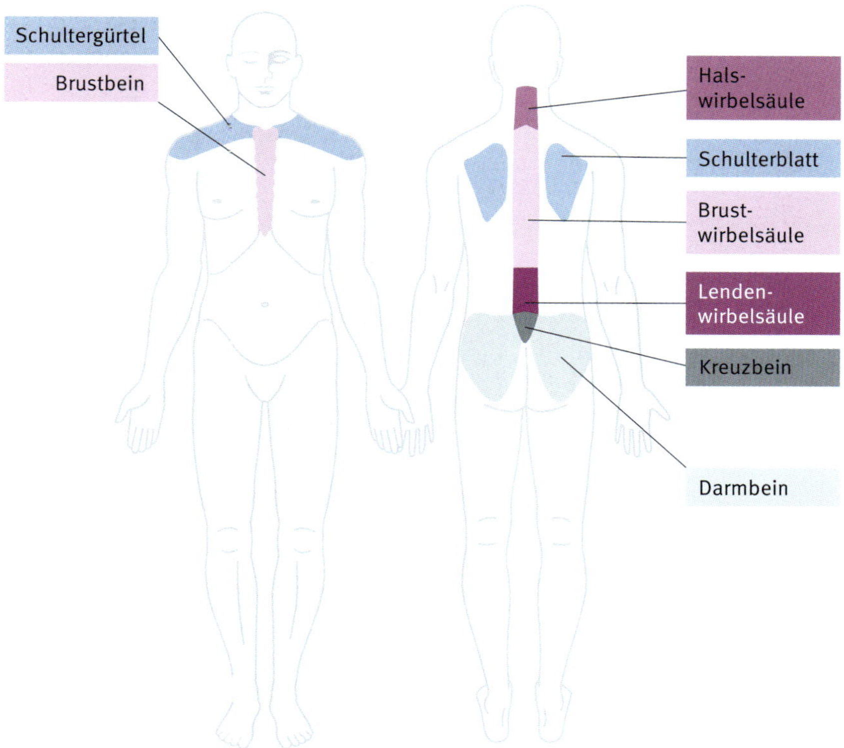

Körperregionen, die in diesem Buch erwähnt werden und sich gegenseitig beeinflussen.

Ansicht verschiedener Wirbelsäulen

Abgeflachte BWS	**Hohl-Rund-Rücken**	**Durchschnitt**
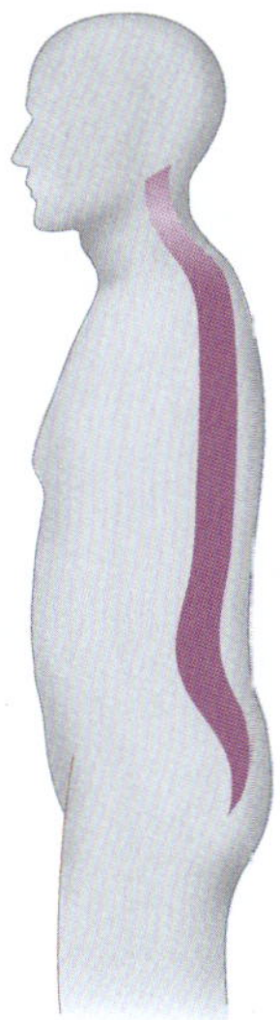	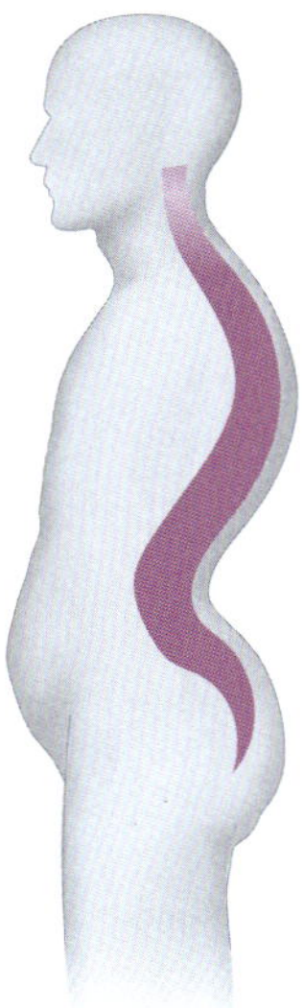	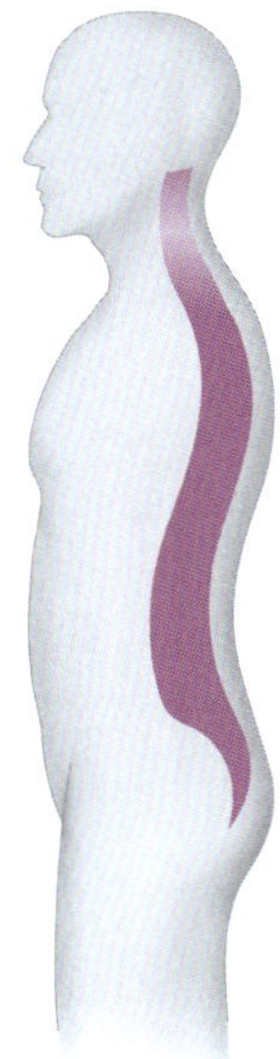
Die Brustwirbelsäule ist abgeflacht und meist unbeweglich. Direkt unterhalb des Nackens ist eine Erhebung zu sehen, die ein »Kompensationsbereich« ist.	Die Brustwirbelsäule ist stark gerundet, und das Hohlkreuz ist verstärkt. Wie bei einer abgeflachten BWS kann sich dies stark auf die HWS auswirken.	Die Wirbelsäule ist physiologisch Doppel-S-gekrümmt. In der HWS ist eine leichte Lordose (Krümmung nach vorn) sichtbar, ebenso in der LWS. Die BWS ist nur leicht gerundet.

HWS: Halswirbelsäule; BWS: Brustwirbelsäule (die Mitte); LWS: Lendenwirbelsäule (unterer Rücken)

lange Wölbung	abgeflachte Wirbelsäule	Skoliose
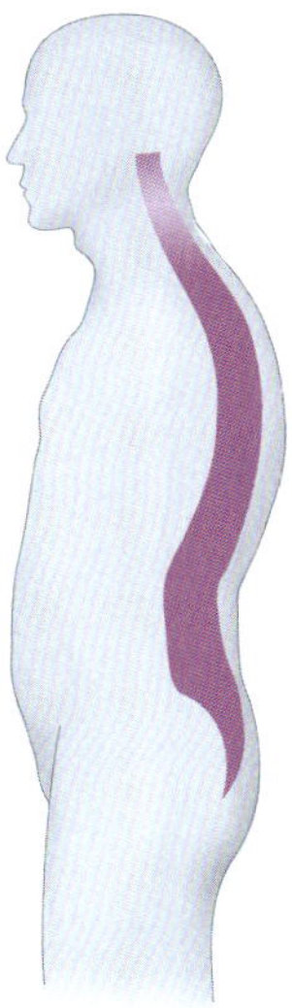	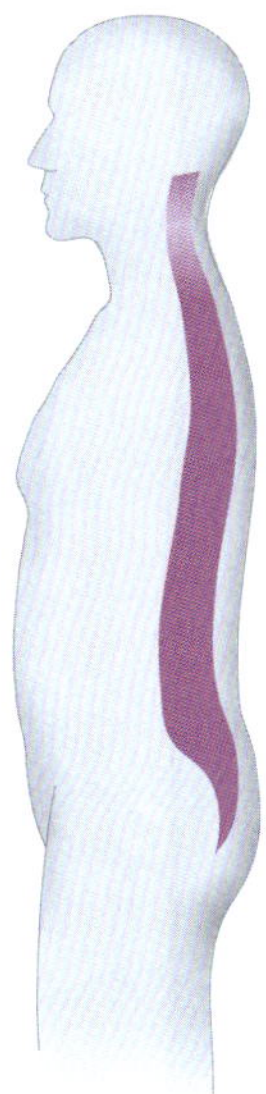	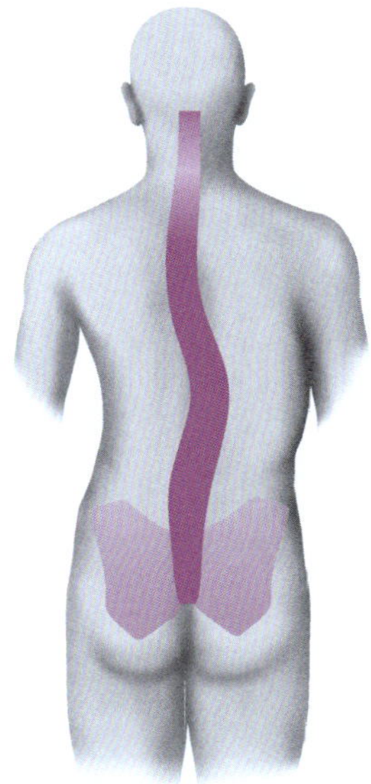
Von der HWS bis zur unteren LWS zeichnet sich eine langgezogene Beugung ab. Ein Hohlkreuz ist kaum vorhanden.	Von der Seite ist kaum eine Wölbung oder Lordose sichtbar. Oft liegen Bewegungseinschränkungen in Beugung und Streckung vor.	Bei einer Skoliose verschieben sich zum Beispiel der untere Rücken nach rechts und die Brustwirbelsäule nach links.

Kurzübungsprogramm für die BWS

Diese einfachen Übungen eignen sich zum Testen, Durchbewegen und Mobilisieren der Brustwirbelsäule (BWS). Die Bewegungen werden im Sitzen durchgeführt und sind daher ideal für Personen, die am Schreibtisch arbeiten.

Die Brustwirbelsäule (BWS) hat einen großen Einfluss auf die Hals- und die Lendenwirbelsäule. Sie stellt gewissermaßen das Fundament für den Nacken dar: Wenn sie aufgerichtet ist, bedeutet dies Entspannung für den Nacken; wenn sie krumm ist, wird der Nacken auf Dauer überlastet. Die Muskulatur wird mehr angespannt, aber auch die Wirbelgelenke werden mehr strapaziert. Daher ist die Streckung der BWS oft die wichtigste Bewegungsrichtung in der physiotherapeutischen Behandlung. Aber auch eine ständig aufgerichtete BWS im Sitzen ist nicht gut für den Körper. Wichtig sind viel Abwechslung im Alltag, eine gute Beweglichkeit der BWS und demnach natürlich auch die Aufrechterhaltung der Mobilität. Das folgende Kurzübungsprogramm kann gegen Bewegungseinschränkungen helfen und sie vorbeugen. Zudem können Sie sich selbst testen und feststellen, ob die Bewegungen schmerzhaft oder eingeschränkt sind. Dabei sollten Sie auf einen Unterschied zwischen der linken und rechten Drehung bzw. Seitneigung achten.

- Sitzen Sie in einer locker aufrechten Position. Ihre Füße stehen auf dem Boden ①.
- Nehmen Sie die Hände in den Nacken, Ihre Finger berühren sich.
- Gehen Sie der Reihe nach die abgebildeten sechs Hauptbewegungsrichtungen der BWS durch.
- Führen Sie jede Bewegung ca. drei- bis fünfmal durch.

Mobilisation in Streckung

Gehen Sie langsam und wiederholt in die Überstreckung. Vermeiden Sie dabei ein Hohlkreuz. Neigen Sie sich dabei evtl. vorsichtig über eine halbhohe Stuhllehne. Ziehen Sie Ihr Kinn heran. Die Ellenbogen zeigen nach vorne und oben ②.

Mobilisation in Beugung

Gehen Sie von der aufrechten Position wiederholt in die Beugung, die Hände sind dabei aber unterhalb des Nackens platziert, sodass Sie den Kopf nicht nach vorn ziehen ③.

Mobilisation in Seitneigung

Die Hände falten und in den Nacken legen. Die Ellenbogen zeigen nach außen. Bewegen Sie sich mit der mittleren Wirbelsäule nach links und rechts in die Seitneigung. Strecken Sie dabei den Brustkorb seitlich heraus ④+⑤.

Mobilisation in Rotation mit fixiertem Nacken

Die Hände liegen gefaltet in Ihrem Nacken. Richten Sie sich auf. Drehen Sie sich in aufrechter Position im Wechsel nach links und rechts. Kombinieren Sie die Drehung auch mit der Ausatmung ⑥+⑦.

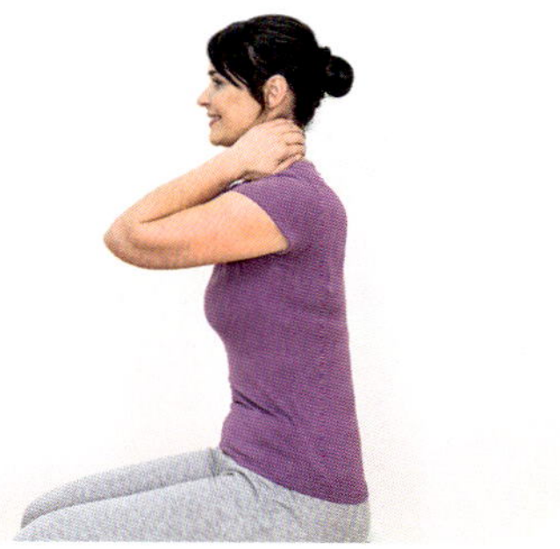
1

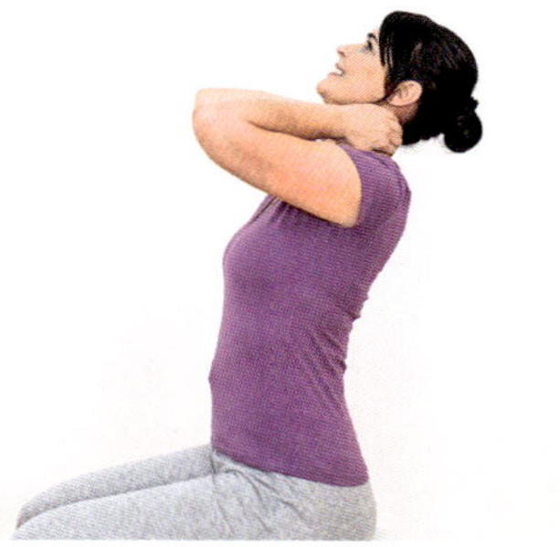
2

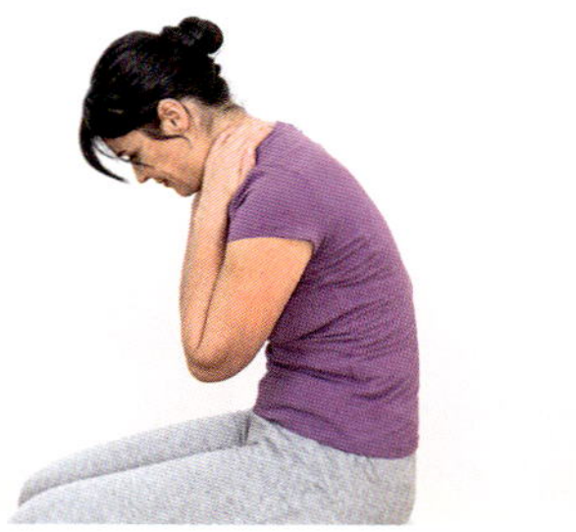
3

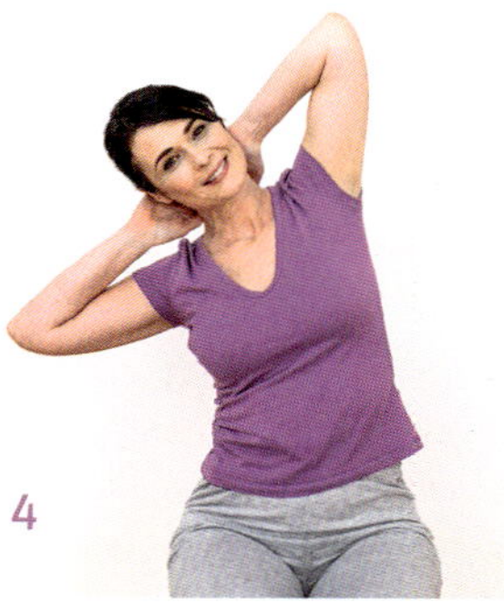
4

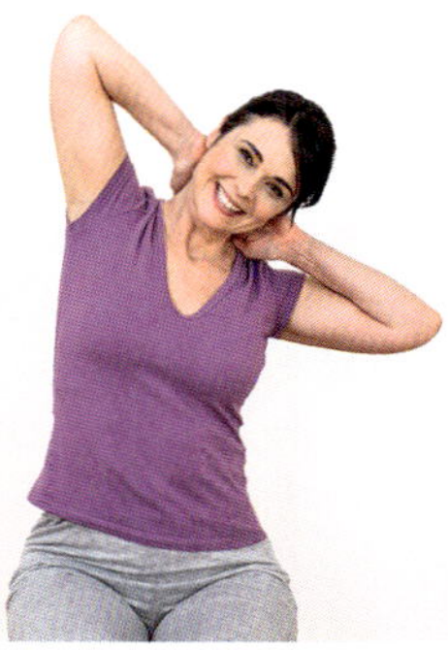
5

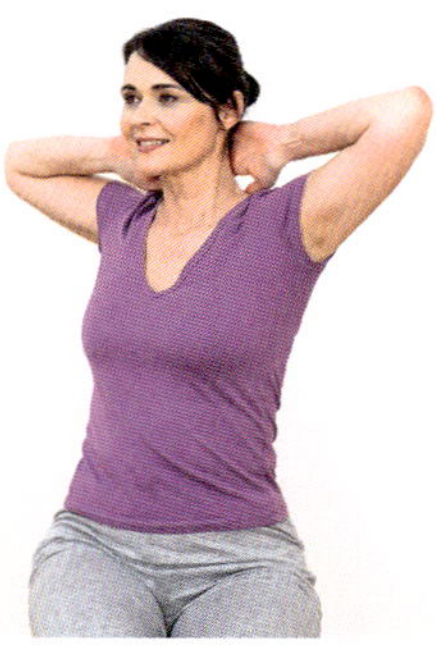
6

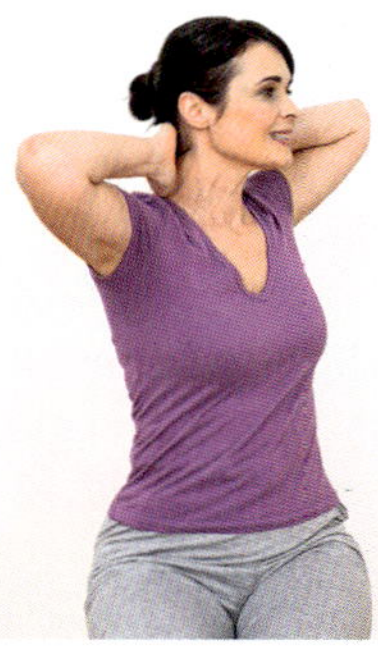
7

Muskuläre Balance und Körperhaltung verbessern

Ist das muskuläre Gleichgewicht aus den Fugen geraten, entstehen hohe muskuläre Anspannungen – und in der Folge Beschwerden. Diese Übungen zeigen Ihnen, wie Sie wieder ins Lot kommen.

Jeder Mensch ist »anders gebaut«. Gleichzeitig sehen Physiotherapeuten in der Praxis immer wieder ein Muster. Und das heißt »oberes gekreuztes Syndrom« nach Janda. Was steckt dahinter? Hier konkurrieren Muskelgruppen, die auf der einen Seite schwächer werden und auf der anderen »verkürzen« und/oder verspannen. Wenn Sie diese vier Muskelgruppen von der Seite anschauen, entsteht ein Kreuz – deshalb heißt es oberes gekreuztes Syndrom.

Wer gegen wen?

Die Muskeln im oberen Rücken (zwischen und unter den Schulterblättern) und die vorderen Halsmuskeln neigen prinzipiell dazu abzuschwächen. Die Brustmuskulatur und die Nackenmuskeln hingegen bilden eine eher hohe Spannung (Muskeltonus) aus und sind dadurch weniger dehnfähig. Hinzu kommt bei vielen Menschen ein Rundrücken – was die Brustwirbelsäule in ihrer Fähigkeit zur Streckung einschränkt. Des Weiteren findet sich oft ein Ungleichgewicht zwischen den lokalen gelenkstabilisierenden und den globalen Muskeln, vor allem bei Personen mit anhaltenden und wiederkehrenden Nackenschmerzen.

Diese muskulären Dysbalancen entstehen überwiegend durch unser Verhalten (z. B. sitzende Tätigkeiten, Kopf und Schultern sind dauerhaft nach vorn geschoben), es liegt aber auch an dem Muskelfaseraufbau der einzelnen Muskeln.

Testen Sie sich selbst

Zwei einfache Tests helfen Ihnen herauszufinden, ob bei Ihnen ein muskuläres Ungleichgewicht mit Bewegungseinschränkungen besteht. Probieren Sie sie aus!

Selbsttest 1

- Legen Sie sich flach auf den Rücken (fester Untergrund) und stellen Sie Ihre Beine auf.
- Ziehen Sie die Schultern in Richtung Ihrer Füße.

- Versuchen Sie, mit Ihrem unteren Rücken (der Lendenwirbelsäule) Kontakt zum Boden aufzunehmen.
- Nun drücken Sie Ihre Schulterblätter ebenfalls auf den Boden, versuchen aber gleichzeitig, nicht in ein Hohlkreuz zu geraten.

Fazit: Wenn Ihnen der Test schwerfällt, haben Sie wahrscheinlich muskuläre Dysbalancen oder eine Bewegungseinschränkung der Wirbelsäule.

Selbsttest 2

- Legen Sie sich flach auf den Rücken.
- Heben Sie Ihren Kopf ein bis zwei Zentimeter vom Boden ab.
- Wie lange können Sie Ihren Kopf problemlos in der Luft halten?

Fazit: Sie sollten diese Position ca. 30–40 Sekunden halten können.

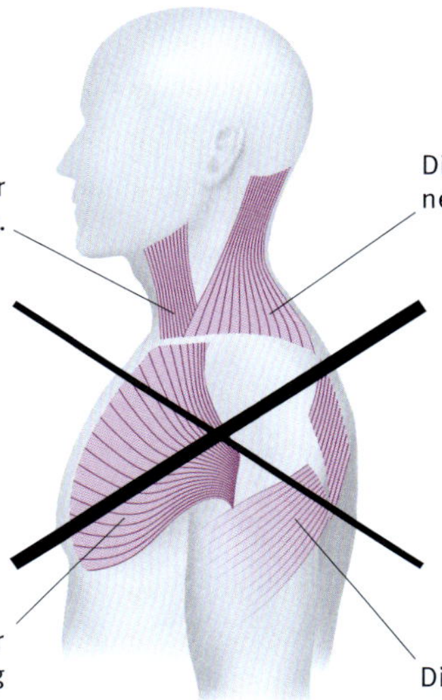

Das obere gekreuzte Syndrom kann zu Schmerzen (durch Überlastung) im Schulter-Nacken-Bereich führen.

Weitere Hinweise auf muskuläre Dysbalancen sind z. B.:

- Es fällt Ihnen schwer, sich aufzurichten, oder eine aufrechte Körperhaltung ist für Sie dauerhaft anstrengend.
- Wenn Sie sich im Sitzen aufrichten, bewegt sich hauptsächlich Ihre Lendenwirbelsäule – Sie geraten schnell in ein Hohlkreuz. Womöglich haben Sie auch Schmerzen im unteren Rücken.
- Wenn Sie flach auf dem Rücken liegen, fällt Ihr Kopf in den Nacken und ohne Kissen wird es schnell unangenehm.

Die Übungen auf den folgenden Seiten helfen dabei, den muskulären Dysbalancen und Bewegungseinschränkungen entgegenzuwirken. Zudem verhelfen sie zu einer besseren Körperhaltung. Prüfen Sie für sich, ob die Übungen eher dehnen oder kräftigen sollten: Je nachdem, wo Ihr persönlicher Schwachpunkt liegt.

Überkorrektur: Brustwirbelsäule strecken

» Mit dieser Übung strecken Sie die Brustwirbelsäule und erweitern somit die Beweglichkeit. Sie werden bald merken, dass es Ihnen leichter fällt sich aufzurichten. Je ökonomischer eine gute Körperhaltung wird, desto eher nehmen Sie sie ein.

- Sie benötigen entweder einen Gymnastik- oder einen Redondoball. Der Durchmesser des Balls sollte 22 oder 26 Zentimeter betragen. Blasen Sie den Redondoball zur Hälfte auf.
- Setzen Sie sich auf einen Stuhl mit hoher Lehne oder auf einen Hocker, den Sie an die Wand schieben.
- Platzieren Sie den Ball in Höhe Ihrer Brustwirbelsäule (mittlere Wirbelsäule). Das ist meistens der Bereich mit der stärksten Beugung – und oft auch mit der geringsten Streckung ①.
- Rutschen Sie mit dem Becken und der Lendenwirbelsäule weit nach hinten, möglichst nahe an Lehne oder Wand. Vermeiden Sie dabei ein Hohlkreuz, indem Sie Ihren Bauchnabel fest einziehen.
- Ziehen Sie nun die Schultern und Schulterblätter ohne Hohlkreuz sanft und langsam nach hinten. Spüren Sie, wie Ihre Brustwirbelsäule aufgerichtet wird.
- Ziehen Sie zudem Ihr Kinn etwas heran, sodass ein leichtes Doppelkinn entsteht ②.
- Halten Sie diese Position 5–10 Sekunden. Entspannen Sie wieder alle Muskeln und wiederholen Sie diese Übung 5- bis 10-mal.
- Platzieren Sie den Ball auch mal ein kleines Stück weiter oben oder unten.
- Spüren Sie die erhöhte Muskelspannung im mittleren Wirbelsäulenbereich? Diese Anspannung ist ein gutes Zeichen, Sie aktivieren die richtigen Muskeln.

Feierabend

» Diese Übung bringt ebenfalls Ihre Brustwirbelsäule in Streckung, sie ist eine Steigerung der vorherigen Übung. Beginnen Sie am besten mit der oberen Brustwirbelsäule und mit einer kleinen Handtuchrolle.

- Sie benötigen einen festen Untergrund, z. B. eine Übungsmatte. Eine Matratze ist zu weich.
- Rollen Sie ein Handtuch zu einer festen Rolle. Der Durchmesser sollte zu Beginn nur zehn Zentimeter sein, später können Sie auf bis zu 20 Zentimeter steigern. Für jüngere Personen ohne Rückenschmerzen und Erkrankungen des Bewegungsapparates ist auch eine Triggerrolle geeignet.
- Platzieren Sie die Rolle quer unter Ihrer Brustwirbelsäule – zu Beginn auf Höhe der Schulterblätter ③. Später können Sie die Rolle unter die Stelle mit der stärksten Beugung legen.
- Legen Sie Ihren Rücken darauf ab, stellen Sie die Beine an und halten Sie mit den Händen Ihren Kopf, damit er nicht frei in der Luft hängt ④.
- Ziehen Sie Ihr Kinn etwas zur Brust (leichtes Doppelkinn). Testen Sie die Bewegung langsam aus. Bleiben Sie anfangs nur ca. 10–20 Sekunden in der Position.
- Setzen Sie sich wieder auf, spüren Sie nach und wiederholen Sie diese Übung einige Male.
- Später können Sie die Übung z. B. 3-mal 1 Minute an drei verschiedenen Stellen durchführen. Das ist schmerzabhängig. Falls Sie bereits bei einer kleineren Rolle eine Schmerzverstärkung wahrnehmen, beginnen Sie mit Variante 1 (Überkorrektur).

Gegenanzeigen: fortgeschrittene Osteoporose, Schmerzverstärkung, Schmerzen nach der Übung

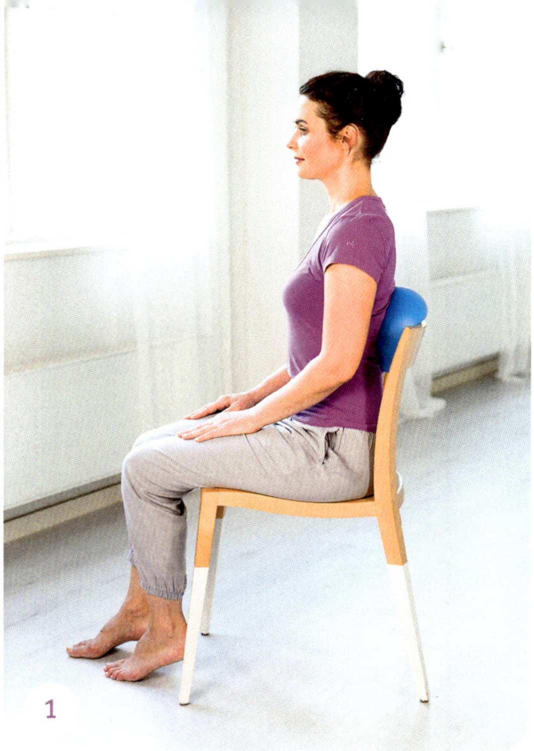

1

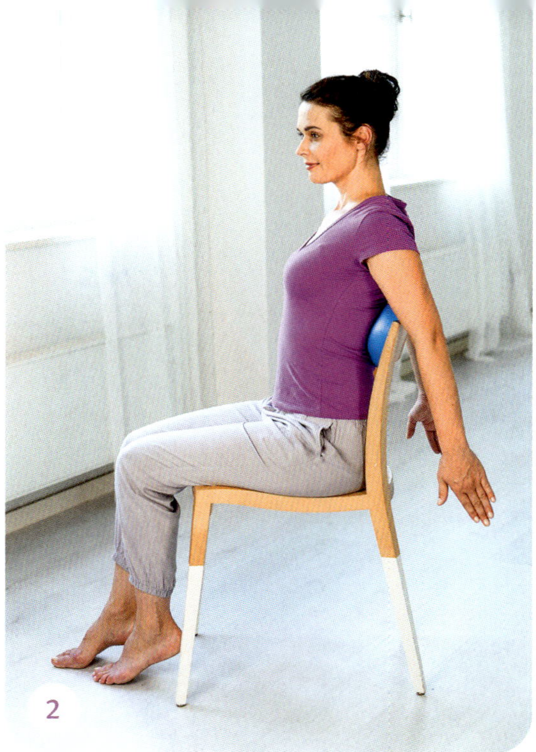

2

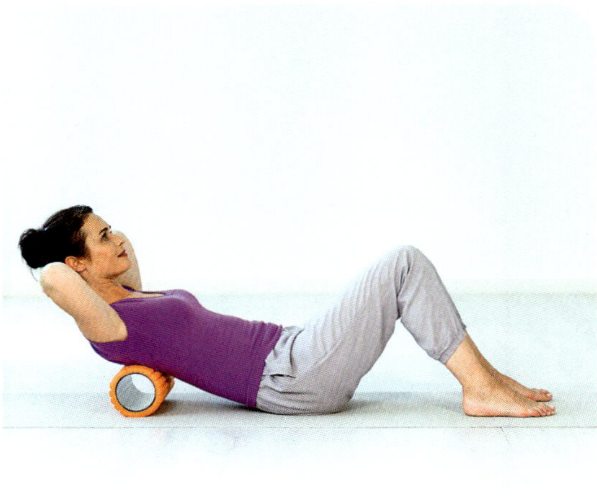

3

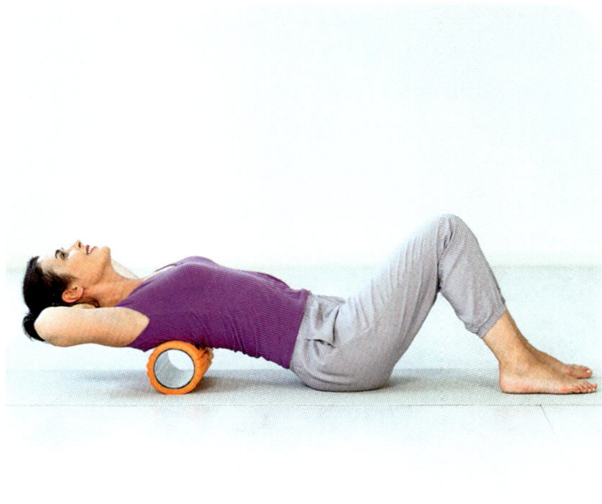

4

Sich lang machen

» Diese Übung hilft, Ihre Brustwirbelsäule zu strecken und dabei auch die Muskulatur zu aktivieren. Sie ist eine gute Ergänzung zu den beiden vorherigen Übungen.

- Knien Sie sich auf den Boden, am besten auf eine Übungsmatte. Legen Sie sich nach Bedarf Kissen unter die Kniegelenke.
- Machen Sie Ihren Oberkörper lang, indem Sie die Arme nach vorn strecken. Der Kopf befindet sich zwischen den Armen ①.
- Drücken Sie Ihre Brustwirbelsäule sanft weiter und weiter durch, sodass das Brustbein in Richtung Boden geschoben wird.
- Versuchen Sie, sich während der Mobilisation langsam etwas länger zu machen.
- Spüren Sie, wie die Muskelspannung zwischen den Schulterblättern zunimmt? Der Rückenstrecker arbeitet nun kräftig mit. Es ist eine aktive, kräftigende Mobilisation.
- Setzen Sie sich zwischendurch in einen lockeren Sitz auf und bewegen Sie Ihre Wirbelsäule etwas in alle Richtungen. Wiederholen Sie diese Übung etwa 3-mal.
- Falls Sie nach der Übung wiederholt Muskelschmerzen spüren, beginnen Sie mit der ersten Variante im Sitzen (Überkorrektur).

Türsteher

» Bei dieser Übung dehnen Sie Ihre Brustmuskeln und bewegen zugleich den Schultergürtel nach hinten. Sie erweitern dadurch die Bewegung in mehreren Strukturen – so wird es Ihnen in Zukunft leichter fallen, den Schultergürtel nach hinten zu ziehen und sich aufzurichten.

- Stellen Sie sich zum Dehnen der Brustmuskulatur an einen Wandvorsprung, eine Säule oder in einen Türrahmen.
- Heben Sie einen Arm bis zu einem 90°-Winkel an und machen Sie einen großen Ausfallschritt. Ein Fuß sollte nun vor dem Türrahmen sein und einer hinter dem Türrahmen.
- Richten Sie Ihren Oberkörper auf. Vermeiden Sie ein Hohlkreuz, indem Sie Ihren Bauchnabel fest einziehen.
- Schieben Sie nun Ihren Oberkörper langsam und aufrecht nach vorn, bis Sie eine Dehnung im Brustmuskel spüren ②.
- Halten Sie diese Position etwa 30 Sekunden und wiederholen Sie sie 3-mal.
- Dehnen Sie auch die anderen Anteile der Brustmuskulatur, indem Sie die Arme etwas höher am Türrahmen platzieren ③.
- Achten Sie während der Dehnung ständig darauf, dass Sie nicht in ein Hohlkreuz fallen.
- Probieren Sie auch beide Seiten gleichzeitig aus, z. B. in einer Zimmerecke!

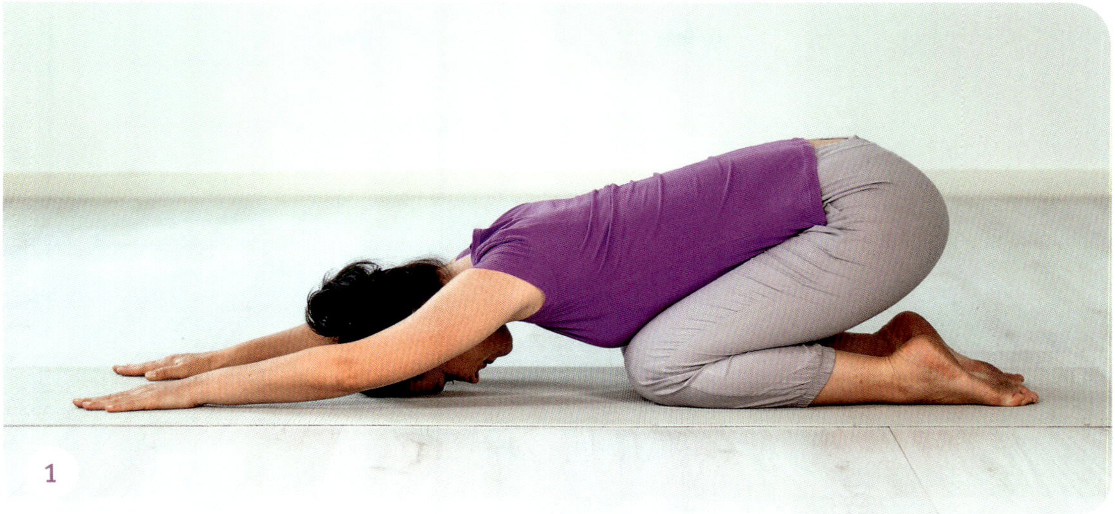
1

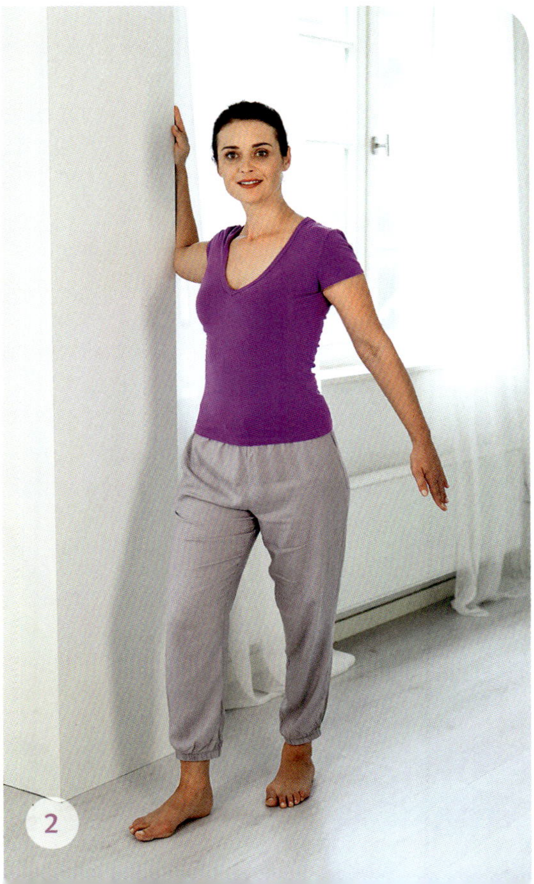
2

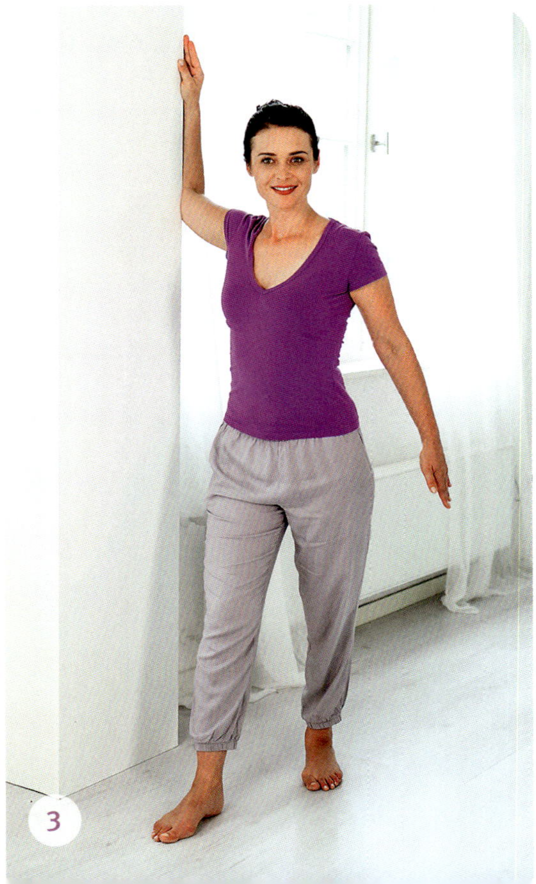
3

Schwankende Planken

» Diese Übung werden Sie als sehr angenehm empfinden. Zudem können Sie mehrere anatomische Strukturen positiv beeinflussen.

Für diese Übung benötigen Sie eine Pilatesrolle, auch Yogarolle genannt. Der Durchmesser sollte 15 Zentimeter betragen, die Länge 90 Zentimeter. Alternativ können Sie eine Decke fest zusammenrollen.

- Legen Sie sich mit Ihrer Wirbelsäule längs auf die Rolle, sodass Becken und Kopf auf der Rolle liegen. Lassen Sie Ihren Kopf nicht in der Luft hängen.
- Bauen Sie Kontakt zur Rolle auf: Drücken Sie die Lendenwirbelsäule auf die Rolle und ziehen Sie das Kinn etwas in Richtung Brust.
- Ziehen Sie nun Ihre Schultern in Richtung Ihrer Füße und des Bodens, ohne in ein Hohlkreuz zu geraten. Prüfen Sie immer wieder, ob Ihre Wirbelsäule noch Kontakt zur Rolle hat.
- Strecken Sie Ihre Arme links und rechts vom Körper weg, wiederholen Sie die Anspannung. Halten Sie diese Anspannung 10–20 Sekunden ①.
- Ziehen Sie die Schultern nicht in Richtung der Ohren. Kontrollieren Sie Ihre Schulterblätter leicht in Richtung der Füße.
- Positionieren Sie dann Ihre Arme etwas weiter oben und wiederholen Sie die Übung, indem Sie die Schultern kräftig, aber kontrolliert in Richtung Ihrer Füße ziehen. Falten Sie Ihre Hände, sodass Ihre Arme mit gebeugten Ellbogen über Ihrem Kopf in der Luft hängen ②. Wiederholen Sie die Anspannung.

Armkreise

» Diese Übung ist eine weitere Möglichkeit, Ihren Schultergürtel und die Brustmuskulatur beweglicher zu machen. Suchen Sie nach der Position mit dem meisten Widerstand und dehnen Sie dort etwas länger. Es ist bei jedem etwas anders.

- Legen Sie sich auf eine Seite und ziehen Sie beide Beine an. Sie können auch das obere Bein über dem unteren Bein auf dem Boden ablegen, eventuell mit einem Kissen unterlagert.
- Legen Sie den unteren Arm gemütlich unter Ihrem Kopf und den oberen Arm gestreckt hinter Ihrem Körper ab. Es ist nicht wichtig, den Boden zu berühren. Der zu dehnende Arm kann auch in der Luft schweben ③.
- Achten Sie darauf, dass Sie Ihren Oberkörper nicht zu sehr mitdrehen, damit die Brustmuskeln unter Dehnung bleiben.
- Wählen Sie verschiedene Armpositionen aus und verharren Sie dort, wo Sie die meiste Dehnung spüren.
- Beschreiben Sie mit dem oberen Arm eine langsame Kreisbewegung und bleiben Sie dabei möglichst nahe am Boden. Alternativ können Sie den Arm im Wechsel senkrecht nach oben und langsam nach hinten bewegen ④.
- Falls Sie die Dehnung unter Kreisbewegung durchführen möchten, führen Sie die Bewegung nur sehr langsam aus.
- Nehmen Sie sich pro Körperseite für alle Positionen insgesamt 2–3 Minuten Zeit.

Tipp: Wenn Sie gerne in Seitenlage ein Buch lesen, können Sie diese Dehnung parallel ausführen, um sie in den Alltag einzubauen.

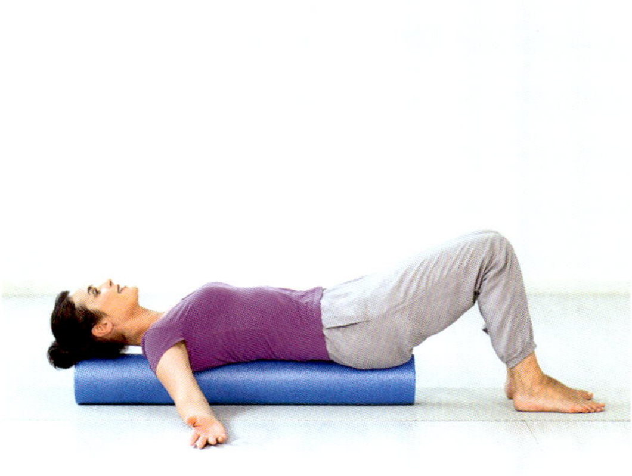

1

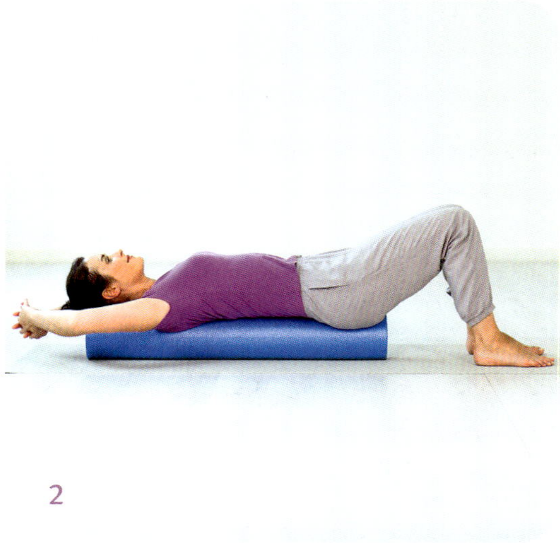

2

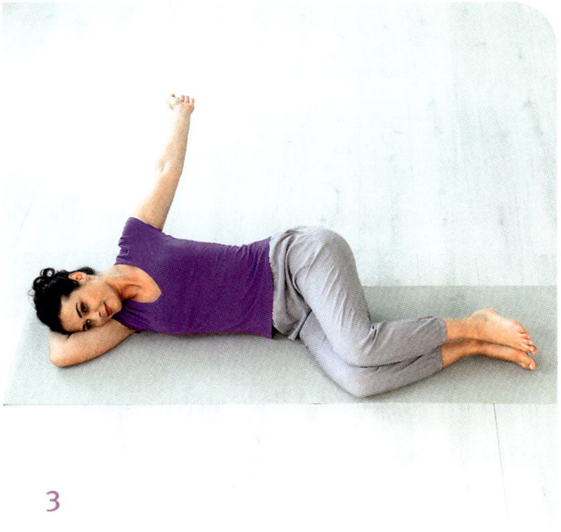

3

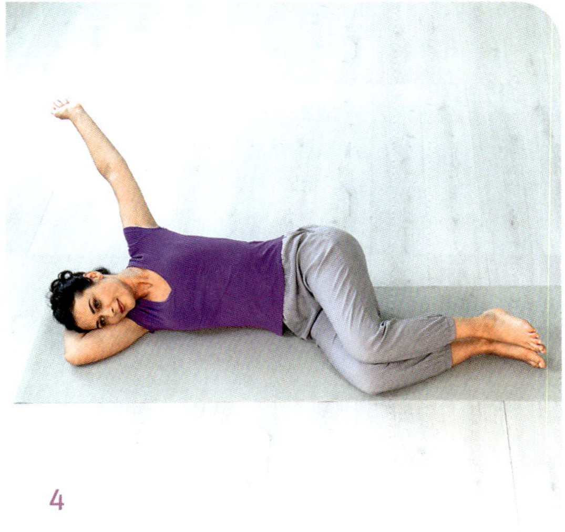

4

Doppelkinn

›› Haben Sie oft den Kopf im Nacken oder nach vorn geschoben, ist das keine gute Haltung. Aber mit der Zeit nimmt man sie nicht mehr wahr. Diese Übung schult Ihre Körperwahrnehmung und Koordination und kräftigt Sie. Wenn Sie diese Bewegung in den Alltag übernehmen, entlasten Sie die Nackenmuskeln und die Halswirbelgelenke.

- Setzen Sie sich aufrecht auf einen Stuhl, ohne sich anzulehnen. Viele Menschen neigen dazu, den Kopf nach vorn zu schieben ①.
- Ihre Füße sind hüftbreit aufgestellt, das Becken befindet sich in einer mittleren Position, also zwischen Rundrücken und Hohlkreuz.
- Ziehen Sie den Schultergürtel leicht nach hinten und richten Sie Ihre Brustwirbelsäule auf.
- Nun ziehen Sie das Kinn etwas in Richtung Brust, sodass ein leichtes Doppelkinn entsteht ②.
- Achten Sie darauf, dass Ihr Blick mühelos gerade nach vorn gerichtet ist.
- Diese ungewohnte Bewegung fällt vielen Menschen anfangs schwer. Lassen Sie sich am besten von jemandem helfen, der Sie von der Seite beobachten kann und der kontrolliert, ob der Kopf ganz gerade bleibt.
- Legen Sie Ihren Kopf nicht in den Nacken und beugen Sie ihn auch nicht nach vorn.

Fliegen

›› Kräftigen Sie mit dieser Übung über fünf Muskelgruppen gleichzeitig. Die Streckmuskeln werden im Alltag oft vernachlässigt. Diese Übung ist ein wichtiger Alltagsausgleich, vereinfacht die aufrechte Haltung und verbessert die Körperwahrnehmung.

- Legen Sie sich flach auf den Bauch. Verwenden Sie eine Übungsmatte.
- Stellen Sie die Fußspitzen auf und drücken Sie die Kniegelenke durch, um eine Grundspannung zu erzeugen.
- Um diese Ganzkörperspannung zu vervollständigen, ziehen Sie den Bauchnabel nach innen und den Schultergürtel in Richtung Ihrer Füße.
- Heben Sie zudem beide Arme flach über dem Boden an und ziehen Sie Ihre Schulterblätter etwas zusammen ③.
- Wenn Sie alle Muskelgruppen noch einmal kontrolliert haben, ziehen Sie Ihr Kinn etwas in Richtung Brust.
- Achten Sie darauf, dass Ihre Stirn flach und parallel zum Boden ausgerichtet ist.
- Halten Sie diese Position, ohne die Luft anzuhalten, etwa 15–20 Sekunden.
- Wiederholen Sie die Übung ca. 3- bis 5-mal.

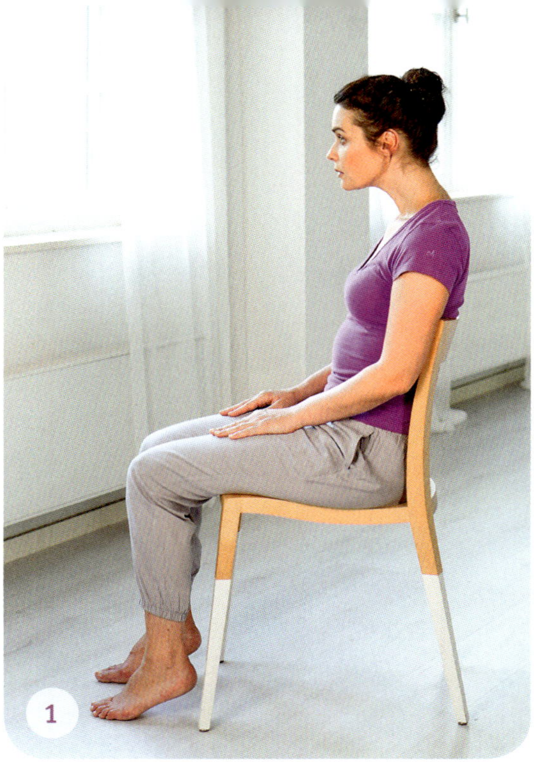
1

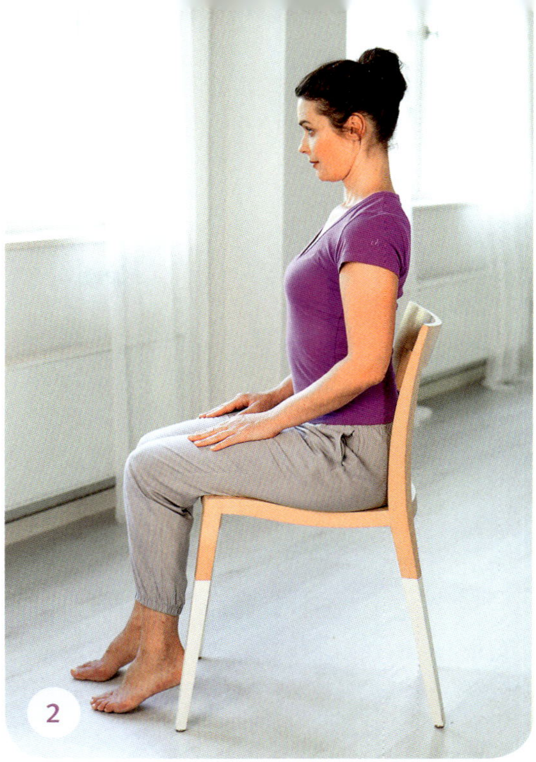
2

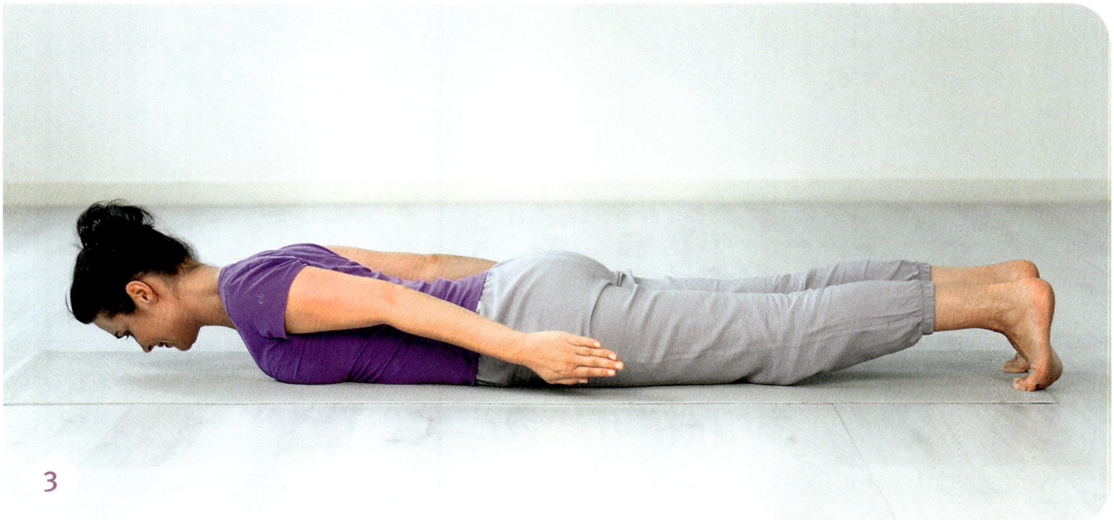
3

Muskelkater

» Indem Sie Ihre Wirbelsäule kräftigen, werden Sie sich künftig leichter aufrichten können. Damit entlasten Sie auch die Halswirbelsäule. Zudem steigt die Durchblutung der Muskeln zwischen den Schulterblättern und im oberen Rücken – und das hilft gegen schmerzhafte Muskelanspannungen.

- Befestigen Sie ein Theraband auf Bauchhöhe, z. B. an einer Türklinke. Verwenden Sie anfangs ein gelbes oder rotes Theraband. Stehen Sie hüftbreit mit leicht gebeugten Kniegelenken.
- Wickeln Sie die Enden des Therabands um die Hände. Bitte umschlingen Sie nur einfach – nicht doppelt.
- Bauen Sie eine Grundspannung auf: Ziehen Sie den Bauchnabel ein, richten Sie die Wirbelsäule auf, ziehen Sie die Schultern nach hinten-unten und den Kopf etwas heran (leichtes Doppelkinn) ①. Behalten Sie diese Grundspannung während der Übung bei.
- Ziehen Sie nun das Theraband langsam mit gestreckten Armen direkt neben dem Körper nach hinten ②. Passen Sie die Geschwindigkeit Ihrem Atemrhythmus an: Ziehen Sie das Theraband während des Ausatmens nach hinten. Achten Sie bei jedem Zug auf Ihre Grundspannung und gehen Sie nicht ins Hohlkreuz.
- Wiederholen Sie diese Kräftigungsübung 3-mal mit je 10 Wiederholungen. Steigern Sie die Übung, indem Sie mehr Wiederholungen machen oder ein stärkeres Theraband (z. B. grün oder blau) einsetzen. Gerade Kraftübungen sollten Sie regelmäßig steigern.

Hinweis: Sie können diese Übung variieren, indem Sie die Arme beim Nach-hinten-Ziehen auch mal nach außen oder nach innen drehen.

Abwechslung für die Schultern

» Die Außenrotatoren im Schultergelenk werden im Alltag nicht besonders stark und oft beansprucht. Bei dieser Übung werden Sie spüren, wie ebenfalls Ihr Schultergürtel nach hinten mobilisiert wird, was zu einer aufrechten Haltung beiträgt.

- Wickeln Sie die Enden des Therabands in Schulterbreite um die Hände, achten Sie aber darauf, dass Sie die Hände nicht doppelt umschlingen. Nehmen Sie ein gelbes Band doppelt oder arbeiten Sie sofort mit einem roten oder grünen Theraband.
- Die Füße stehen hüftbreit auseinander und die Knie sind leicht gebeugt. Bauen Sie eine Grundspannung auf: Ziehen Sie den Bauchnabel ein, richten Sie die Wirbelsäule auf, ziehen Sie die Schultern nach hinten-unten und den Kopf etwas heran, machen Sie ein leichtes Doppelkinn. Achten Sie darauf, Ihre Handgelenke gerade zu halten ③.
- Ziehen Sie nun das Theraband langsam nach außen ④. Die Ellbogen bleiben dabei nahe am Rumpf. Ziehen Sie das Theraband während der Ausatmung nach außen und passen Sie die Geschwindigkeit Ihrem Atemrhythmus an. Ausatmen gleich ziehen, einatmen gleich Spannung nachlassen. Beachten Sie: Wenn Sie Spannung loslassen, behalten Sie gleichzeitig ein leichte Spannung bei.
- Achten Sie bei jedem erneuten Zug auf Ihre Grundspannung, gehen Sie nicht in das Hohlkreuz und ziehen Sie nicht die Schultern hoch.
- Wiederholen Sie diese Kräftigungsübung 3-mal mit je 10 Wiederholungen.
- Steigern Sie die Übung, in dem Sie die Zahl der Wiederholungen erhöhen oder ein stärkeres Theraband einsetzen.

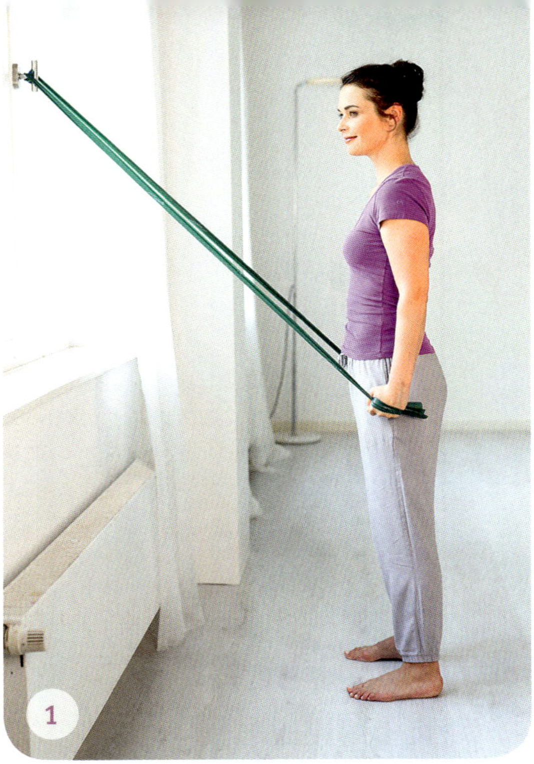
1

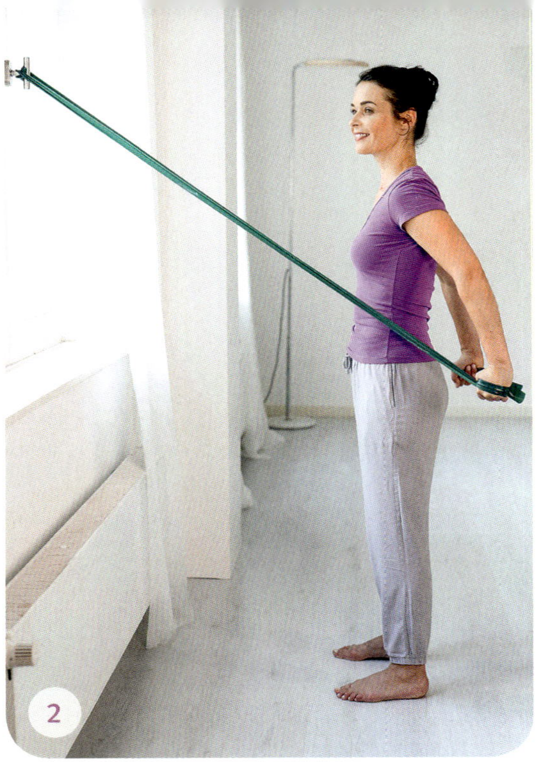
2

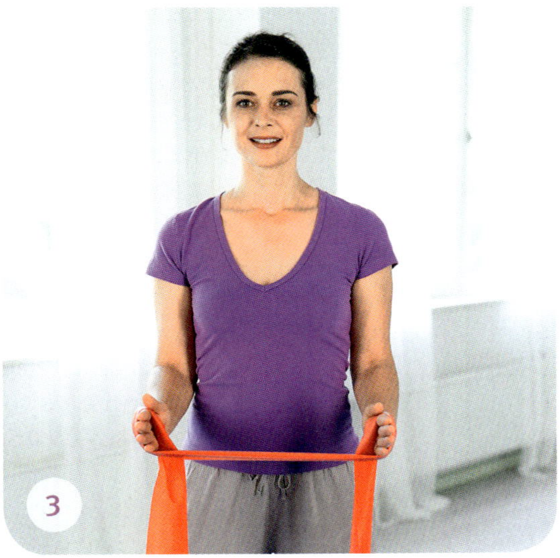
3

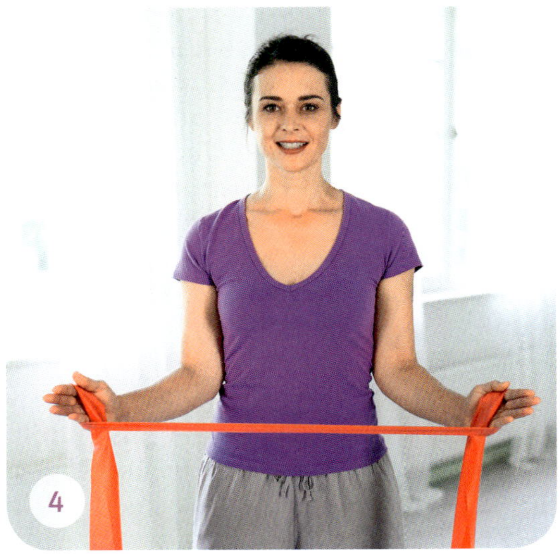
4

Base Jump

» Kräftigen Sie mit dieser dritten Variante ebenfalls Ihre Rücken-, Schulter- und Armmuskulatur. Verbessern Sie zudem Ihre Körperhaltung durch diese statische Kräftigung.

- Legen Sie sich flach auf den Bauch. Verwenden Sie eine Übungsmatte.
- Stellen Sie die Fußspitzen auf und drücken Sie die Kniegelenke durch, um eine Grundspannung zu erzeugen. Um diese Ganzkörperspannung zu vervollständigen, ziehen Sie den Bauchnabel nach innen, den Schultergürtel in Richtung Ihrer Füße und Ihr Kinn etwas heran.
- Heben Sie jetzt beide Arme flach über dem Boden an. Achten Sie auf einen 90°-Winkel in den Ellbogengelenken und darauf, dass Ihre Stirn flach und parallel zum Boden ausgerichtet ist ①.
- Die Schulterblätter müssen Sie während der gesamten Übung fest in Richtung Ihrer Füße kontrollieren.
- Bei unangenehmen Symptomen in den Armen reduzieren Sie die Anspannung. Achten Sie darauf, dass Sie ruhig weiteratmen.
- Wiederholen Sie diese Kräftigung 3-mal oder bis die Muskulatur ermüdet.
- Steigern Sie diese Übung, indem Sie sie längere Zeit oder mehrmals hintereinander ausführen.

Hinweis für alle Übungen für Schulterblatt und Rücken: Zu Beginn kann es Ihnen passieren, dass Sie eine erhöhte Spannung wahrnehmen. Als Ausgleichübung können Sie die Muskelgruppe anschließend mit einer Faszienrolle bzw. Triggerrolle ausrollen.

Mit dem Rücken an der Wand

» Als vierte Variante können Sie auch diese Kräftigungsübung im Stehen durchführen. Achten Sie darauf, dass Sie lotrecht stehen und der Kopf nur einen ganz leichten Kontakt zur Wand aufbaut.

- Lehnen Sie sich an eine Wand und beugen Sie Ihre Ellbogengelenke.
- Die Füße sollten etwa 30 Zentimeter Abstand zur Wand haben.
- Bauen Sie die Grundspannung auf: Bauchnabel einziehen, Wirbelsäule aufrichten, Schultern nach hinten-unten ziehen und leichtes Doppelkinn bilden ②.
- Drücken Sie die Ellbogen nach hinten gegen die Wand, um sich von der Wand abzudrücken. Nun sollten Sie nur noch mit den Oberarmen Kontakt zur Wand spüren. Der Kopf befindet sich jedoch nur einen Zentimeter von der Wand entfernt ③.
- Kontrollieren Sie während der Übung, ob Sie die Grundspannung beibehalten. Falls nicht, bauen Sie sie immer wieder erneut auf.
- Im Stand können Sie diese Position längere Zeit halten. Wiederholen Sie die Übung im Stand etwa 3-mal.
- Steigern Sie diese Übung, indem Sie sie in Rückenlage durchführen. Jedoch nur, wenn Sie Ihnen im Stand sehr leichtfällt.
- Stellen Sie dabei die Beine auf und winkeln Sie die Arme an. Heben Sie nun mit ganzer Kraft Ihre Wirbelsäule und Ihren Kopf leicht vom Boden ab.

Hinweis: In Rückenlage gelingt es den meisten Menschen nur kurz, ihre Wirbelsäule vom Boden abzuheben. Planen Sie deshalb mehrere kurze Wiederholungen ein.

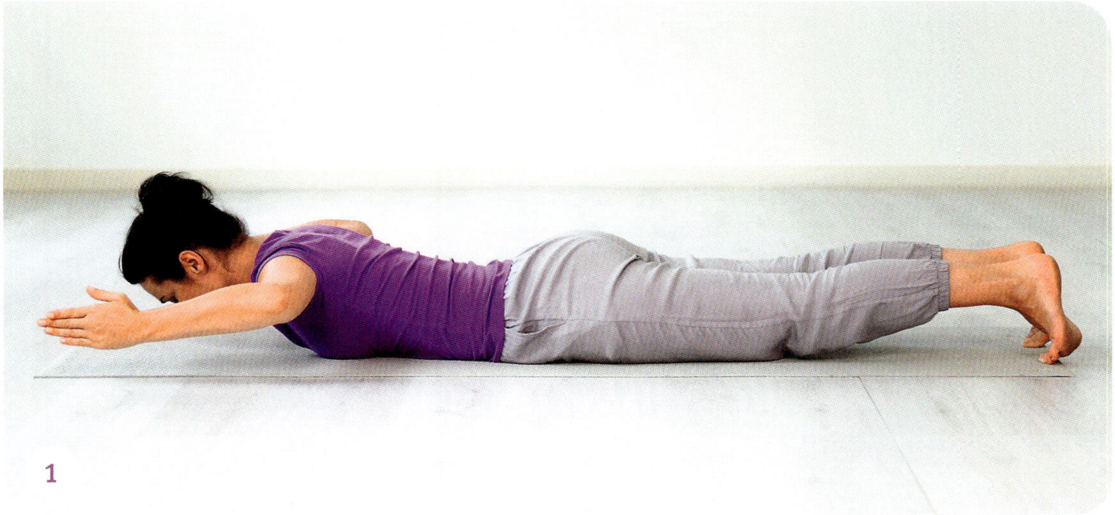
1

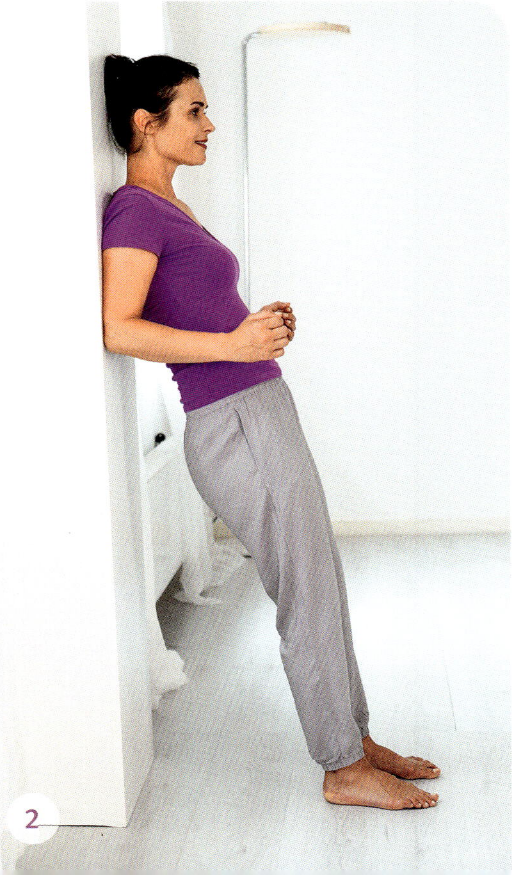
2

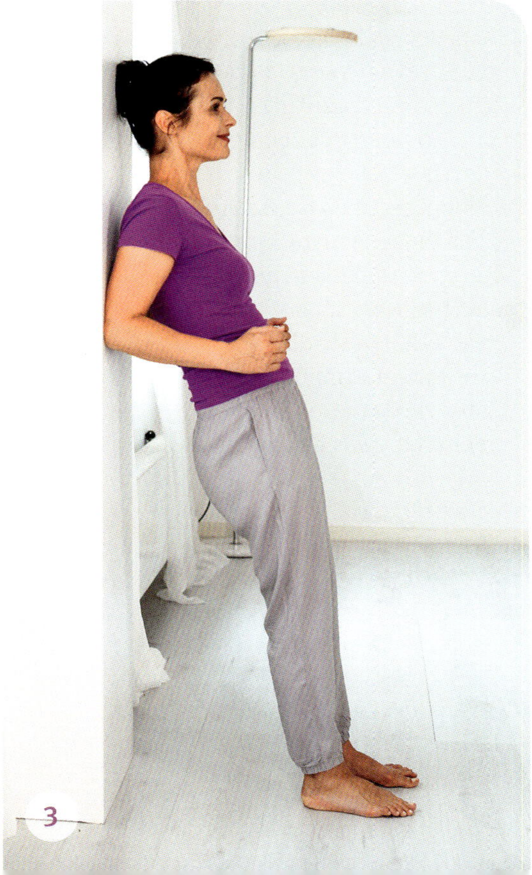
3

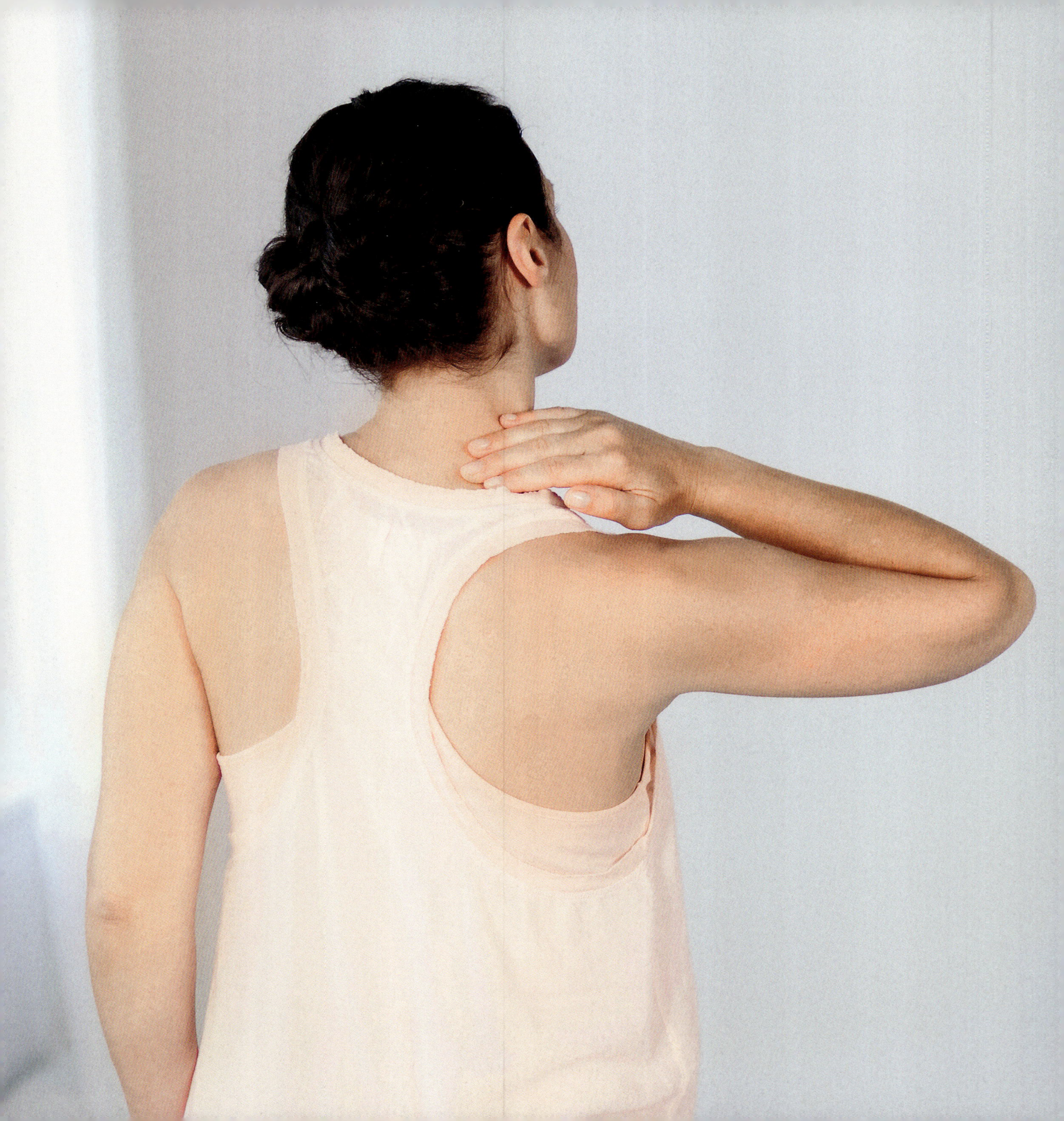

Übungen nach Bereich der Beschwerden

Wo schmerzt es bei Ihnen? Für viele Beschwerdebereiche finden Sie Übungen, die Sie wieder fit machen. Dazu gehören Hilfen für die akute Situation, aber auch Übungen, die Beschwerden vorbeugen.

Triggerpunkttherapie für Schulter und Nacken

Wahrscheinlich kennt sie jeder: Triggerpunkte sind druckempfindliche Stellen im Muskel, die ausstrahlende Schmerzen verursachen können. Sie entstehen z. B. durch Überlastung – aber auch als Folge von (Migräne-)Kopfschmerzen.

Myofasziale Triggerpunkte sind überempfindliche und druckschmerzhafte Zonen innerhalb eines Muskels. Sie sind selten auch als Knötchen tastbar. »Myo« steht für »Muskel« und Faszien sind die Hüllen der Muskeln, die auch Beschwerden verursachen oder aufrechterhalten können. Es gibt zahlreiche Artikel, Apps und Bücher, die Bilder mit Muskeln und ihren typischen schmerzhaften Ausstrahlungen zeigen.

In der Abbildung (S. 79) sehen Sie die Muskeln, die bei Entstehung von Triggerpunkten typischerweise Schmerzen in den Kopf übertragen können. Hintergrund: Durch die anhaltenden Schmerzimpulse der Muskulatur werden im Rückenmark sogenannte stumme Synapsen aktiviert. Sie können Schmerzen auf andere Bereiche übertragen. Bekannt sind z. B. auch ins Bein ausstrahlende Schmerzen, die von der Hüft- oder Rückenmuskulatur ausgehen können.

Es wird unterschieden zwischen:

- latentem Triggerpunkt: Wenn ein Muskel durch einen manuellen Griff komprimiert wird und ein ausstrahlender Schmerz entsteht, den Sie nicht kennen, ist dies ein latenter Triggerpunkt. Diese Punkte sind meist nur bei Kompression schmerzhaft und machen sich darüber hinaus nicht bemerkbar;
- aktivem Triggerpunkt: Wenn ein Muskel komprimiert wird und ein Schmerz entsteht, der ausstrahlt und Ihnen bekannt ist – oder er sogar Ihrem Kopfschmerz ähnelt –, ist dies per definitionem ein aktiver Triggerpunkt. Es kann jedoch auch an der erhöhten Sensibilität aufgrund der (Migräne-) Kopfschmerzen liegen, dass Sie eine Schmerzausstrahlung wahrnehmen oder berührungsempfindlich sind. Daher sollte die Untersuchung von einem Physiotherapeuten zum korrekten Zeitpunkt durchgeführt werden: Zwei Tage vor und auch zwei Tage nach der Untersuchung sollten keine (Migräne-)Kopfschmerzen vorhanden sein, was bei manchen Patienten (z. B. bei mehr als zehn Tagen Kopfschmerzen pro Monat) kaum möglich ist.

Wie entstehen Triggerpunkte?

Triggerpunkte können durch eine akute Verletzung (z. B. Muskelzerrung), Bewegungseinschränkungen und auch durch anhaltende Überlastung oder Bewegungsmangel entstehen. Oft sind es Kombinationen daraus und auch Stress und der Kopfschmerz selbst spielt eine Rolle bei der Entstehung von Triggerpunkten. Aber was geht im Muskel vor?

Auch in einem Muskel befinden sich Blutgefäße und Nervenfasern. An den Enden der Nervenfasern sitzen Schmerzrezeptoren. Sie lassen sich z. B. durch mechanische, thermische oder chemische Reize aktivieren.

Bei einer Überlastung passiert nun Folgendes: Steht eine Muskelfaser (eine recht kleine Struktur) unter dauernder Anspannung, kann der anhaltende Druck die Blutgefäße zusammendrücken. Der Muskel erschwert so seine eigene Durchblutung und Sauerstoffversorgung. Die lokalen Schmerzrezeptoren in dieser Region senden (quasi »verzweifelt«) diese Meldung an das zentrale Nervensystem (Rückenmark und Gehirn). Bei ausreichenden Impulsen nehmen wir die Schmerzen wahr.

Hinzu kommt: Anhaltender Stress steigert die Aktivität des Sympathikus, lesen Sie dazu mehr unter »Was passiert im Körper bei Stress?« (Seite 17). Das wiederum führt dazu, dass dieser zentrale Nerv im Körper vermehrt Botenstoffe (Neurotransmitter) freisetzt. Dieser Vorgang sensibilisiert die Schmerzrezeptoren zusätzlich – auch die in den Muskeln. So entsteht ein Teufelskreis.

Beispiel aus dem Alltag: Die anhaltende Dauerbelastung muss nicht hoch sein. Das bekannteste Beispiel ist wohl die Auswirkung der Haltung des Ellbogens bei der PC-Arbeit: Das Halten der Hände

Was für eine Triggerpunkttherapie bei häufigen Kopfschmerzen spricht

- Auch wenn Triggerpunkte die Folge der Kopfschmerzen oder der Migräne sind, können die Nackenschmerzen wiederum (Migräne-)Kopfschmerzen verstärken, auslösen oder aufrechterhalten.
- Sie haben durch eine passive Behandlung der Muskulatur einen nachhaltigen Erfolg erzielt und ergänzen diese mit aktiven Übungen.
- Sie haben während einer physiotherapeutischen Untersuchung der Schulter-Nacken- oder Kiefermuskulatur in den Kopf ausstrahlende Schmerzen (an einem schmerzfreien Tag). Diese Muskeln haben zudem eine hohe Anspannung.
- Über die Jahre haben sich die Nackenschmerzen deutlich verstärkt. Aus Ihrer Perspektive sind sie ein eindeutiger Trigger der (Migräne-)Kopfschmerzen.
- Auch wenn während der Kopfschmerzepisode oder bei Dauerschmerzen eine zentrale Sensibilisierung vorliegt, kann die Schmerzproblematik durch peripheren Einfluss (also auch muskuläre Spannung) aufrechterhalten oder verstärkt werden. Daher sollte man von allen Seiten gegen die Problematik vorgehen.
- Nach jeder Migräneattacke haben Sie mehrere Tage Nackenschmerzen und eine hohe Spannung im Schulter-Nacken-Bereich. Erfahrungsgemäß können Sie die Dauer der Nackenschmerzen durch Techniken dieser Art reduzieren.

über Tastatur und Maus aktiviert dauerhaft die Streckmuskeln im Unterarm. Verstärkt wird die Spannung im Muskel durch Stress am Arbeitsplatz. Die Triggerpunkte entstehen meistens im mittleren Drittel des Muskels oder in der Nähe des Ellbogengelenks. Die Schmerzen können dann bis zum Handgelenk ausstrahlen.

ATP und Kalzium – was passiert im Körper?

Ein Muskel braucht den Mineralstoff Kalzium, um sich zusammenzuziehen. Um die Anspannung wieder loszulassen, benötigt der Muskel ATP (Adenosintriphosphat). Es hat gewissermaßen eine Weichmacherfunktion. Um ATP zu produzieren, braucht der Körper und der Muskel Sauerstoff.
Wegen der Verletzung/Dauerspannung am Muskel wird dauerhaft Kalzium ausgeschüttet. Um die Anspannung zu lösen, braucht der Körper mehr ATP und damit auch mehr Sauerstoff. Besteht über eine längere Zeit eine Sauerstoffminderversorgung, spricht man auch von einer »Energiekrise« im Muskel.

Was sind Faszien?

Der Begriff Faszien und das Faszientraining liegen in den vergangenen Jahren im Trend. Faszien sind im ganzen Körper zu finden. Es ist ein Bindegewebe, das sich um Muskeln, Nerven und innere Organe hüllt. Faszien verbinden die Strukturen im Körper und stützen sie. Muskelfaszien können verkleben, sich verdrehen oder an Elastizität verlieren. Ursache dafür sind z. B. Verletzungen, hohe muskuläre Anspannungen oder Bewegungsmangel.

Weil Faszien den ganzen Körper durchziehen, beeinflusst ihre Funktion (oder eben auch das Nichtfunktionieren) andere Strukturen. Deshalb kann man die meisten Muskelbeschwerden nicht allein durch Triggerpunkttherapie beheben, sondern sollte Bewegungsübungen, Abwechslung im Alltag und Dehnungen miteinbeziehen. Denn Bewegung hält die Faszien elastisch.

Triggerpunkttherapie durchführen

Wenn Sie Triggerpunkte haben sollten, kann dies auch die Folge der (Migräne-)Kopfschmerzen sein. Diese wiederum können auch wieder Kopfschmerzen auslösen oder verstärken. Eine Behandlung sollte dennoch gut abgewogen werden. Wenn bei vorliegender Schmerzausstrahlung eines Muskels keine hohe Spannung vorhanden ist oder viele Muskeln ausstrahlende Schmerzen verursachen, ist die Triggerpunkttherapie nicht der richtige Ansatz für Sie. Führen Sie dann die vorbeugenden Übungen aus den entsprechenden Kapiteln der betroffenen Muskelgruppen durch oder konzentrieren Sie sich auf andere vorbeugende Techniken (Ausdauersport (Seite 41), Entspannung (Seite 32), Lebensstil, Seite 142).

Triggerpunkttherapie kann sehr vielseitig sein. Die einfachste Methode ist die manuelle Triggerpunkttherapie. Physiotherapeuten nehmen Finger oder Daumen oder bedienen sich eines Therapiegeräts (z. B. Triggerpunktstab). Die Techniken lassen sich mit Kältetherapie und Dehnungen kombinieren.

Im besten Fall lassen Sie sich Techniken von einem Physiotherapeuten zeigen, um die Muskulatur selbst zu massieren und den Tonus zu verbessern. Wenn Sie die schmerzende Stelle gefunden haben, drücken Sie mit moderatem Druck 10–60 Sekunden auf diese Stelle. Bewegen Sie sich nicht dabei. Wichtig ist, dass der Muskel dabei entspannt bleibt. Je nachdem, welcher Muskel es ist, wird er entweder gegen eine knöcherne Struktur gedrückt (Schädel, Wirbelkörper,

Rippen) oder mit dem Pinzettengriff (Muskel zwischen Daumen und Zeigefinger) komprimiert.

Zudem:

- Konzentrieren Sie sich zu Beginn nur auf einen Muskel bzw. eine Muskelgruppe.
- Starten Sie mit dem Bereich, der Ihnen im Alltag die meisten Probleme bereitet.
- Suchen Sie sich zu jedem Muskel auch Übungen oder Tipps zur Vorbeugung gegen die hohe Anspannung. Nur eine Kombination daraus kann helfen.

Dosierung

Beginnen Sie die Eigenmassage oder Triggerpunkttherapie mit kurzen Einheiten (10–20 Sekunden). Warten Sie anschließend kurz ab und prüfen Sie, ob sich etwas verändert hat. Bewegen Sie sich kurz. Wenn sich der Schmerz nicht verschlimmert hat, Sie vielleicht sogar eine leichte Verbesserung spüren, können Sie entweder Druck oder Anwendungsdauer steigern. Das Beste ist, dass Sie die Dauer des Drucks von Übungseinheit zu Übungseinheit stets etwas verlängern. Übertreiben Sie es aber nicht.

Vorsicht walten lassen bei ...

Die Dosierung des Drucks auf den Triggerpunkt ist davon abhängig, wie gut Sie den Schmerz tolerieren können. Wenn Sie bereits wissen, dass bereits geringfügiger Druck Ihre Schmerzen verstärkt oder sogar eine Kopfschmerzattacke auslösen kann, ist dies vermutlich nicht der richtige Ansatz. Nehmen Sie blutverdünnende Medikamente ein und/oder neigen Sie schnell zu blauen Flecken, verzichten Sie ebenfalls auf den Therapieansatz.

Was gegen eine Triggerpunkttherapie bei häufigen Kopfschmerzen spricht

- Sie haben einen primären Kopfschmerz (neurologische Erkrankung), weshalb die Muskulatur nicht die Ursache sein kann.
- Ihre Nackenschmerzen können auch die Folge der Migräne sein.
- Sie haben nur vor und während einer Migräneattacke Nackenschmerzen und sonst nie.
- Auftretende Schmerzausstrahlungen von Muskeln (durch Druck) können aufgrund der Sensibilisierung des zentralen Nervensystems ein Symptom häufiger Kopfschmerzen sein.
- Die untersuchten Muskeln weisen einen geringen Muskeltonus (Spannung) auf.
- Eine Behandlung inkl. Eigenübungen über einen Zeitraum von mindestens drei Monaten hat bei Ihnen keinen Erfolg gebracht. Und auch in Therapiepausen hat sich keine Verschlechterung eingestellt.
- Massagen und Triggerpunkttherapien haben Ihre Kopfschmerzen mehrfach verstärkt oder Attacken ausgelöst.
- Die Therapie ist bei Ihnen nur kurzfristig wirksam.
- Eine Schmerzlinderung kann auch durch die schmerzhafte Anwendung an sich verursacht werden und nicht durch das »Lösen von Schmerzpunkten«. Auch ein Placeboeffekt wird diskutiert.
- Als alleinstehende Maßnahme gibt es keine überzeugenden Wirksamkeitsnachweise.
- Bei aggressiver Anwendung kann es zu Muskelgewebeschäden kommen.
- Die Konzentration auf einzelne Muskeln kann zu einer Vernachlässigung anderer therapeutischer Ansätze führen.
- Allgemeine Gegenanzeigen (Seite 77).

Haben Sie z. B. schwere Einschränkungen der Halswirbelsäule oder sehr starke Schmerzen, gehen Sie zuerst zum Arzt und Physiotherapeuten. Sie sollten sicher sein, dass auch tatsächlich die Muskeln das ursächliche Problem sind – und nicht Verletzungen von Gelenken oder anderen Strukturen, z. B. Rippen oder Nerven.

Weitere Kontraindikationen der Triggerpunkttherapie:

- lokale Entzündungen
- akute Verletzungen/Infektionen/Fieber
- Hautverletzungen oder -erkrankungen

Nach der Triggerpunkttherapie/Eigenmassage

Durch intensive Triggerpunkttherapie können Sie anschließend das Gefühl eines blauen Flecks entwickeln – wenn Sie die Stelle berühren. Sehen können Sie das meist nicht und in Ruhe können die Schmerzen geringer als vor der Therapie sein. Das ist normal und in gewisser Weise beabsichtigt. Es zeigt, dass Ihr Körper in diesem Bereich nun »arbeitet« und die Struktur im Moment regeneriert.

Setzen Sie dann ein bis zwei Tage mit der Behandlung aus, bis sich der Muskel wieder normal anfühlt.

Triggerpunkttherapie bei Migräne?

Oft kommen Patienten in unsere Klinik und berichten, dass ein Muskel oder der Atlas (1. Halswirbel) die zugrunde liegende Ursache ihrer Migräne sein soll. Das kann aber so nicht sein, es sei denn, die Diagnose Migräne wurde falsch gestellt. Viele Aspekte der Migräne (Begleiterscheinungen, Aura, Prodromalphase usw.) haben ihre Ursache sicher nicht in muskulären Verspannungen oder Gelenkbeschwerden.
Auch wenn die Migräne im Nacken beginnt, heißt das also nicht automatisch, dass der Nacken die Ursache für die Kopfschmerzen ist. Es kann auch eine »zentrale Sensibilisierung« aufgrund der Migräne sein. Das heißt, die Migräne ist bereits aktiv und alle Muskeln, die direkt oder indirekt in Verbindung zum Trigeminusnerv stehen, können deshalb schmerzhaft angespannt sein. Lesen Sie auch das Kapitel »Kopfschmerzen und die Halswirbelsäule« (Seite 15).
Aber: Es kann durchaus sein, dass Funktionsstörungen die Migräne triggern im Sinne von auslösen. Dies ist bei knapp der Hälfte unserer Patienten gelegentlich bis häufig der Fall. Gleichwohl handelt es sich dabei meist um Betroffene, die sehr häufig Migräneattacken haben. Bei vielen Patienten mit Migräne finden wir keine Bewegungseinschränkungen und keine myofaszialen Triggerpunkte. Wenn aber Funktionsstörungen mit hoher Muskelspannung und in den Kopf ausstrahlenden Schmerzen vorhanden sind, ist es möglich, dass Wechselwirkungen bestehen und die empfohlenen Techniken zur eigenständigen Tonusregulierung auch bei Migräne hilfreich sein können. Studien haben gezeigt, dass oft nur Kombinationen verschiedener Ansätze wirksam sind. Ergänzen Sie daher die passiven Therapien durch aktive Übungen. Ich empfehle Ihnen zudem, die Physiotherapie oder die eigenständigen Übungen per Kopfschmerzkalender auf Wirksamkeit zu prüfen.

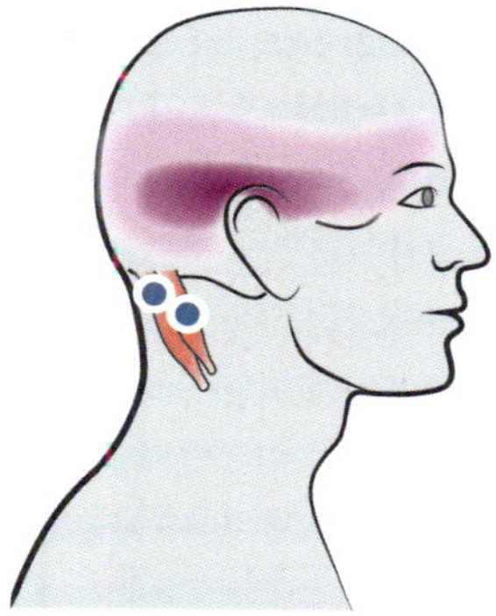
Subokzipitale Nackenmuskulatur

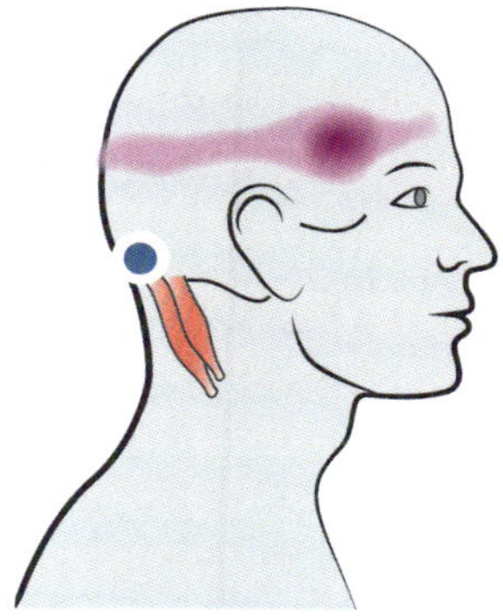
Semispinalis capitis

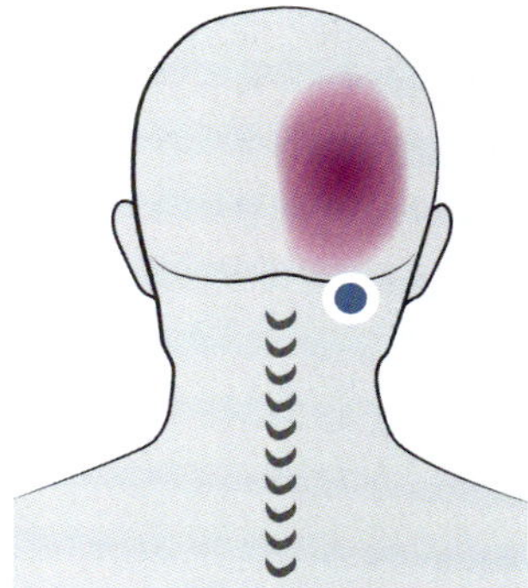
Semispinalis cervici

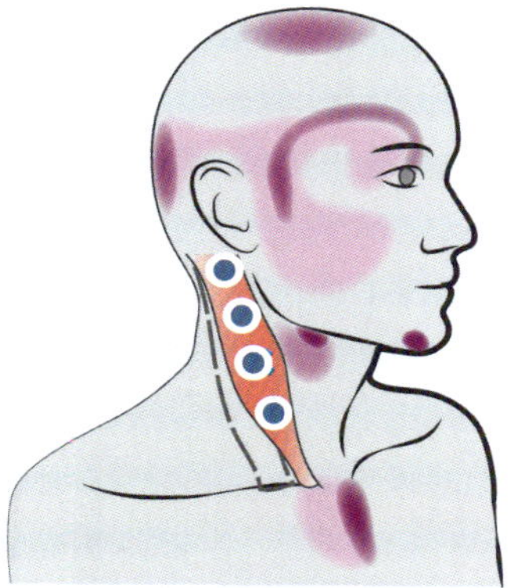
Sternocleidomastoideus
Sternaler Anteil

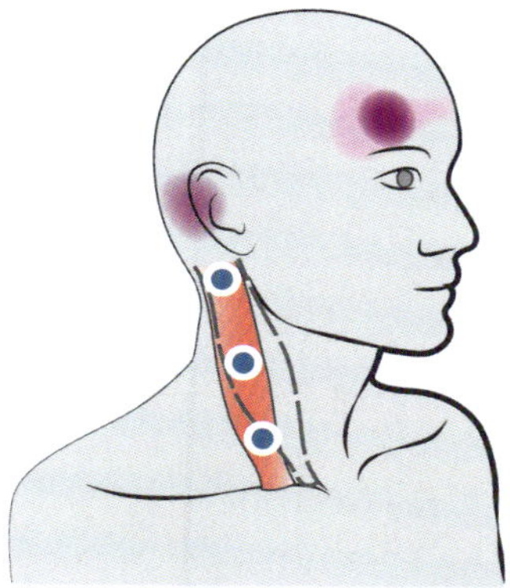
Sternocleidomastoideus
Klavikulärer Anteil

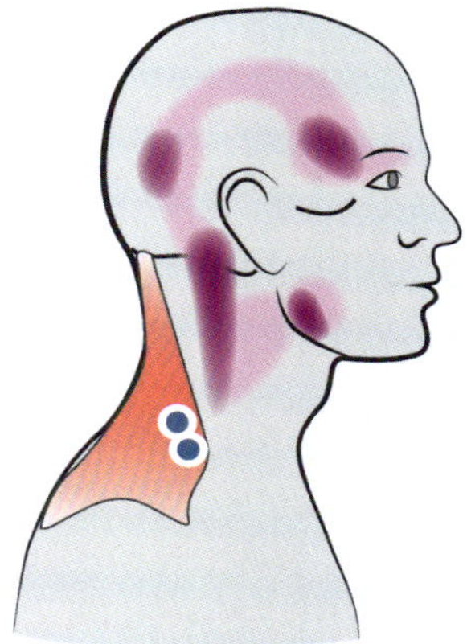
Trapezius
Pars descendens

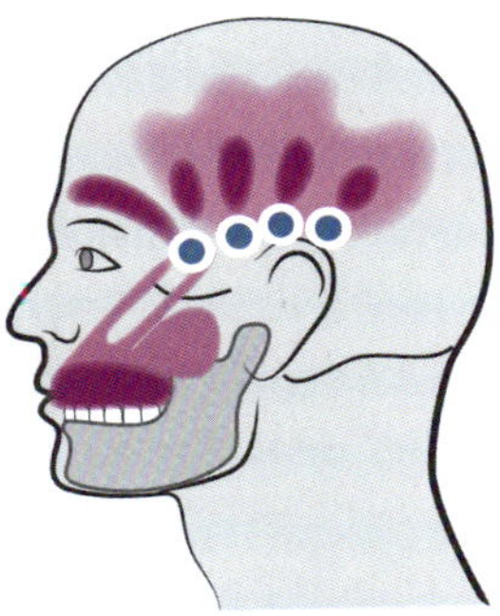
Temporalis

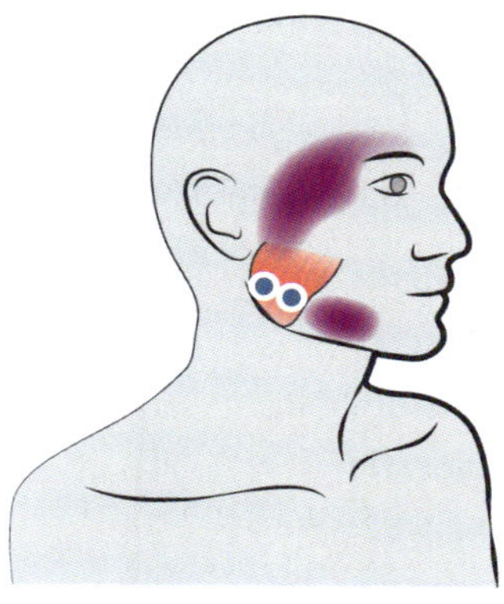
Masseter

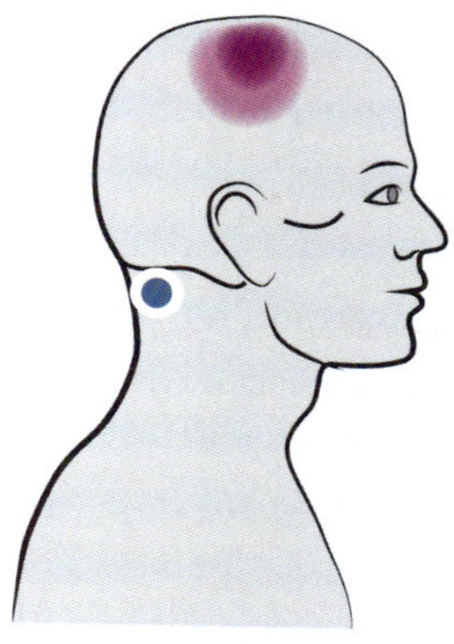
Splenius capitis

Lüdtke K, Schäfer B, Gaul C, Liesering-Latta E, May A, von Piekartz H. Physiotherapie bei Kopfschmerzen und Migräne. 1. Aufl. Stuttgart: Thieme; 2019

Halswirbelsäule behandeln

Der Nacken ist bei vielen Menschen schmerzhaft. Vor allem aber Personen mit Kopfschmerzen und Migräne haben deutlich häufiger Nackenschmerzen als Personen ohne Kopfschmerzen.

Neben Muskeln können auch Wirbelgelenke, Bandscheiben oder Nerven für Schmerzen in der Halswirbelsäule verantwortlich sein. Vorwölbungen der Bandscheiben können jedoch oft unbemerkt verlaufen.

Untersuchungen von schmerzfreien Personen haben gezeigt, dass sich bei ihnen zahlreiche Vorwölbungen und sogar Vorfälle der Bandscheiben nachweisen lassen. Die Bandscheibenvorfälle waren auf den Bildern der Magnetresonanztomografie zu sehen, hatten aber offensichtlich keinen Nerv eingeklemmt. Somit blieben die Betroffenen schmerzfrei. In der Praxis zeigt es sich sehr häufig, dass Menschen davon überzeugt sind, ihre Schmerzen seien die Folge von Bandscheibenvorfällen, was sich aber durch das beschriebene klinische Muster oder die körperliche Untersuchung oft nicht bestätigt.

Folgende Symptome geben Hinweise auf einen eingeklemmten Nerv (Nervenkompression) in der Halswirbelsäule mit Auswirkungen auf die Nervenleitfähigkeit:

- in einen Arm ausstrahlende Schmerzen
- Taubheit oder pelziges Gefühl im Arm
- Kraftverlust in einem Arm oder in einer Hand
- plötzlich einschießende Schmerzen
- starke Schmerzen durch kurze Belastung

In diesen Fällen sollten Sie einen Arzt aufsuchen. Auch wenn Sie Beschwerden wie Gangstörungen, Nachtschmerzen, konstante Schmerzen, Schmerzen nach einem Sturz/Unfall oder Schluck-, Seh- und Sprechstörungen entwickeln, sollten Sie das sofort ärztlich abklären lassen.

Anatomie der Halswirbelsäule

Die Halswirbelsäule hat sieben Wirbel. Der Atlas (der 1. Halswirbel) ist deutlich breiter als die anderen Wirbel, hat aber keinen Dornfortsatz. Seine Querfortsätze können Sie in der Mulde unter Ihrem Ohr tasten. Bei Druck ist diese Stelle etwas unangenehm.

Wenn Sie die Dornfortsätze der Halswirbel mittig in Ihrem Nacken tasten, spüren Sie ganz oben den prominenten Dornfortsatz des 2. Halswirbels (Axis) und weiter unten die Dornfortsätze der unteren Halswirbel (6. und 7.). Die Dornfortsätze der mittleren Halswirbelsäule sind oft nicht gut zu ertasten.

Links und rechts in der Tiefe treten die Spinalnerven zwischen den Wirbelkörpern aus. Aus den Spinalnerven bilden sich verschiedene Nervenzweige. Zum Beispiel entstehen die Nervi occipitalis major und minor aus den Spinalnerven C2 und C3. Der Nervus occipitalis major verläuft unter anderem zwischen den Nackenmuskeln. Möglich ist daher auch, dass der Nerv durch Muskeln und Gelenke gereizt oder eingedrückt wird. Physiotherapeuten (insbesondere Manualtherapeuten) untersuchen mithilfe von manuellen Techniken, ob durch Kompression der Wirbelgelenke oder anderer Strukturen ein Kopfschmerz ausgelöst werden kann. Hintergrund können die Verbindungen zwischen den 1., 2. und 3. Spinalnerven und dem Trigeminusnerv sein (trigeminozervikaler Komplex (Seite 16)).

Die Wirbelsäulenmuskulatur (Rückenstreckmuskulatur) besteht vom Becken bis zum Kopf aus vielen kleinen Muskeln, die sich über einen oder mehrere Wirbelkörper hinwegziehen. Die Muskeln der oberen Halswirbelsäule verlaufen zum Schädel und setzen dort mit ihren Sehnen an. Diese kurzen Nackenmuskeln ermöglichen Ihnen die feinen, differenzierten Kopfbewegungen und sie halten und stabilisieren. Durch ihre vielseitige Anordnung (vertikal, schräg und teilweise fast horizontal) sind die Nackenmuskeln zudem an allen Bewegungen der Halswirbelsäule beteiligt.

Die Schmerzen einer überlasteten Nackenmuskulatur sind vielseitig. Es können lokale Schmerzen links oder rechts in der oberen Halswirbelsäule auftreten, aber es kann auch der untere Nacken oder der gesamte Bereich betroffen sein. Manchmal ziehen Schmerzen bei Druck auf die Muskeln seitlich entlang des Kopfs bis hin zur Schläfe oder quer durch den Kopf in Richtung Auge.

Selbsttest/Fragen

- Die Schmerzen im Nacken sind auch oft unabhängig von den (Migräne-)Kopfschmerzen vorhanden?
- Sie vermeiden manchmal, Ihren Kopf zu bewegen, weil Sie befürchten, dadurch noch mehr Schmerzen auszulösen?
- Sie erwischen sich im Sitzen oft mit einem Rundrücken und der Kopf liegt dabei im Nacken?
- Sie arbeiten oft in nach vorn gebeugter Haltung (z. B. Notebook auf dem niedrigen Wohnzimmertisch)?

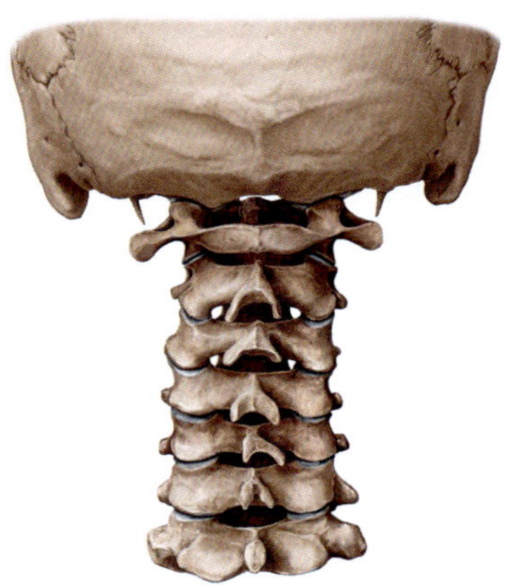

Knöchernes Relief der HWS.

- Sie halten Ihr Smartphone oft auf Bauchhöhe und haben dabei den Kopf stark nach vorne gebeugt?
- Sie haben häufig eine nach vorn geschobene Kopfposition?
- Abends auf dem Sofa rutschen Sie mit dem Becken nach vorn? So, dass Ihr Kinn fast das Brustbein berührt?
- Bei Druck auf die Nackenmuskeln finden Sie schmerzhaft angespannte Muskelverhärtungen?
- Auf der Rückseite des Schädels (direkt oberhalb des Nackens) sind druckschmerzhafte Stellen?

Tipp: Lassen Sie zwei Fotos von Ihrem Seitenprofil im Sitzen machen. Setzen Sie sich auf einen Stuhl und sorgen Sie dafür, dass Ihre Nackenkontur sichtbar ist. Machen Sie ein Foto mit guter, aufrechter Sitzposition und eines mit »schlechter« Körperhaltung (runder Rücken, Kopf ist nach vorn geschoben). Vergleichen Sie anschließend den Winkel Ihres Nackens auf beiden Bildern. Ist es ein großer Unterschied, können Sie davon ausgehen, dass die »schlechte« Körperhaltung einen großen Einfluss auf Ihren Nacken hat.

Oft kann man in einer schlechten Körperhaltung erkennen, dass die Halswirbelsäule nahezu in einem rechten Winkel nach hinten gestreckt ist. Vor allem Menschen, die allgemein gut oder sogar überbeweglich sind, werden einen großen Unterschied zwischen den Bildern erkennen können. Konzentrieren Sie sich in diesem Fall auf die Kräftigungsübungen und die regelmäßige Korrektur der Körperhaltung.

Welche Übungen bei welchen Beschwerden?

Gegen muskuläre Beschwerden, die meist oberflächig und gut zu tasten sind oder womöglich durch eine anhaltende ungünstige Körperhaltung zu erklären sind, finden Sie diese Übungen: »Akuthilfe Nacken: Dehnung obere Nackenmuskulatur« (Seite 80), »Akuthilfe Nacken: Ausloten« (Seite 86), »Akuthilfe Nacken: Nackenrolle« (Seite 88), »Prophylaxe Nacken: Dezentes Nicken« (Seite 88), »Prophylaxe Nacken: Nach den Füßen schauen« (Seite 80) sowie »Im Alltag zu beachten« (Seite 80).

Ist Ihre Anspannung im gesamten Nacken- und Schultergürtelbereich dauerhaft zu hoch und Ihrem Empfinden nach sehr sensibel, sind zu Beginn die Übungen »Sich umschauen« (Seite 90) , »Sanftes Nicken« (Seite 94), »Gemütlichkeit« (Seite 94) und »Wohlbehagen« (Seite 96) zu empfehlen.

Auch wenn Sie die Eigenmassage nicht vertragen oder sie zu schmerzhaft ist, können Sie die Grundbewegungen der Halswirbelsäule nutzen (Kurzübungsprogramm, Seite 84). Sie finden

▼ Der Nervus occipitalis major entspringt aus dem hinteren Ast des zweiten Spinalnervs der Halswirbelsäule und verläuft durch den Trapezmuskel zum Hinterkopf.

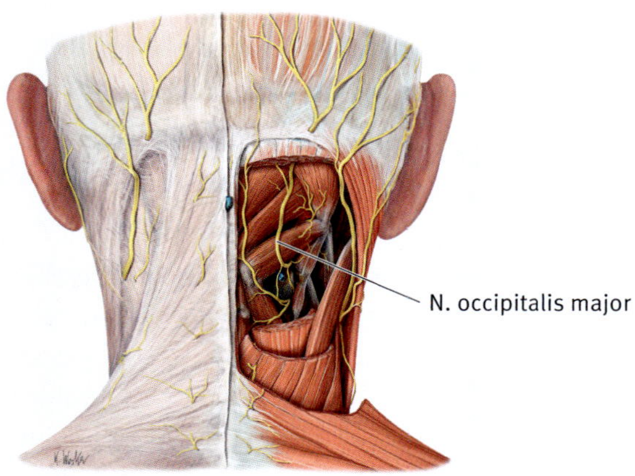

somit immer mehrere Varianten, um den Muskeltonus zu reduzieren. Übungen im Liegen mit einem Redondoball unter dem Kopf gleichen ebenfalls einem allgemeinen Durchbewegen und fördern die Durchblutung in mehreren Muskelgruppen gleichzeitig.

Die Übungen in diesem Kapitel zeigen Ihnen, wie Sie Ihre Halswirbelsäule durchbewegen, mobilisieren und kräftigen können.

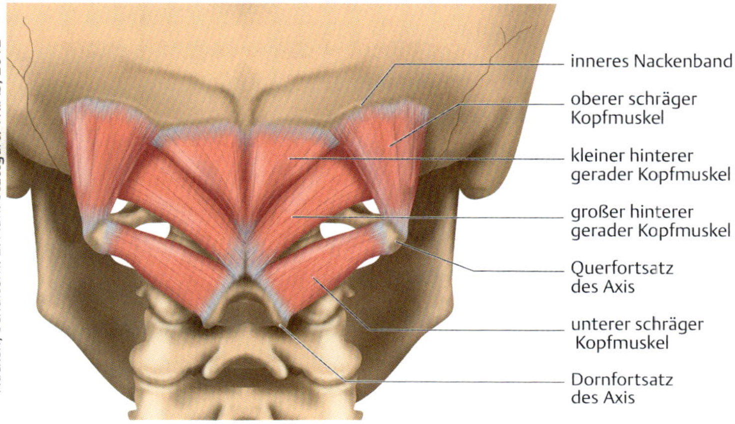

Höfler H., Entspannungs-Training für Kiefer, Nacken, Schultern. 2. Aufl. Stuttgart: TRIAS; 2012

Der Verlauf der kurzen Nackenmuskeln.

Eingeschränkte Halswirbelsäule?

Bei Funktionsstörungen in den Wirbelgelenken ist am häufigsten die Drehung der Halswirbelsäule in eine Richtung reduziert. Testen Sie die Beweglichkeit, indem Sie Ihren Kopf in aufrechter Sitzhaltung einmal so weit wie möglich zu beiden Seiten drehen:
Haben Sie das Gefühl, dass die Drehung in eine Richtung eingeschränkt ist?

Wenn ja: Schauen Sie sich dazu das Kurzübungsprogramm (Seite 84) oder die Übungen im Liegen »Gemütlichkeit« (Seite 94) oder »Sich umschauen« (Seite 90) an. Wenn die Bewegung sehr schmerzhaft ist, sollten Sie sich zuerst ärztlich und physiotherapeutisch untersuchen und beraten lassen.

Neigen Sie danach den Kopf vor dem Spiegel einmal so weit wie möglich zur linken und einmal zur rechten Seite: Stellen Sie einen Unterschied fest?

Wenn ja, können Sie die Übung »Der Klassiker« (Seite 117) versuchen, um den Trapezmuskel zu dehnen, oder die Übung »Aktiver Seitneiger« (Seite 92).

Die Kraftübungen im Liegen (Seite 98 und 99) sind für Fortgeschrittene. Meistens können sechs bis acht Wiederholungen durchgeführt werden. Wenn Sie problemlos 15 Wiederholungen schaffen, kann nicht von einem Kraftdefizit die Rede sein.

Durch Kräftigungsübungen wird die Muskelspannung vorerst erhöht. Wundern Sie sich demnach nicht, dass unmittelbar danach leichte Spannungen entstehen oder Ihre Muskelspannung zunimmt. Am besten wenden Sie anschließend eine Eigenmassage der Nackenmuskulatur (Seite 88), die Dehnung (Seite 84) oder die Eisabreibung (Seite 152) an.

Die Übung »Sinuskurve« (Seite 92) ist eine koordinative Übung und zielt auf die obere Halswirbelsäule ab. Falls Sie Beschwerden direkt unter dem Schädelknochen haben, probieren Sie diese Übung aus. Dabei kombinieren Sie Rotation und Beugung und bringen auch die kleinen Nackenmuskeln in Bewegung.

Kurzübungsprogramm für die HWS

Die sechs Grundbewegungen der Halswirbelsäule können nicht nur als Untersuchung, sondern auch als Übung zum Durchbewegen und zur Bewegungserweiterung genutzt werden.

Nutzen Sie diese sechs einfachen Bewegungen, um Blockaden vorzubeugen oder die Beweglichkeit zu verbessern. Sie können sie auch als Test verwenden, um herauszufinden, ob Sie Bewegungseinschränkungen in der HWS haben. Dabei sollte auf einen Unterschied zwischen der linken und rechten Drehung bzw. Seitneigung geachtet werden.

Wichtig für die HWS sind viel Abwechslung im Alltag, eine gute Beweglichkeit und die Aufrechterhaltung der Mobilität. Das folgende Kurzübungsprogramm kann gegen Bewegungseinschränkungen helfen und diesen vorbeugen:

- Sitzen Sie in einer locker aufrechten Position. Ihre Füße stehen auf dem Boden.
- Achten Sie darauf, dass Sie bei allen Bewegungen Ihr Kinn leicht heranziehen.
- Gehen Sie der Reihe nach die abgebildeten sechs Hauptbewegungsrichtungen der HWS durch.
- Führen Sie jede Bewegung ca. 3- bis 5-mal im schmerzfreien Bereich durch.

Mobilisation in Beugung

Ziehen Sie Ihr Kinn heran (obere HWS) und beugen Sie den Kopf etwas nach vorn (mittlere HWS). Gehen Sie nicht zu weit in die Beugung, meistens muss die Beugung der unteren HWS nicht trainiert werden ①.

Mobilisation in Streckung

Ziehen Sie zuerst Ihr Kinn heran und strecken Sie dann Ihren Kopf etwas nach hinten. Bleiben Sie im schmerzfreien Bereich. Achten Sie darauf, dass Sie nicht nur das Kinn heben (obere HWS), sondern die Bewegung auch im unteren Nacken spüren ②.

Mobilisation in Seitneigung

Ziehen Sie Ihr Kinn leicht heran und neigen dann Ihren Kopf nach links und rechts. Stellen Sie sich dabei vor, Sie wollen Ihr Ohr auf der Schulter ablegen. Achten Sie darauf, dass der Blick nach vorn gerichtet ist und Sie den Kopf nicht drehen ③+④.

Mobilisation in Rotation

Ziehen Sie auch bei dieser Bewegung erst das Kinn heran und drehen Sie anschließend Ihren Kopf. Führen Sie die Bewegung langsam und im schmerzfreien Bereich aus ⑤+⑥.

1
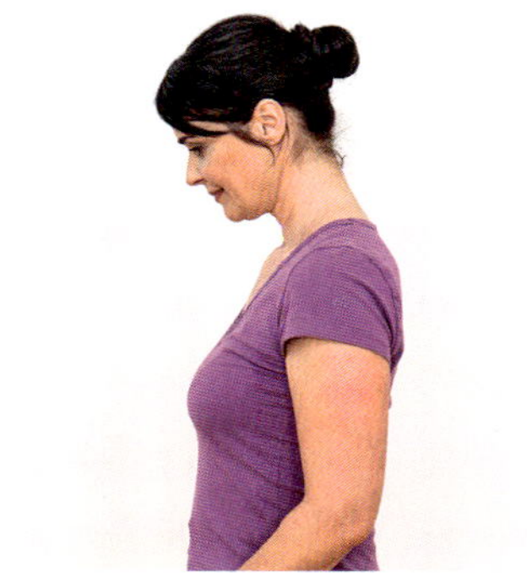

2
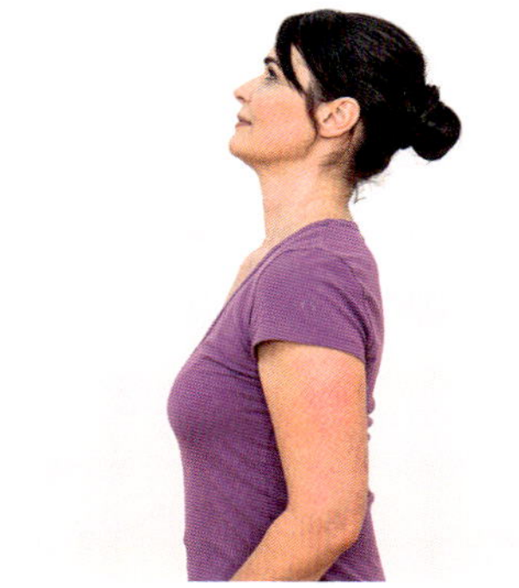

3
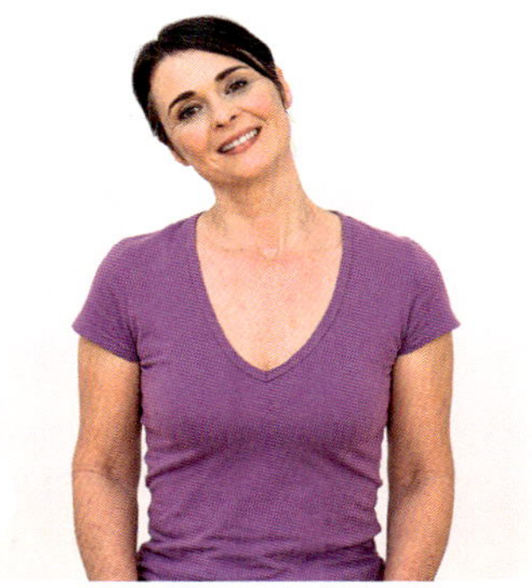

4
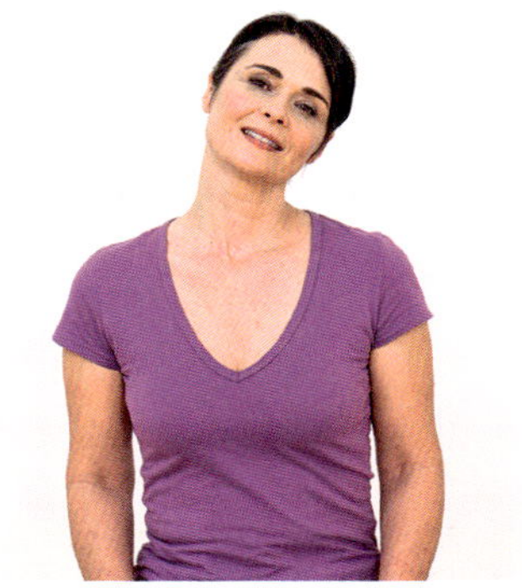

5
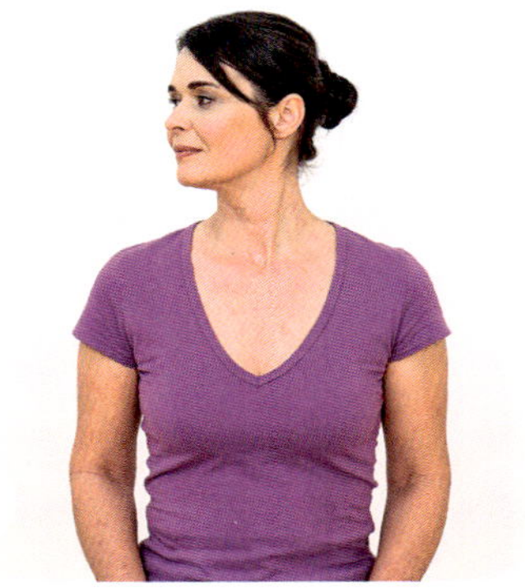

6
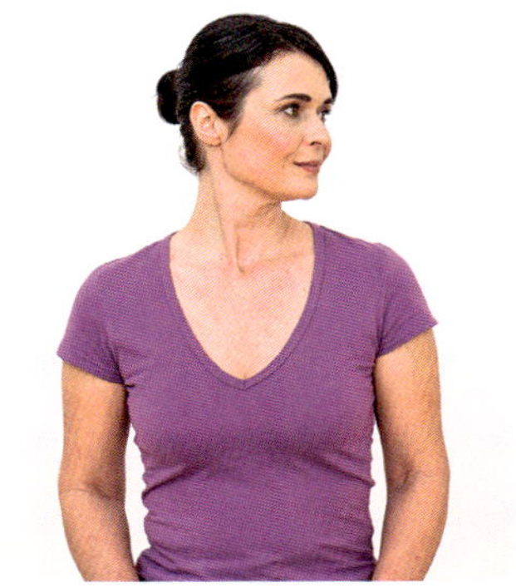

Akuthilfe: Dehnung obere Nackenmuskulatur

» Wenn Sie merken, wie sich Ihr Nacken im mittleren oder oberen Bereich verspannt, können Sie als Sofortmaßnahme eine Dehnung und eine Eigenmassage durchführen – oder Sie bringen Abwechslung in Ihre Körperhaltung. Zudem können Sie auch die Eisabreibung (Seite 152) anwenden.

- Sie können die obere Nackenmuskulatur im Sitzen oder im Stand dehnen.
- Richten Sie zu Beginn Ihre Wirbelsäule auf. Falten Sie Ihre Hände und positionieren Sie sie oben am Hinterkopf.
- Spannen Sie die Nackenmuskulatur an, indem Sie den Kopf gegen Ihre Hände drücken ①. Konzentrieren Sie sich auf diese Spannung und halten Sie sie etwa 10 Sekunden.
- Reduzieren Sie die Anspannung langsam wieder.
- Ziehen Sie dann das Kinn zum Brustbein ②.
- Durch das Gegenlager Ihrer Hände und die entstehende Hebelbewegung sollte sich nur die obere Halswirbelsäule bewegen. Die untere Halswirbelsäule ist noch nahezu aufrecht.
- Wenn Sie eine ausreichend intensive Dehnung im oberen Nacken spüren, halten Sie diese Position etwa 20–30 Sekunden.
- Falls Sie keine oder nur eine leichte Dehnung wahrnehmen, kippen Sie zusätzlich Ihren Kopf nach links oder rechts.
- Führen Sie diese Übung, je nach Empfinden, 1- bis 3-mal aus.

Akuthilfe: Ausloten

» Eine Triggerpunkttherapie ist etwas schmerzhaft, dafür sind die Symptome anschließend fast immer deutlich besser. Sie benötigen entweder eine Blackroll Mini (15 × 5 Zentimeter) oder einen Massage-/Triggerball mit einem Durchmesser von sechs oder acht Zentimetern.

- Legen Sie sich mit dem Rücken flach auf den Boden. Nutzen Sie eine Matte.
- Legen Sie den Ball oder die kleine Rolle unter Ihre Nackenmuskulatur ③. Achten Sie darauf, dass der Ball nicht gegen die Wirbelkörper drückt, sondern links oder rechts davon gegen die Muskelstränge.
- Achten Sie während der Druckpunktmassage darauf, dass die Muskeln Ihrer Arme und des Schultergürtels ganz locker sind. Auch Ihren Kopf sollten Sie nicht anheben.
- Suchen Sie nun durch kleine, langsame Kopfbewegungen (Drehen, Nicken) Ihren muskulären Schmerzpunkt. Wenn notwendig, halten Sie den Triggerball mit einer Hand fest, damit er nicht wegrutschen kann.
- Beginnen Sie mit kurzen Übungseinheiten (etwa 10 Sekunden) und steigern Sie die Anwendungsdauer, wenn Sie keine Beschwerden bekommen.
- Führen Sie die Übung zukünftig nur erneut aus, wenn Sie das Gefühl haben, dass die Spannung nach den ersten Versuchen spürbar geringer wurde.

Tipp: Sie können mit Ihrem Kopf auch kleine Kreisbewegungen machen, den Kopf nach links und rechts drehen oder ihn nur auf einer Schmerzstelle liegen lassen.

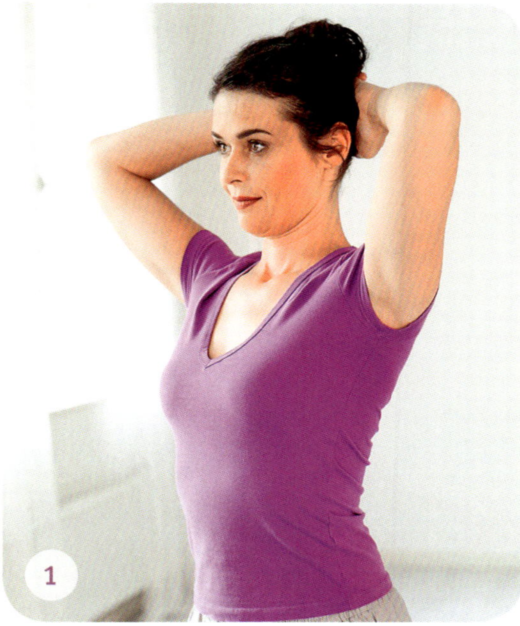
1

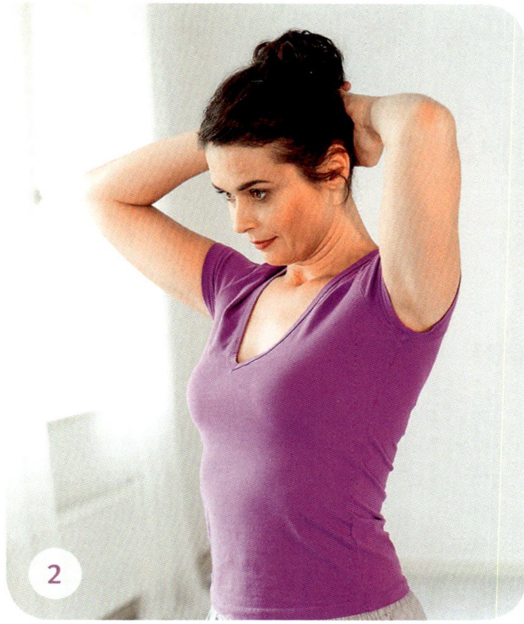
2

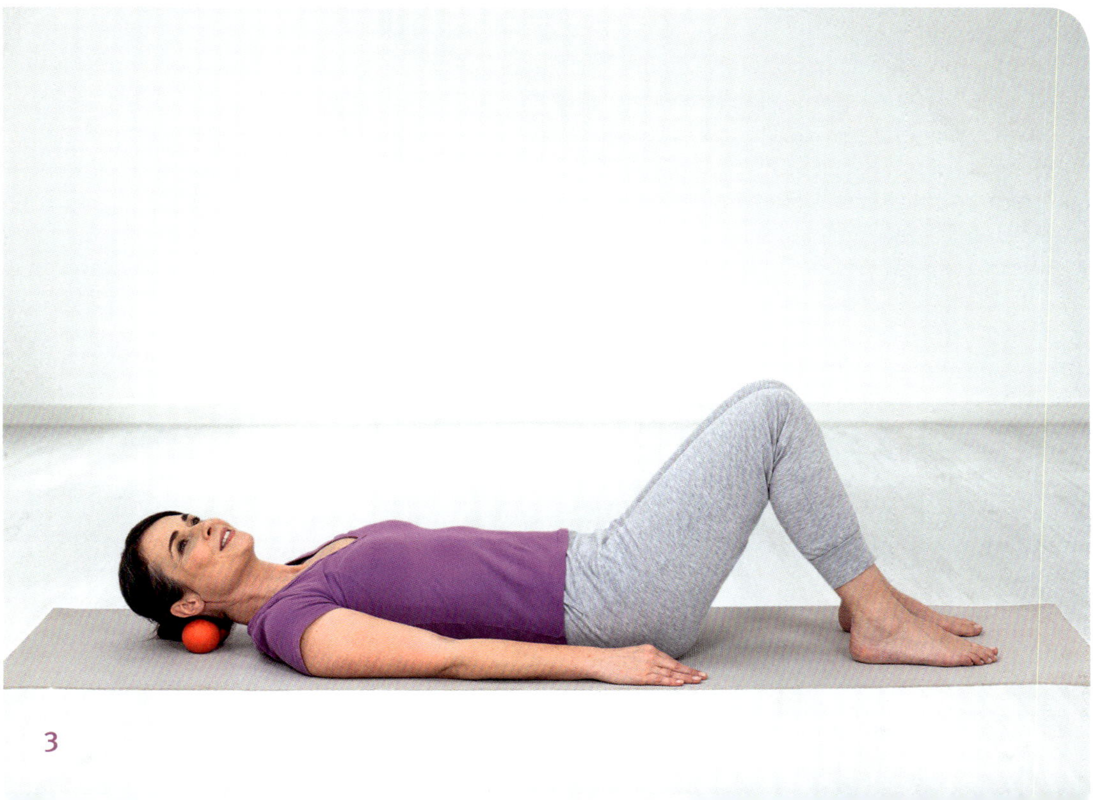
3

Akuthilfe: Nackenrolle

» Alternativ können Sie sich eine kurzfristige Linderung der muskulären Schmerzen auch im Stehen an einer Wand verschaffen. Verwenden Sie dabei ebenfalls einen Triggerball oder eine Blackroll.

- Legen Sie einen Ball oder eine kleine Rolle zwischen Ihre Nackenmuskulatur und eine Wand ①. Achten Sie darauf, dass der Ball nicht gegen die Wirbelkörper drückt, sondern links oder rechts davon gegen die Muskelstränge.
- Achten Sie während der Druckpunktmassage darauf, dass die Muskeln Ihrer Arme und des Schultergürtels ganz locker sind.
- Bewegen Sie sich mit einer kleinen und langsamen Bewegung auf und ab, sodass der Ball über die Muskelfasern rollt.
- Nehmen Sie eine leichte Schrittstellung ein, um den Druck auf Ihre Schmerzpunkte besser dosieren zu können ②. Verwenden Sie bei Bedarf mehr oder weniger Druck.
- Führen Sie die Übung nur wiederholt aus, wenn Sie das Gefühl haben, dass die Spannung anschließend spürbar geringer wurde.

Tipp:
- Achten Sie darauf, dass Sie mit Ihrem Körper nicht die Wand berühren. Gehen Sie dafür einen kleinen Schritt von der Wand weg. Ziehen Sie Ihr Kinn etwas zur Brust.
- Falls sich die Beschwerden nicht bessern, überprüfen Sie die Ausführung oder lassen Sie sich von jemandem kontrollieren.

Prophylaxe: Dezentes Nicken

» Viele Menschen haben eine abgeschwächte, tiefliegende Beugemuskulatur der Halswirbelsäule. Die oberflächig liegenden Muskeln haben hingegen eher einen erhöhten Tonus. Sie sollen nicht nur der Kräftigung dienen, sondern auch die Körperwahrnehmung verbessern. Wenn Sie regelmäßig üben, wird es Ihnen zukünftig leichter fallen, die Beugemuskeln einzusetzen.

- Sie können die Übung im Sitzen, Stehen oder Liegen trainieren, anfangs empfiehlt sich die Rückenlage.
- Legen Sie sich flach auf den Rücken. Verwenden Sie – wenn möglich – kein Kissen.
- Ziehen Sie Ihre Schulterblätter sanft in Richtung Ihrer Füße.
- Ziehen Sie nun Ihr Kinn leicht zur Brust, ohne den Kopf anzuheben ③. Ihr Hinterkopf rutscht dabei etwas über die Unterlage. Halten Sie diese Position etwa 5 Sekunden.
- Bewegen Sie den Kopf langsam wieder in die Mittelstellung zurück. Spüren Sie dabei die Bewegung in der oberen Halswirbelsäule, die untere Halswirbelsäule bleibt gerade.
- Führen Sie die Bewegung nur ganz leicht aus.
- Zur Kontrolle legen Sie Ihren Finger auf den Musculus sternocleidomastoideus, lesen Sie dazu auch »Schulterblattheber behandeln« (Seite 132) und »Kopfdreher behandeln« (Seite 136). Er sollte während der Übung – im besten Fall – nicht angespannt sein.
- Führen Sie diese Bewegung etwa 10-mal aus.

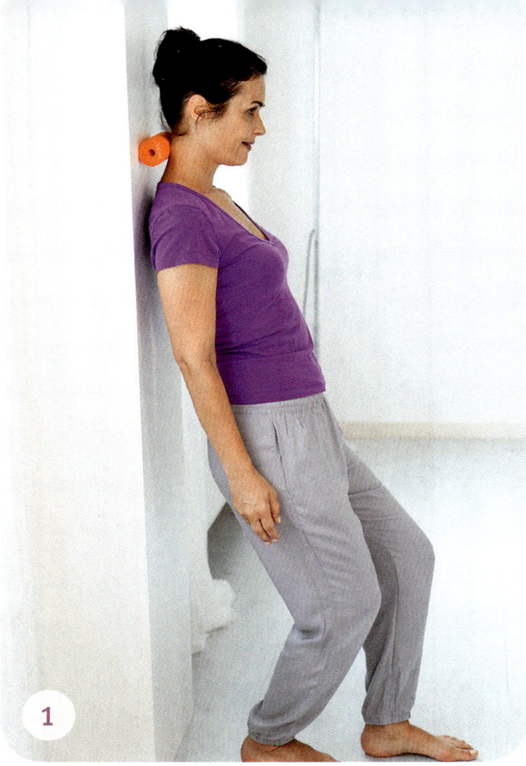

1

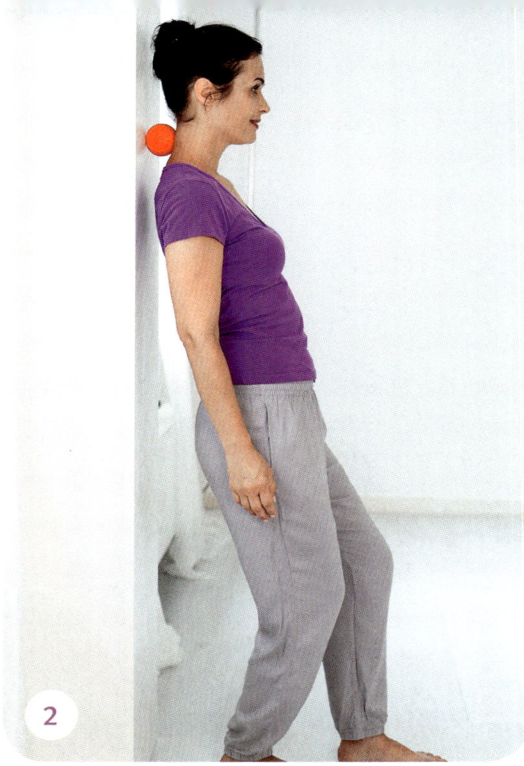

2

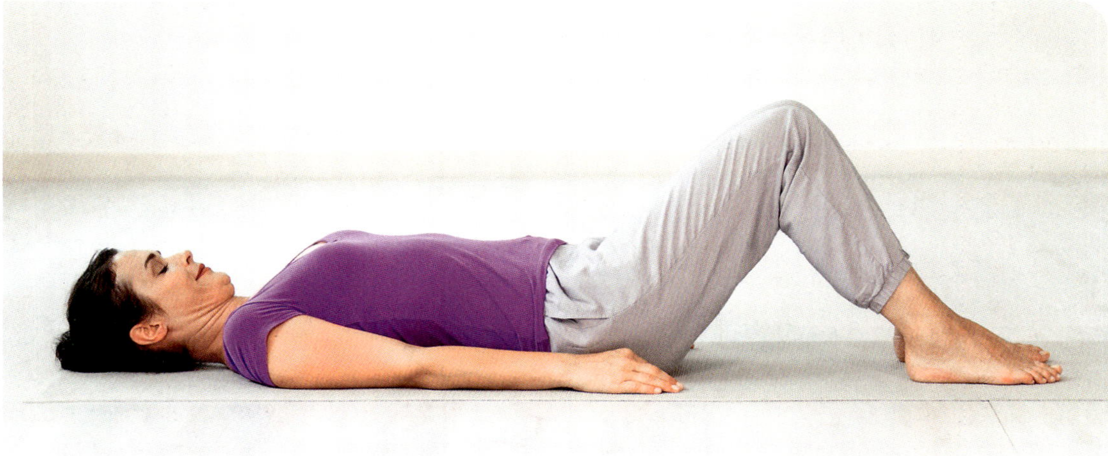

3

Prophylaxe: Nach den Füßen schauen

» 30–40 Sekunden lang sollte man den Kopf aus der Rückenlage heraus anheben können. Wenn Sie deutlich darunterliegen, ist es ein Zeichen einer abgeschwächten Beugemuskulatur, was wiederum für eine Kompensation und Überlastung der Nackenmuskulatur spricht. Kräftigen Sie mit dieser Übung die Beugemuskulatur.

- Legen Sie sich auf den Rücken. Verwenden Sie eine Matte.
- Ziehen Sie Ihre Schulterblätter nach unten und ziehen Sie Ihr Kinn etwas zur Brust.
- Heben Sie nun Ihren Kopf ein bis zwei Zentimeter von der Unterlage ab ①. Atmen Sie ruhig weiter und lassen Sie Ihren Kiefer entspannt.
- Halten Sie diese Position, bis die Beugemuskeln ermüden. Legen Sie anschließend eine Pause ein.
- Entstehen Schmerzen im Nacken oder im Kopf, können Sie auch früher pausieren.
- Führen Sie diese Übung 2- bis 3-mal durch.

Tipp: Steigern Sie diese Kräftigungsübung – nach etwas Training kann man bis zu 40 Sekunden erreichen. Beginnen Sie mit 5–10 Sekunden und erhöhen Sie die Dauer nach und nach.

Prophylaxe: Sich umschauen

» Mobilisationsübungen für die Halswirbelsäule dienen dazu, eine hohe Spannung zu reduzieren, Schmerz zu lindern, die Bewegung zu erweitern und so das Wohlbefinden und die Belastbarkeit zu verbessern.

- Setzen Sie sich locker aufrecht auf einen Stuhl, ohne sich anzulehnen. Stellen Sie Ihre Füße hüftbreit auf und bringen Sie Ihr Becken in eine aufrechte Position. Kippen Sie dazu Ihr Becken so, dass Sie kurz im Hohlkreuz sind, und dann ein wenig zurück.
- Ziehen Sie Ihre Schulterblätter nach unten.
- Bei aufkommenden Symptomen in Ihren Armen reduzieren Sie die Anspannung etwas.
- Achten Sie darauf, dass Ihr Kopf mittig über Ihrem Rumpf schwebt.
- Drehen Sie Ihren Kopf zur linken Seite ②. Führen Sie die Bewegung im schmerzfreien Bereich aus.
- Bewegen Sie Ihren Kopf langsam zurück zur Mitte und führen Sie die Übung zur anderen Seite aus ③.
- Wiederholen Sie die Übung etwa 3- bis 5-mal pro Seite.

Tipps:

- Führen Sie die Bewegung in sechs kleinen Schritten mit kurzen Pausen aus. Das reduziert die Geschwindigkeit deutlich und ist zu Beginn schonender.
- Führen Sie die gleiche Übung durch und beugen Sie zusätzlich die Halswirbelsäule. Beugen Sie zuerst Ihren Kopf und führen Sie anschließend die Übungsschritte in beide Richtungen aus.

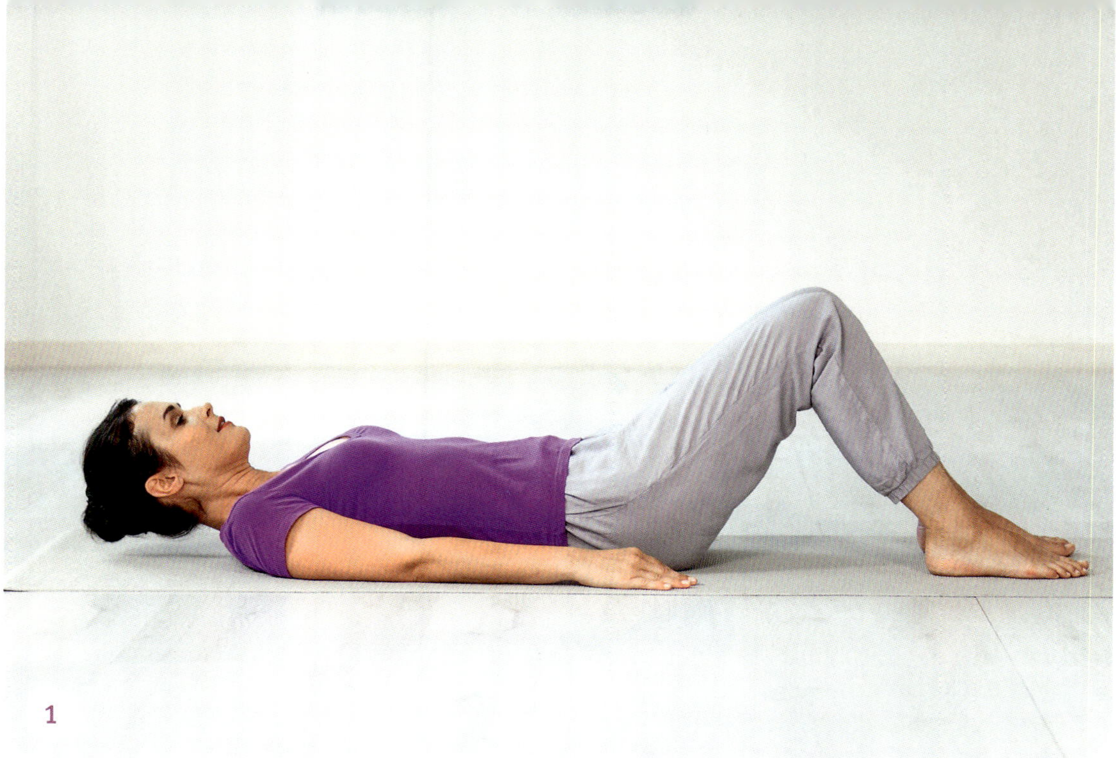
1

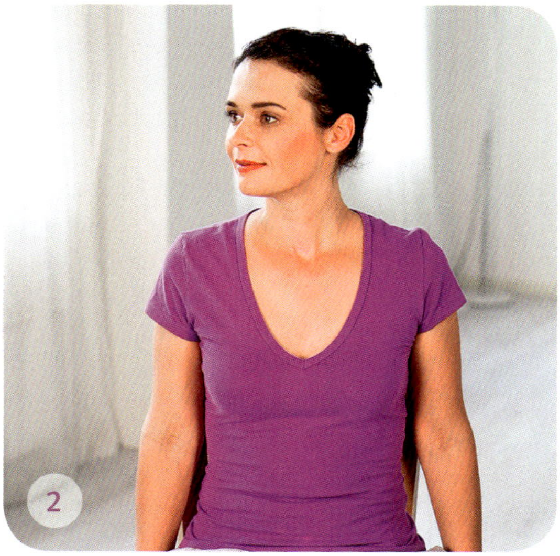
2

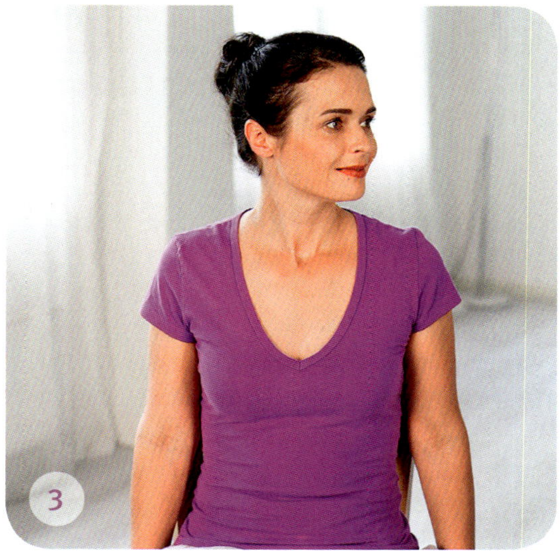
3

Prophylaxe: Aktiver Seitneiger

» Bleiben Sie beweglich oder verbessern Sie die Beweglichkeit Ihrer Halswirbelsäule. Führen Sie dabei möglichst alle Bewegungsrichtungen aus. Üben Sie daher auch die Seitneigung.

- Setzen Sie sich locker und aufrecht auf einen Stuhl, ohne sich anzulehnen.
- Stellen Sie Ihre Füße hüftbreit auf und bringen Sie Ihr Becken in eine aufrechte Position.
- Ziehen Sie Ihre Schulterblätter nach unten. Bei aufkommenden Symptomen in Ihren Armen reduzieren Sie diese Anspannung etwas.
- Achten Sie darauf, dass Ihr Kopf mittig über Ihrem Rumpf schwebt.
- Neigen Sie Ihren Kopf langsam im schmerzfreien Bereich zur linken Seite. ①. Stellen Sie sich vor, Sie wollen Ihr linkes Ohr auf der linken Schulter ablegen.
- Bewegen Sie Ihren Kopf langsam zurück zur Mitte und führen Sie die Übung zur anderen Seite aus ②.
- Wiederholen Sie etwa 3- bis 5-mal pro Seite.

Tipp:

- Neigen Sie Ihren Kopf in sechs kleinen Schritten mit kurzen Pausen nach links und rechts.
- Beugen Sie die Halswirbelsäule. Beugen Sie zuerst Ihren Kopf etwas nach vorn und führen Sie anschließend die Übungsschritte in beide Richtungen aus.

Prophylaxe: Sinuskurve

» Um möglichst alle Muskeln und Gelenke zu erreichen, sind kombinierte Bewegungen wichtig. Speziell für die obere Halswirbelsäule empfiehlt es sich, die Nickbewegung mit der Drehung zu kombinieren.

- Setzen Sie sich locker aufrecht auf einen Stuhl, ohne sich anzulehnen.
- Stellen Sie Ihre Füße hüftbreit auf und bringen Sie Ihr Becken in eine aufrechte Position. Ziehen Sie Ihre Schulterblätter nach unten. Bei aufkommenden Symptomen in Ihren Armen reduzieren Sie diese Anspannung etwas.
- Achten Sie darauf, dass Ihr Kopf mittig über Ihrem Rumpf schwebt.
- Beginnen Sie mit kleinen Nickbewegungen Ihrer Halswirbelsäule. Machen Sie nur eine sehr kleine Auf- und Abbewegung.
- Kombinieren Sie diese kontinuierliche Nickbewegung mit der Drehung Ihres Kopfs nach rechts ③. Drehen Sie den Kopf dabei so weit wie möglich zur rechten Seite, bleiben Sie aber schmerzfrei ④.
- Bewegen Sie Ihren Kopf auf die gleiche Art und Weise wieder zurück zur Mitte und führen Sie die Übung anschließend zur anderen Seite aus.
- Wiederholen Sie etwa 3-mal pro Seite.

Tipps:

- Achten Sie darauf, dass Sie die Drehung sehr langsam ausführen.
- Stellen Sie sich dabei vor, dass Sie mit Ihrem Kopf eine Sinuskurve oder eine Zickzacklinie beschreiben.

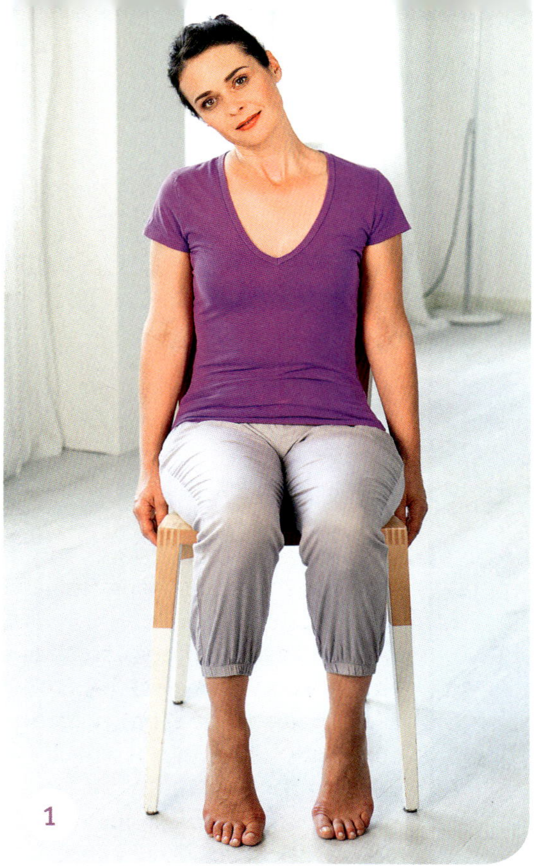
1

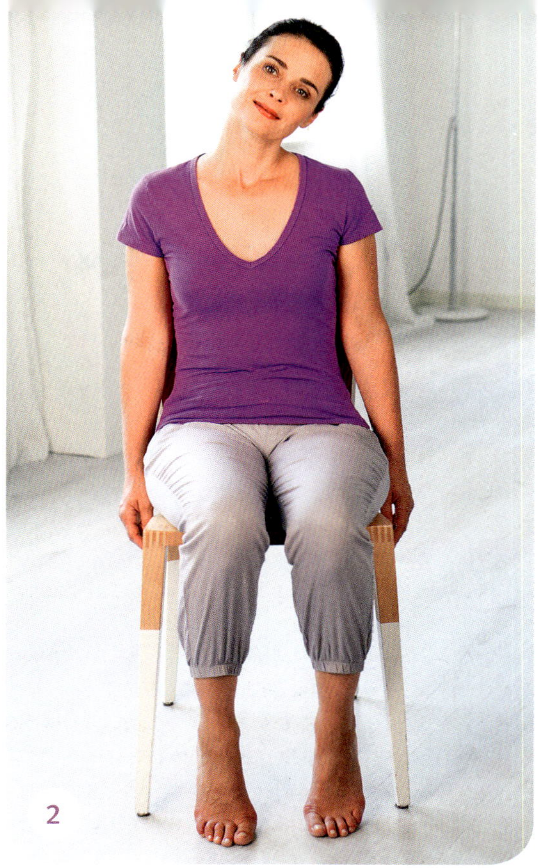
2

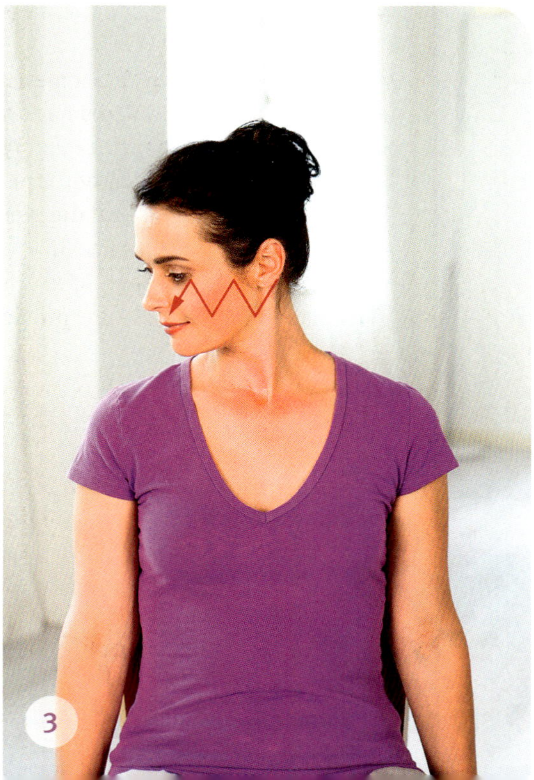
3

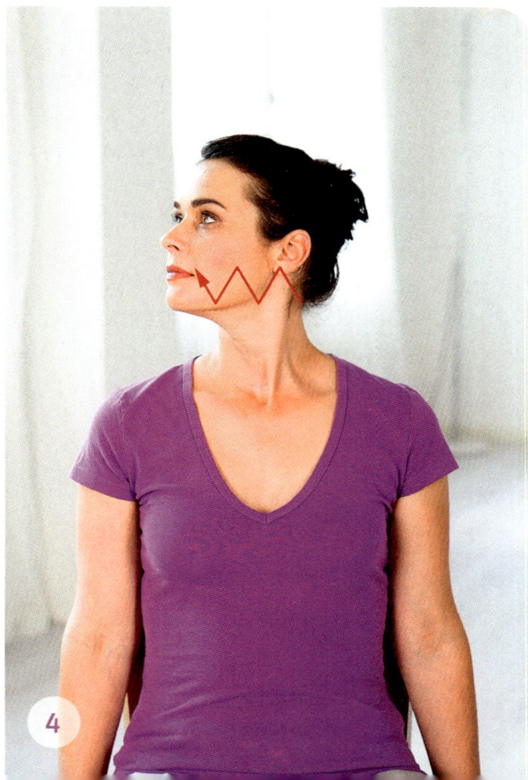
4

Prophylaxe: Sanftes Nicken

» Übungen im Liegen mit einem Redondoball unter dem Kopf werden erfahrungsgemäß als sehr angenehm empfunden. Durch diese Bewegungsübungen können der Muskeltonus reduziert und die Bewegung erweitert werden. Dennoch sollten Übungen im Sitzen nicht vernachlässigt werden, da sie funktioneller und eben relevanter für unseren Alltag sind.

- Sie benötigen einen Redondoball mit einem Durchmesser von 22 oder 26 Zentimetern. Befüllen Sie den Ball nur zu einem Drittel mit Luft.
- Liegen Sie bequem in flacher Rückenlage und legen Sie den Ball unter Ihren Kopf. Verwenden Sie kein Kissen unterhalb des Balls.
- Achten Sie darauf, dass der Ball nicht im Nacken liegt, sondern mittig unter dem Kopf ①.
- Achten Sie darauf, dass Sie Ihre Schultern nicht hochziehen.
- Beugen Sie nun Ihre obere Halswirbelsäule, indem Sie Ihr Kinn langsam zur Brust ziehen ②.
- Bewegen Sie Ihren Kopf zurück in die Mittelstellung.
- Wiederholen Sie diese Bewegung etwa 15-mal.

Tipp: Stellen Sie sich während der Beugung vor, wie Sie die Muskeln und Gelenke Ihrer oberen Halswirbelsäule langsam auseinanderdehnen. Diesen Bereich entlasten Sie durch die Beugung.

Prophylaxe: Gemütlichkeit

» Sie benötigen einen Redondoball mit einem Durchmesser von 22 oder 26 Zentimetern. Befüllen Sie den Ball nur zu einem Drittel mit Luft.

- Liegen Sie bequem in flacher Rückenlage und legen Sie den Ball unter Ihren Kopf. Verwenden Sie kein Kissen unterhalb des Balls.
- Achten Sie darauf, dass der Ball nicht im Nacken liegt, sondern mittig unter dem Kopf ③.
- Achten Sie darauf, dass Sie Ihre Schultern nicht hochziehen.
- Drehen Sie nun Ihren Kopf langsam zu einer Seite ④. Bleiben Sie dabei im schmerzfreien Bereich.
- Bewegen Sie Ihren Kopf zurück in die Mittelstellung.
- Wiederholen Sie diese Bewegung auf beiden Seiten 10- bis 15-mal.

Tipp: Wenn Sie auf einer Seite einen verfrühten Widerstand bei der Drehung spüren, bleiben Sie mit kleinen Drehbewegungen an dieser Stelle. Wippen Sie dabei ganz leicht und mit sehr kleinen Bewegungen in die eingeschränkte Rotationsbewegung.

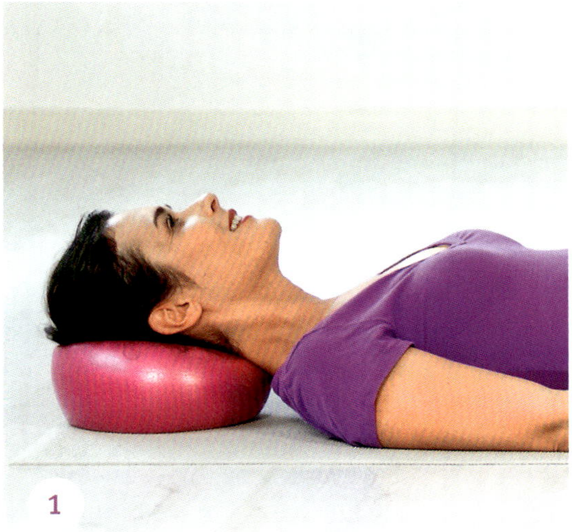
1

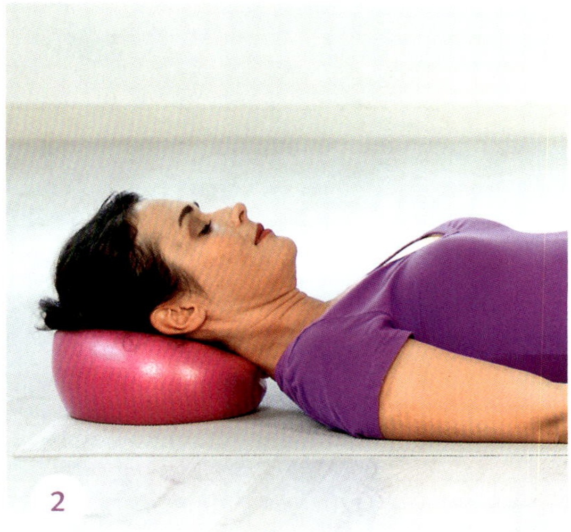
2

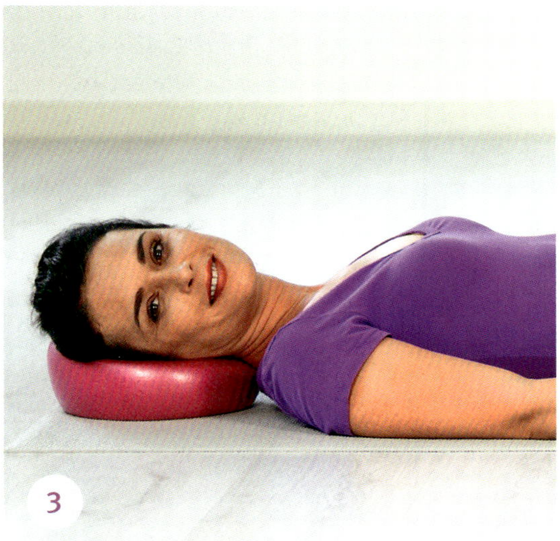
3

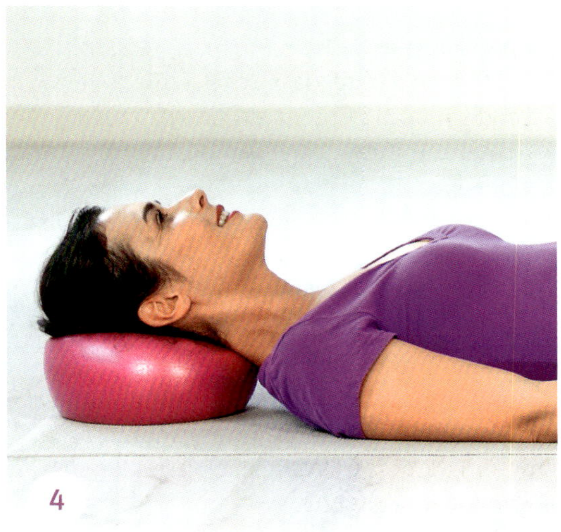
4

Prophylaxe: Wohlbehagen

›› Gerade wenn der Nacken sehr schmerzt, helfen ganz leichte und langsame Bewegungsübungen. Sie benötigen den Redondoball mit einem Durchmesser von 22 oder 26 Zentimetern.

- Liegen Sie bequem in flacher Rückenlage und legen Sie den Ball unter Ihren Kopf.
- Verwenden Sie kein Kissen unterhalb des Balls.
- Achten Sie darauf, dass der Ball nicht im Nacken liegt, sondern mittig unter dem Kopf.
- Achten Sie darauf, dass Sie Ihre Schultern nicht hochziehen.
- Beschreiben Sie nun mit Ihrem Kopf eine langsame und kleine Kreisbewegung ①. Bleiben Sie dabei im schmerzfreien Bereich.
- Wechseln Sie nach ein paar Wiederholungen die Richtung ②.
- Wiederholen Sie diese Bewegung 5- bis 10-mal pro Bewegungsrichtung.

Tipps:
- Führen Sie die Kreisbewegung auch einmal so klein aus, dass man es von außen kaum erkennen kann.
- Beschreiben Sie mit Ihrem Kopf eine liegende oder stehende Acht.

Prophylaxe: Kraft für die Beuger

›› Kräftigungsübungen erhöhen die Belastbarkeit der Muskeln und der gesamten Halswirbelsäule. Sie beugen hoher muskulärer Anspannung vor und erleichtern Ihren Alltag, z. B. damit Sie sich länger und einfacher aufrichten können. Streichen Sie die Muskeln nach den Übungen aus oder massieren Sie sie. Auch Wärme kann anschließend guttun.

- Legen Sie sich auf den Rücken. Verwenden Sie nur, wenn unbedingt notwendig ein flaches Kissen. Sie können Ihre Beine aufstellen oder ausstrecken. Ihre Arme liegen neben Ihrem Körper.
- Ziehen Sie Ihre Schulterblätter in Richtung Ihrer Füße.
- Ziehen Sie Ihr Kinn etwas zur Brust.
- Heben Sie langsam Ihren Kopf und beugen Sie Ihre Halswirbelsäule, bis das Kinn fast Ihre Brust berührt ③.
- Legen Sie den Kopf langsam wieder ab oder berühren Sie nur kurz die Unterlage.
- Wiederholen Sie die Beugung zu Beginn nur 5- bis 6-mal.
- Wiederholen Sie den Vorgang nach einer kurzen Pause.
- Steigern Sie in den kommenden Wochen die Anzahl der Wiederholungen nur, wenn Sie nach der Kräftigung keine Beschwerden haben.

Tipps:
- Achten Sie auf die Dosierung. Führen Sie anfangs eher weniger Wiederholungen durch und steigern Sie nach und nach.
- Achten Sie in der Pause darauf, dass alle Muskeln ganz entspannt sind, oder massieren Sie bei Bedarf die jetzt spürbaren Muskeln.

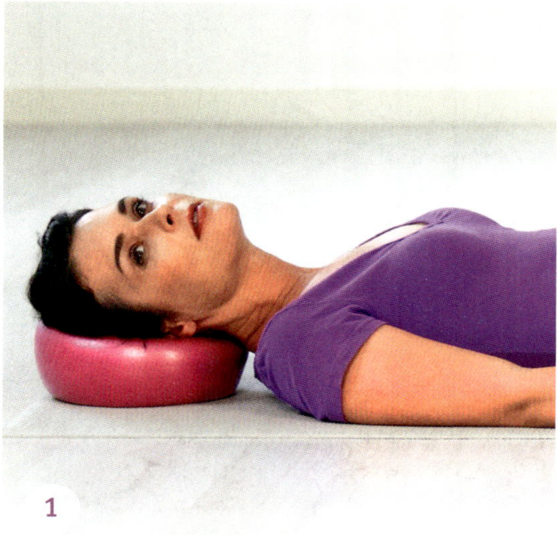

1

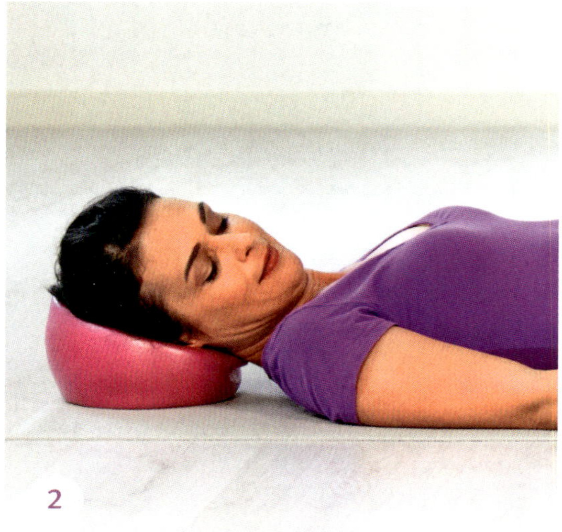

2

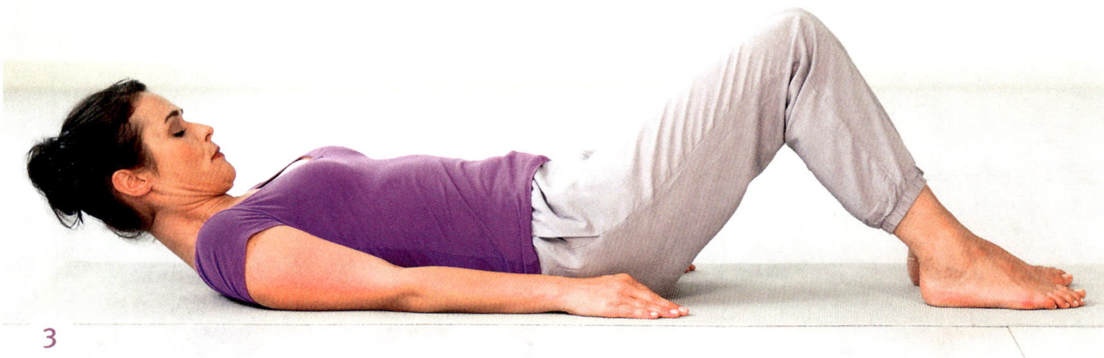

3

Prophylaxe: Kraft für die Seitneiger

» Kraftübungen sollten Sie durchführen, bis die Muskulatur ermüdet. Nur so bauen Sie Kraft auf. Grundsätzlich wird dabei zunächst der Muskeltonus erhöht, was anfangs für Schmerzen sorgen kann – vor allem wenn die Muskeln bereits angespannt sind. Beginnen Sie daher immer mit einer geringen Wiederholungsanzahl.

- Legen Sie sich auf eine Seite. Wenn Sie möchten, verwenden Sie ein flaches Kissen oder Sie legen Ihren Kopf auf dem Oberarm ab. Strecken Sie Ihre Wirbelsäule durch und achten Sie darauf, dass sich der Kopf in Verlängerung der Wirbelsäule befindet ①.
- Ziehen Sie Ihre Schulterblätter in Richtung Ihrer Füße.
- Ziehen Sie Ihr Kinn etwas zur Brust.
- Heben Sie langsam Ihren Kopf und neigen Sie Ihre Halswirbelsäule in Richtung der Zimmerdecke ②.
- Legen Sie den Kopf langsam wieder ab oder berühren Sie nur kurz das Kissen oder Ihren Oberarm.
- Wiederholen Sie die Seitneigung zu Beginn nur 5- bis 6-mal.
- Wiederholen Sie den Vorgang nach einer Pause und wechseln Sie die Seite.
- Steigern Sie in den kommenden Wochen die Anzahl der Wiederholungen nur, wenn Sie nach der Kräftigung keine Beschwerden haben.

Tipps:
- Achten Sie auf die Dosierung. Führen Sie anfangs eher weniger Wiederholungen durch und steigern diese nach und nach.
- Achten Sie in der Pause darauf, dass alle Muskeln ganz entspannt sind, oder massieren Sie bei Bedarf die jetzt spürbaren Muskeln.

Prophylaxe: Kraft für die Dreher

» Machen Sie die Kraftübungen zwei- bis dreimal wöchentlich. Steigern Sie die Anzahl der Wiederholungen nur langsam. Lösen die Kräftigungsübungen auch bei geringer Wiederholungsanzahl Kopfschmerzen oder Migräne aus, lassen Sie diese vorerst aus und legen den Schwerpunkt auf die Bewegungsübungen im Sitzen.

- Legen Sie sich auf eine Seite. Verwenden Sie ein flaches Kissen oder legen Sie den Kopf auf den Oberarm. Strecken Sie Ihre Wirbelsäule und achten Sie darauf, dass der Kopf in Verlängerung der Wirbelsäule bleibt.
- Ziehen Sie Ihre Schulterblätter nach unten. Ziehen Sie Ihr Kinn etwas zur Brust.
- Heben Sie Ihren Kopf an und achten Sie darauf, dass sich die Kopfposition exakt in Verlängerung der Wirbelsäule befindet ③. Drehen Sie nun langsam Ihren Kopf, indem Sie kurz an die Zimmerdecke schauen ④. Die Bewegung muss nicht groß sein. Drehen Sie Ihren Kopf langsam wieder zurück in die Mittelposition.
- Wiederholen Sie die Rotation zu Beginn nur 5- bis 6-mal.
- Wiederholen Sie den Vorgang nach einer Pause und wechseln Sie die Seite. Steigern Sie in den kommenden Wochen der Wiederholungszahl nur, wenn Sie nach der Kräftigung keine Beschwerden haben.

Tipps:
- Achten Sie auf die Dosierung. Führen Sie anfangs eher weniger Wiederholungen durch und steigern Sie diese nach und nach.
- Alternative Übungen sind auch solche für die tiefe Nackenmuskulatur: »Sinuskurve« (Seite 83), und »Sanftes Nicken« (Seite 94).

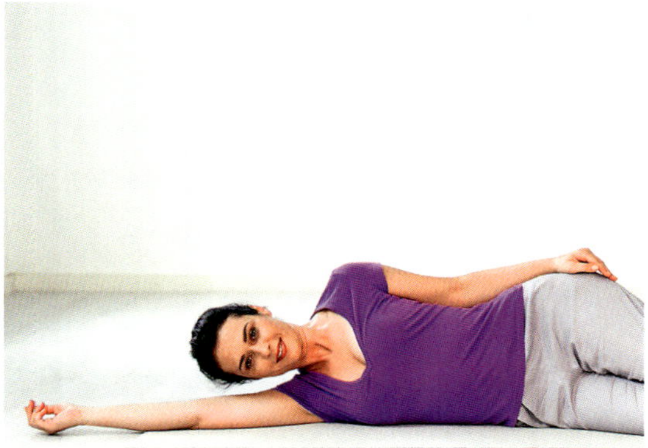

1

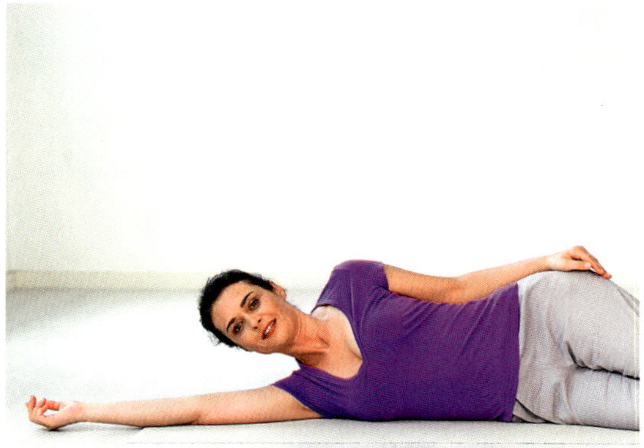

2

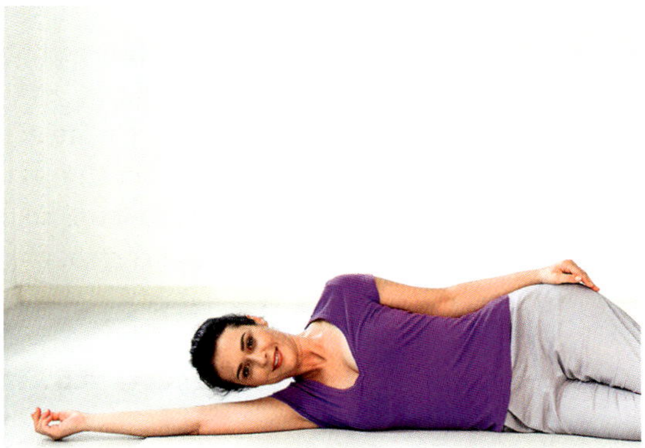

3

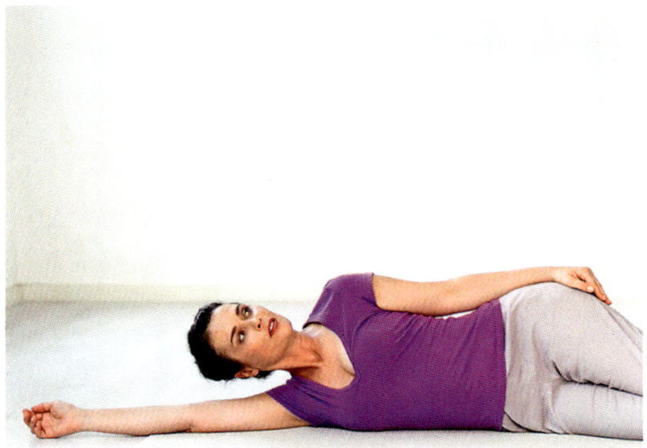

4

Im Alltag zu beachten

Auch für den Nacken gilt: Überprüfen Sie regelmäßig im Alltag, welche Haltungen Sie einnehmen, welche die Beschwerden im Nacken verschlimmern oder verlängern. Und dann tun Sie das einzig Richtige: Sie sorgen für Abwechslung.

Zu Haltungen, die Beschwerden im Nacken verursachen, gehören Tätigkeiten wie lang anhaltende Positionen mit einem runden Rücken. Beispiele sind Fließbandarbeiten, Spülen, Gartenarbeit, PC-Arbeit, Schreiben, Lesen. Aber ebenso der »Blick nach unten« (Blick auf Smartphone, Tablet, Laptoparbeit oder Buchlesen auf niedrigem Tisch).

Erwischen Sie sich auch manchmal dabei, dass im Sitzen nur noch der Nacken Kontakt zur Lehne hat, weil Sie gerne nach vorn rutschen (z. B. beim Fernsehen)? »Renken Sie sich selbst ein« – lassen also absichtlich die Halswirbelsäule knacken? Oder ertappen Sie sich dabei, dass Sie Bewegungen der Halswirbelsäule vermeiden – z. B. den Kopf nicht mehr drehen? Das alles kann dazu beitragen, Ihre Beschwerden im Nacken zu verursachen, aufrechtzuerhalten oder zu verstärken.

Was können Sie dagegen tun?

Versuchen Sie – wenn möglich – sich die genannten ungünstigen Verhaltensweisen abzugewöhnen. Beobachten Sie zudem Ihren Nacken während häufig vorkommender Alltagsaktivitäten, gerade bei lang anhaltenden Positionen, wie PC-Arbeit, Schreiben, Fernsehen, Lesen, Smartphone-/Tablet-Aktivitäten usw. Erwischen Sie sich häufig dabei, dass Ihr Kopf bei rundem Rücken im Nacken hängt? Dann versuchen Sie gerade während dieser Aktivitäten Ihre Achtsamkeit und Körperwahrnehmung zu verbessern. Richten Sie regelmäßig Ihre Wirbelsäule auf und ziehen Sie leicht den Kopf zurück (Doppelkinnposition). Verwenden Sie aber nur ganz wenig Kraft.

Sorgen Sie für Abwechslung

Ändern Sie häufig Ihre Sitzposition. Das dynamische Sitzen ist die beste Abwechslung für viele Muskelgruppen. Sie können gerne auch einmal eine »schludrige« Haltung einnehmen. Hauptsache, es ist nicht allzu lange und Sie wechseln oft in andere Positionen. So belasten Sie im Wechsel verschiedene Muskelgruppen und schonen andere. Stundenlanges, aufrechtes Sitzen ist nicht das anzustrebende Ziel. Und wenn wir einmal ehrlich sind – es ist sowieso nicht umzusetzen.

»Reminder«

Kleben Sie sich einen Zettel an den PC-Bildschirm, an Ihren Laptop oder an den Fernseher. Schreiben Sie darauf: »Nacken« oder »Kopfposition«. Gerne auch ein alternatives Schlüsselwort oder ein Smiley. Jedes Mal, wenn Sie diese Erinnerung sehen, analysieren und korrigieren Sie bei Bedarf Ihre Körperhaltung und damit auch die Nackenposition.

Die aufrechte Haltung ist Ihnen zu anstrengend?

Lassen Sie sich von einem Physiotherapeuten in korrigierter Körperhaltung parallel zu Ihrer Wirbelsäule auf beiden Seiten ein Kinesio- oder ein Sporttape anlegen. Das hilft Ihnen zu Beginn, die gewünschte, aufrechte Position zu verinnerlichen. Zudem erhalten Sie Feedback, wenn Sie wieder einen Rundrücken machen (möchten): Sie spüren sofort das Ziehen durch das Tape!

Testen Sie den »Redondoball-Trick«

Der Redondoball ist ein Übungsball, den man beliebig aufpumpen kann. Er wird im Yoga oder im Pilates bei zahlreichen Übungen verwendet. Man kann ihn aber auch zur Kontrolle oder Unterstützung einer optimalen Körperhaltung einsetzen. Zudem ist er sehr weich und komfortabel. Legen Sie den Redondoball (zu einem Drittel oder der Hälfte mit Luft gefüllt) an die Stelle mit der stärksten Beugung Ihrer Wirbelsäule, lesen Sie dazu auch »Körperhaltung und Wirbelsäulenform – welcher Typus sind Sie?« (Seite 50). Rutschen Sie nach hinten, sodass Sie locker aufrecht sitzen, aber nicht mehr in eine ungünstige Körperhaltung geraten können. Das ist der Trick: angenehm und effektiv. Verwenden Sie diese »Stütze« aber nur mal zwischendurch und nicht stundenlang. Immerhin sollen die Muskeln auch für eine aktive Korrektur der Körperhaltung verwendet werden.

Tipp: Vielleicht ist der Redondoball auch bei Schmerzen in der Lendenwirbelsäule nützlich.

- Legen Sie den Redondoball in Höhe der stärksten Beugung Ihrer Wirbelsäule.
- Rutschen Sie mit dem Becken nach hinten.

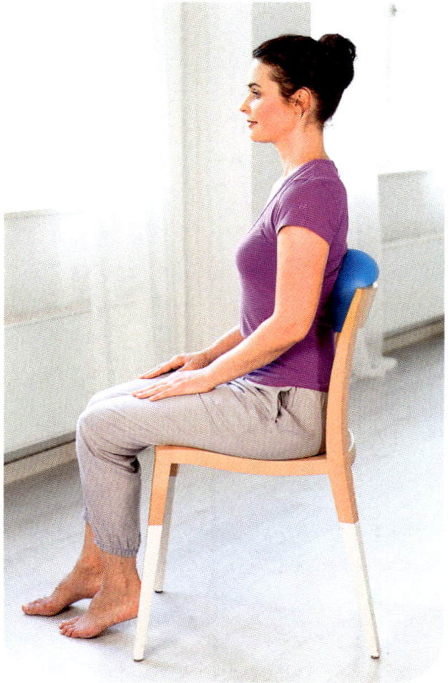

Der Redondoball-Trick: Legen Sie den Ball an die Stelle der stärksten Beugung an der Wirbelsäule.

- Falls Sie das Gefühl haben, Ihr Oberkörper wird durch den Ball nach vorn geschoben, rutschen Sie mit dem Gesäß wieder ein klein wenig nach vorn.

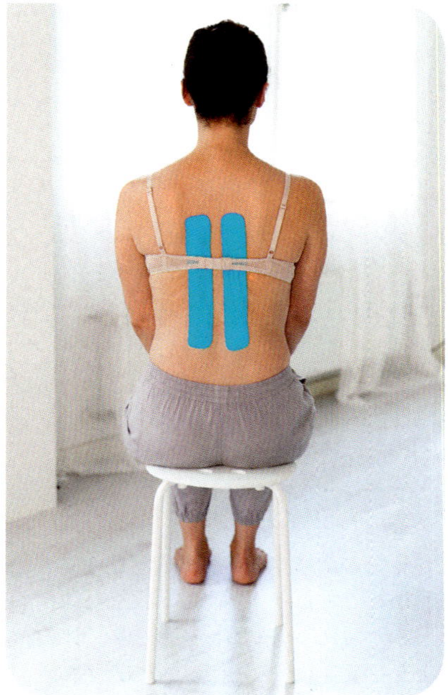

Was zieht da so? Das Kinesiotape erinnert Sie, wenn Sie in ungünstige Positionen geraten.

- Testen Sie verschiedene Positionen, bis Sie das Gefühl haben, nicht mehr in eine ungünstige Körperhaltung geraten zu können.

Kiefergelenke und Kaumuskulatur behandeln

Auch Beschwerden im Kiefergelenk und eine angespannte Kaumuskulatur können zu Kopfschmerzen führen oder eine Migräneattacke auslösen. Üben Sie, um Ihre Muskeln im Gesicht zu entspannen.

Probleme in den Kiefergelenken machen sich durch Schmerzen oder hohe Anspannung vor allem morgens oder in Stressphasen bemerkbar. Auch kann es sein, dass Bewegungen des Unterkiefers zur Seite, vor und zurück Schmerzen auslösen. Bei unseren Patienten in der Migräne- und Kopfschmerzklinik liegen jedoch meist muskuläre Probleme vor. Überlastete Kaumuskeln (aufgrund von Zähneknirschen oder -pressen bzw. viel Kaugummikauen) können myofasziale Triggerpunkte entstehen lassen, die in die Zähne, die Schläfe oder bis in die Stirn ausstrahlen.

Es gibt vier Kaumuskeln, aber nur zwei von ihnen liegen an der Oberfläche. Diese können Sie gut behandeln – es sind der Musculus masseter (direkt links und rechts unter dem Kiefergelenk) und der Musculus temporalis (Schläfenmuskel). Die Kaumuskulatur wird vom N. trigeminus versorgt (innerviert). Der Musculus masseter ist direkt zwischen Kiefergelenk und Mund gelegen und beim Zusammenpressen der Zähne leicht zu tasten. Es ist einer der stärksten Muskeln im Körper. Kein Wunder, dass durch Zähneknirschen auch die Zähne abgerieben werden können.

Der Schläfenmuskel ist weniger prominent. Er liegt oberhalb des Kiefergelenks seitlich am Kopf und ist sehr dünn, aber dafür großflächig. Seine Sehne beginnt am Unterkiefer und seine Muskelfasern ziehen fächerförmig nach oben, weshalb er am Mundöffnen und -schließen beteiligt ist. Sie können seine Kontraktion spüren, wenn Sie die Finger leicht auf die Schläfe und den Haaransatz legen und gleichzeitig die Zähne zusammenpressen.

Hinweis: Bei Gelenkbeschwerden suchen Sie bitte einen Kieferorthopäden, einen Zahnarzt oder einen spezialisierten Physiotherapeuten auf.

Selbsttest/Fragen

- Die Schmerzlokalisation trifft auf Sie zu?
- Sie knirschen mit den Zähnen, pressen sie oft zusammen oder kauen viel Kaugummi?
- Ihre Zähne sind bei sorgfältiger Betrachtung im Spiegel etwas abgeschliffen (vom Knirschen)?
- Bei festem Druck auf die Muskeln schmerzen die entsprechenden Stellen, eventuell auch mit Seitenunterschied?
- Sie essen gerne schnell und kauen dabei sehr fest?
- Morgens nach dem Aufwachen stellen Sie ein Spannungsgefühl im Mund-Kiefer-Bereich fest?
- Sie können mit Ihrer Zunge an der Innenseite der Wangen eine Hautfalte ertasten (evtl. vom Knirschen oder Pressen).

Insgesamt sind bei Beschwerden im Kieferbereich vier Säulen der Therapie ratsam:

1. Kiefergelenkübungen (Bewegungsübungen): »Prophylaxe Kiefer: Kieferzentrierung« (Seite 108), »Prophylaxe Kiefer: Seitbewegung« (Seite 108), »Prophylaxe Kiefer: Große Seitbewegung« (Seite 110), »Prophylaxe Kiefer: Kreis- und Achterbewegung« (Seite 110).
2. Eigenständige und regelmäßige Massage. Lesen Sie dazu das Kapitel »Triggerpunkttherapie« (Seite 74) und die Übung »Aushalten« (Seite 104).
3. Die Ruheposition: »Prophylaxe Kiefer: Ruheposition« (Seite 106) und »Akuthilfe Kiefer: Schläfe massieren« (Seite 106).
4. Aufrechterhaltende Faktoren reduzieren: »Im Alltag zu beachten« (Seite 114).

Ein Bestandteil allein wird nicht ausreichen. Gerade Übungen für die Kaumuskulatur lassen sich problemlos zwischendurch in den Alltag integrieren.

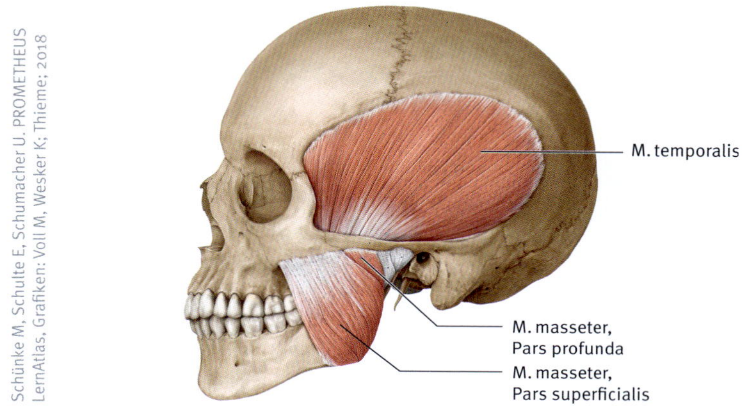

Die Kaumuskeln M. temporalis und M. masseter.

Akuthilfe: Den Mund aufmachen

» Um die Spannung der Kaumuskulatur kurzfristig zu reduzieren, können Sie auch bei dieser Muskelgruppe die Dehnung oder die Selbstmassage testen. Vor dem Dehnen sollte man die Muskulatur anspannen, um einen besseren Effekt zu erreichen. Vergessen Sie nicht, die Akutübungen durch die prophylaktischen Übungen zu ergänzen.

- Sie können diese Übung im Sitzen oder im Stand ausführen.
- Spannen Sie die Muskeln vor der Dehnung an, indem Sie die Zähne zusammenpressen.
- Achten Sie auf die Anspannung im Bereich Ihrer Kaumuskeln und halten Sie sie etwa 10 Sekunden.
- Lösen Sie die Spannung anschließend ganz langsam wieder auf.
- Ziehen Sie nun die obere und untere Zahnreihe mithilfe Ihrer Hände leicht auseinander, bis Sie eine Dehnung der Kaumuskeln wahrnehmen ①.
- Halten Sie diese Dehnposition 20–30 Sekunden aufrecht.
- Wiederholen Sie diese Übung 2- bis 3-mal.

Akuthilfe: Aushalten

» Mit dieser Übung reduzieren Sie Spannung in der Kaumuskulatur. Meistens sind muskuläre Anspannungen Folge einer erhöhten Grundspannung und von Stress, nächtlichem Knirschen oder Zähnepressen.

- Sie können die Übung im Liegen, im Sitzen oder im Stand ausführen.
- Stellen Sie sicher, dass die Kaumuskulatur ganz locker ist. Führen Sie mit den Spitzen von drei bis vier Fingern langsame und feste Kreisbewegungen auf dem Kaumuskel durch ②. Bearbeiten Sie immer beide Seiten gleichzeitig.
- Ertasten Sie die Stellen, die die größte Spannung aufweisen und am schmerzhaftesten sind. Konzentrieren Sie sich auf diese empfindlichsten Stellen.
- Wenden Sie hohen Druck zu Beginn nur mit einer kurzen Übungsdauer von 10 Sekunden an. Verringern und steigern Sie dann den Druck im Wechsel für jeweils 10 Sekunden. Machen Sie nach 1 Minute eine Pause.
- Steigern Sie die Anwendungsdauer später auf 2 bis maximal 5 Minuten, legen Sie aber immer kurze Pausen ein.

Tipps:

- Je schneller Sie die Bewegung durchführen, desto eher regen Sie den Tonus an – achten Sie daher auf möglichst langsame Bewegungen.
- Halten Sie mit einem Finger eine Stelle 20–30 Sekunden gedrückt ③.

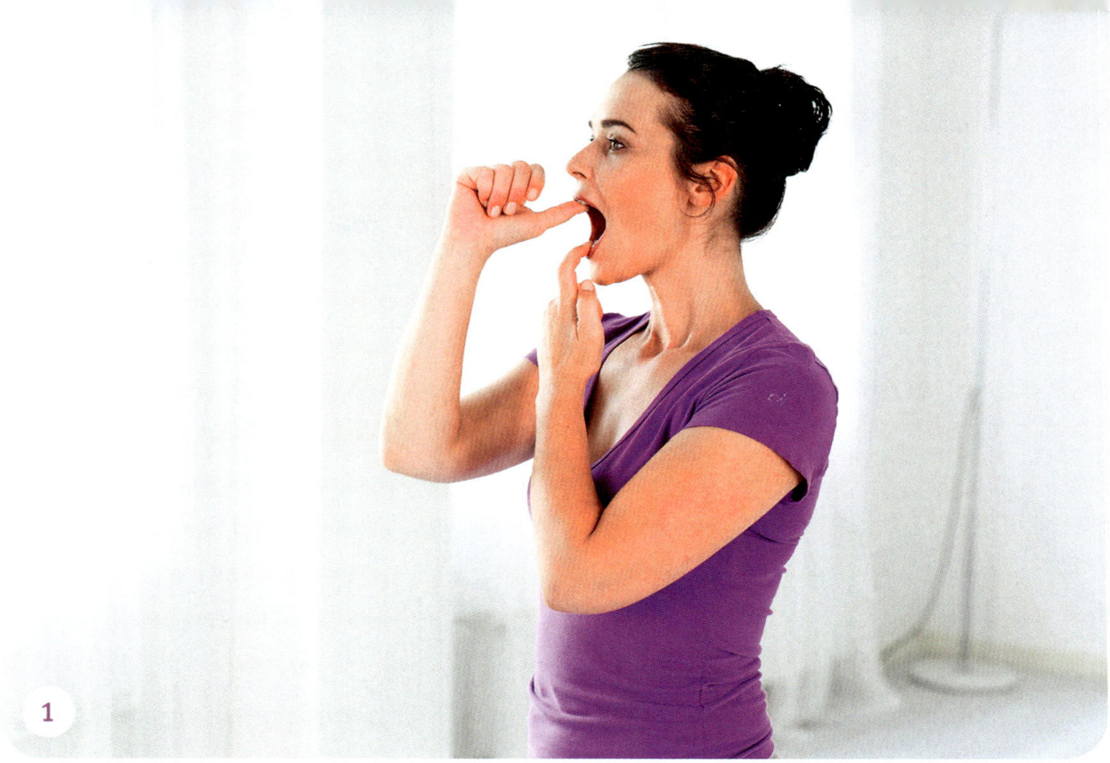
1

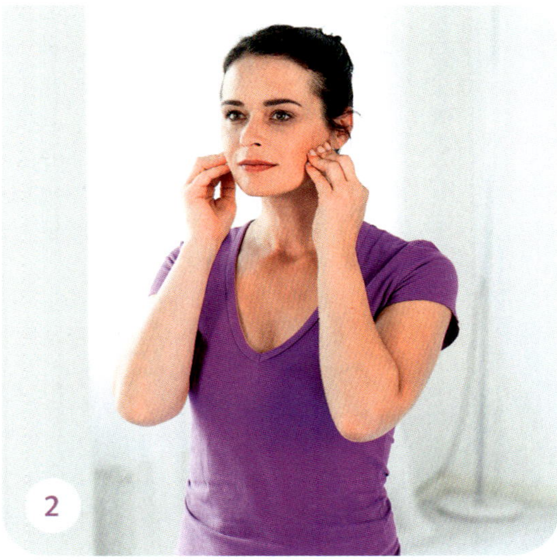
2

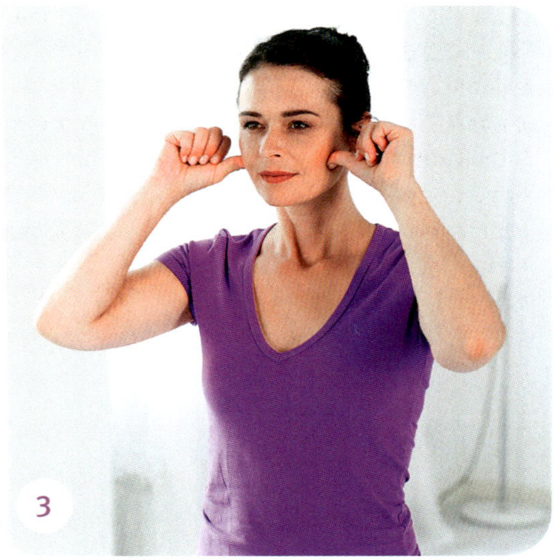
3

Akuthilfe: Schläfe massieren

» Das Massieren oder die Triggerpunktbehandlung fördern die Durchblutung und führen somit zu einer besseren Sauerstoffversorgung des Muskels. Dieser Effekt und die mechanische Lockerung lindern Schmerzen. Beginnen Sie mit leichtem Druck und steigern Sie diesen später, wenn es Ihnen guttut.

- Sie können die Übung im Liegen, im Sitzen oder im Stand ausführen.
- Stellen Sie sicher, dass die Kaumuskulatur ganz locker ist. Führen Sie mit den Spitzen von drei bis vier Fingern langsame und feste Kreisbewegungen auf dem Schläfenmuskel durch. Bearbeiten Sie immer beide Seiten gleichzeitig ①.
- Suchen Sie die Stellen, die die größte Spannung aufweisen oder am schmerzhaftesten sind. Konzentrieren Sie sich auf die empfindlichsten Stellen.
- Wenden Sie hohen Druck zu Beginn nur mit einer kurzen Übungsdauer von 10 Sekunden an. Verringern und steigern Sie dann den Druck im Wechsel jeweils 10 Sekunden. Machen Sie nach einer Minute eine Pause.
- Steigern Sie die Anwendungsdauer später auf 2 bis maximal 5 Minuten, legen Sie aber immer kurze Pausen ein.

Achtung: Wenn Sie schon bei leichter Berührung Schmerzen haben oder eine Rötung bzw. Schwellung feststellen, dann sollten Sie den Bereich nicht massieren. Suchen Sie einen Arzt auf.

Tipps: Je schneller Sie die Bewegung durchführen, desto eher regen Sie den Tonus an – achten Sie daher auf eine möglichst langsame Bewegung.

Prophylaxe: Ruheposition

» Die Ruheposition ist der bestmögliche Ruhezustand für Ihre Kiefergelenke, die Kaumuskulatur und die Zunge. Versuchen Sie, diese Position möglichst oft im Alltag einzunehmen. Es ist zu Beginn sehr schwierig und kann Monate dauern, bis man sich das Lockerlassen angewöhnt hat.

- Ihr Unterkiefer fällt langsam und bei jedem Ausatmen etwas weiter nach unten. Aber nur so weit, dass die Lippen noch Kontakt haben ②.
- Achten Sie darauf, dass sich Ihre Zähne nicht berühren.
- Ihre Zunge liegt entweder locker im Mund oder berührt mit der Spitze ganz leicht den Übergang zwischen Gaumen und Schneidezähnen.
- Ihre Lippen sind nur ganz leicht in Kontakt.

Tipps:

- Stellen Sie sich vor, Sie haben einen Schluck Wasser im Mund, oder nutzen Sie tatsächlich einen kleinen Schluck Wasser zum Üben.
- Fällt Ihnen die Ruheposition schwer, spannen Sie die Muskeln vor dem Lockerlassen 10 Sekunden an, indem Sie die Zähne zusammenpressen und die Zunge gegen den Gaumen drücken. Wiederholen Sie das 5- bis 8-mal möglichst langsam.
- Erlernen Sie die Progressive Muskelrelaxation nach Jacobson (Seite 34) und konzentrieren Sie sich dabei vor allem auf das Lockerlassen der Kaumuskeln.

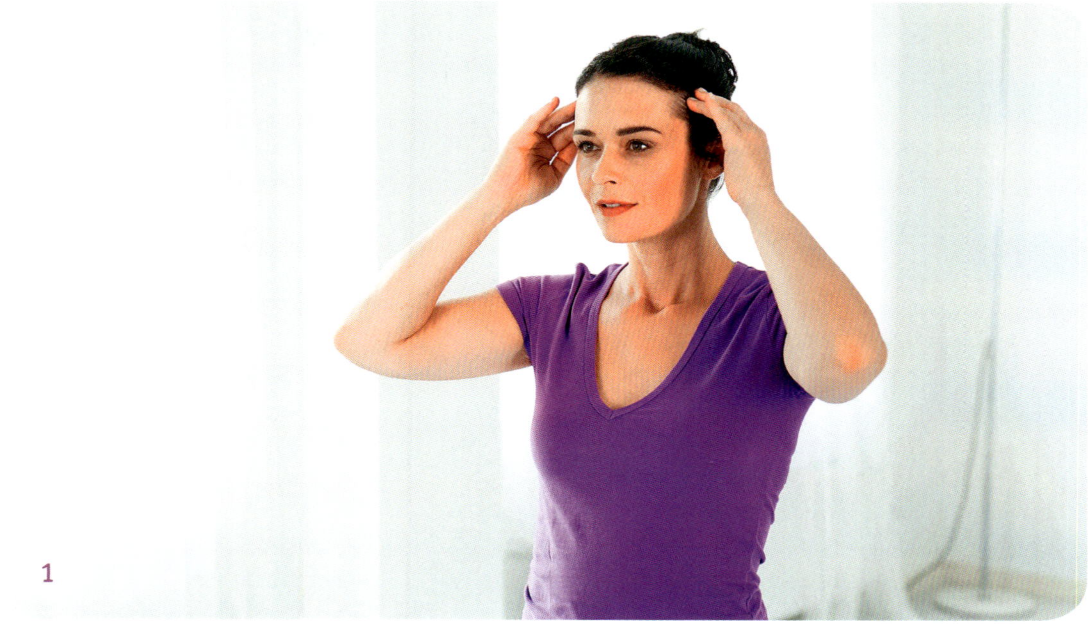
1

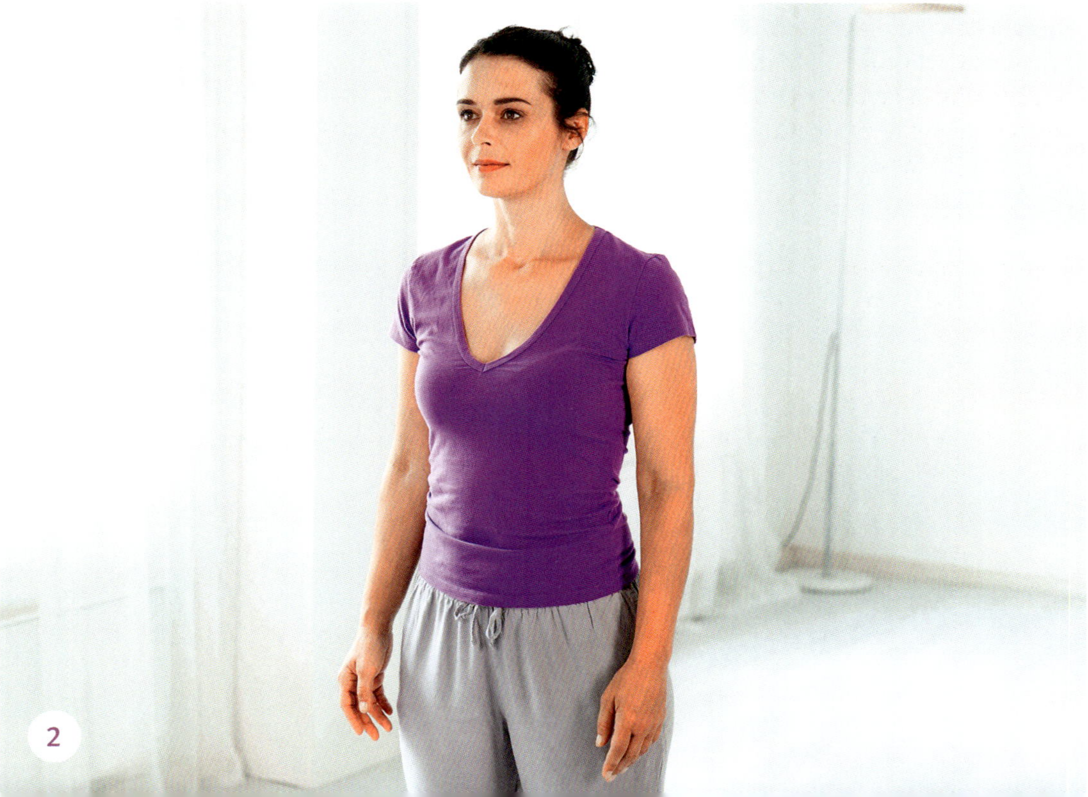
2

Prophylaxe: Seitbewegung

» Auf den folgenden Seiten finden Sie Bewegungsübungen für die Kiefergelenke zur Funktionsverbesserung und Prophylaxe für Kiefergelenkprobleme. Eines der Ziele der Kieferübungen ist die Verbesserung der Beweglichkeit. Führen Sie die Bewegungen immer in einem schmerzfreien Bereich durch. Arbeiten Sie langsam und halten Sie die Bewegung klein. Wenden Sie keine Kraft auf.

- Sitzen Sie in einer locker aufrechten Sitzposition.
- Öffnen Sie Ihren Mund ganz leicht.
- Bewegen Sie Ihren Unterkiefer ganz langsam zu einer Seite hin ①. Versuchen Sie, diese Seitbewegung in drei gleichmäßigen Schritten durchzuführen ②.
- Wiederholen Sie die Bewegung auf der anderen Seite.
- Achten Sie darauf, dass Sie die Seitbewegung nicht bis zum Ende des Bewegungsausmaßes durchführen.
- Wiederholen Sie die Bewegungsübung 3- bis 5-mal pro Seite.

Prophylaxe: Kieferzentrierung

» Nicht selten läuft die Bewegung der Kiefergelenke nicht synchron ab. Beim Mundöffnen oder -schließen bewegt sich der Unterkiefer nicht senkrecht nach unten oder oben, sondern weicht etwas zur Seite aus. Diese Übung kann helfen.

- Sitzen Sie in einer locker aufrechten Sitzposition.
- Tasten Sie mit ein oder zwei Fingern Ihre Kiefergelenke auf beiden Seiten (direkt neben dem Ohr).
- Öffnen und schließen Sie mehrmals langsam Ihren Mund ③.
- Die Bewegung sollte in den Gelenken gleichzeitig ablaufen.
- Halten Sie nun während den Bewegungen mit Ihrer Zungenspitze stets leichten Kontakt zum Gaumen auf-recht.
- Ertasten Sie weiter die Bewegung in den Kiefergelenken. Eventuell stellen Sie fest, dass die Bewegung nun etwas mehr synchron abläuft.
- Führen Sie die Bewegung langsam und ca. 20-mal aus.

Tipp: Wenn die Mundöffnung schmerzhaft eingeschränkt ist, versuchen Sie, sie in sechs gleichmäßigen Schritten durchzuführen ④.

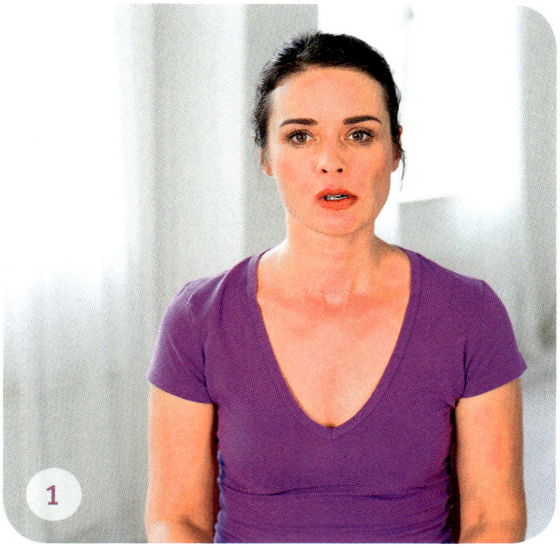
1

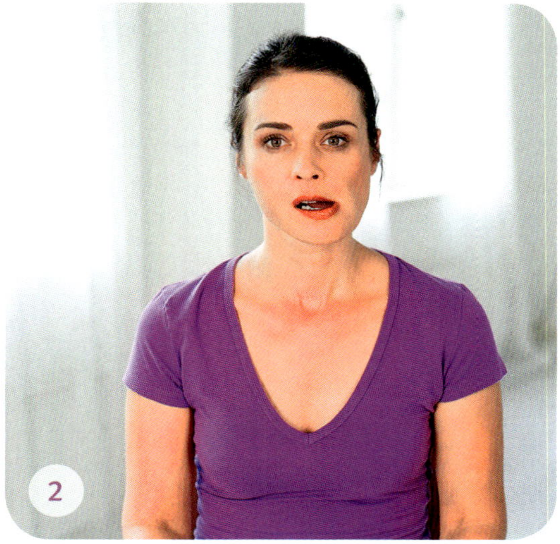
2

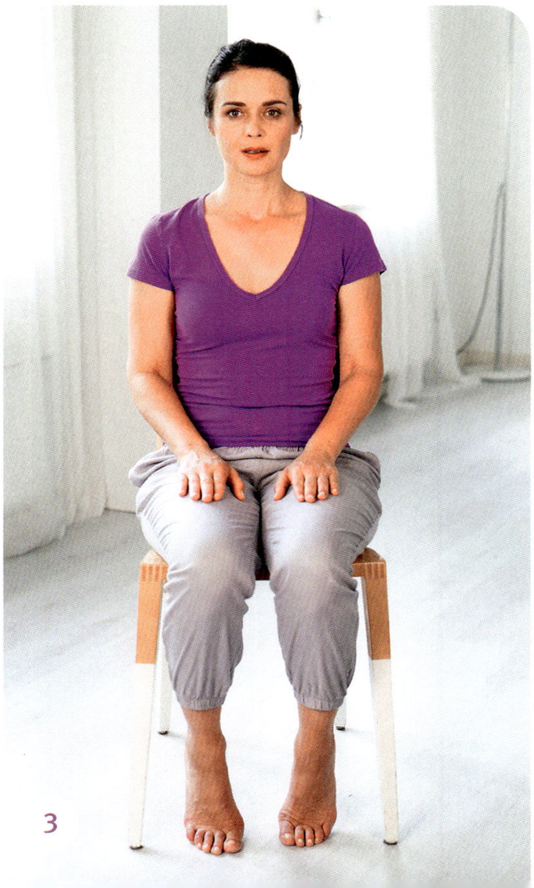
3

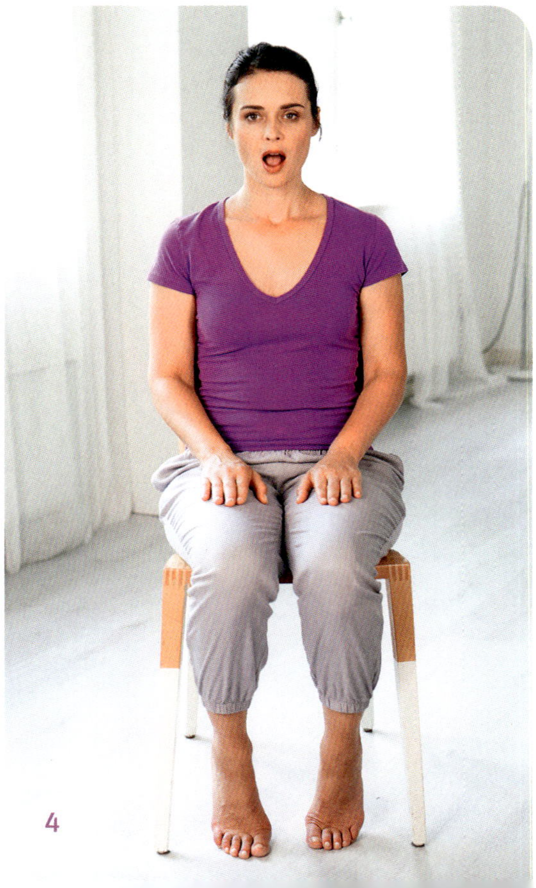
4

Prophylaxe: Große Seitbewegung

» Kombinieren Sie mit dieser Übungsvariante die Mundöffnung und die Seitbewegung. Führen Sie die Bewegungen immer im schmerzfreien Bereich durch. Arbeiten Sie langsam und halten Sie die Bewegung klein. Wenden Sie keine Kraft auf.

- Sitzen Sie in einer locker aufrechten Sitzposition.
- Öffnen Sie Ihren Mund langsam in drei Schritten bis zur Hälfte des Bewegungsausmaßes ①.
- Bewegen Sie anschließend Ihren Unterkiefer ganz langsam in drei gleichmäßigen Schritten zu einer Seite hin ②.
- Führen Sie den Unterkiefer wieder in die Mittelstellung zurück.
- Wiederholen Sie die Bewegung auf der anderen Seite – immer in Dreierschritten.
- Achten Sie darauf, dass Sie die Seitbewegung nicht forciert durchführen.
- Wiederholen Sie die Bewegungsübung 3- bis 5-mal pro Seite.

Prophylaxe: Kreis- und Achterbewegung

» Falls Sie während den Kieferübungen Schmerzen haben, führen Sie die Bewegungen noch kleiner oder langsamer aus. Meistens funktioniert es dann gut. Wenn Sie nach den Übungen Kopfschmerzen oder Migräne haben, reduzieren Sie die Intensität oder versuchen es mit anderen Übungen für das Kausystem.

- Sitzen Sie in einer locker aufrechten Sitzposition.
- Öffnen Sie leicht Ihren Mund.
- Bewegen Sie nun Ihren Unterkiefer ganz langsam und gleichmäßig in einem kleinen Kreis ③.
- Wechseln Sie hin und wieder die Richtung.
- Wählen Sie ein relativ kleines Bewegungsausmaß.
- Wiederholen Sie die Bewegungsübung mehrere Male in beide Richtungen.
- Versuchen Sie, mit Ihrem Unterkiefer auch eine kleine stehende oder liegende Acht zu beschreiben.

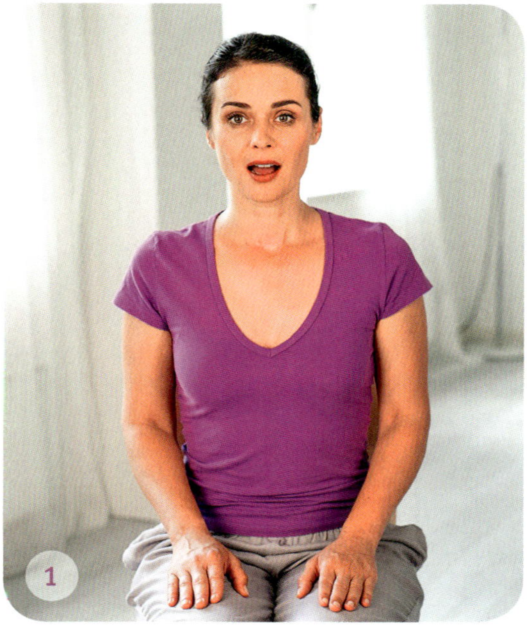
1

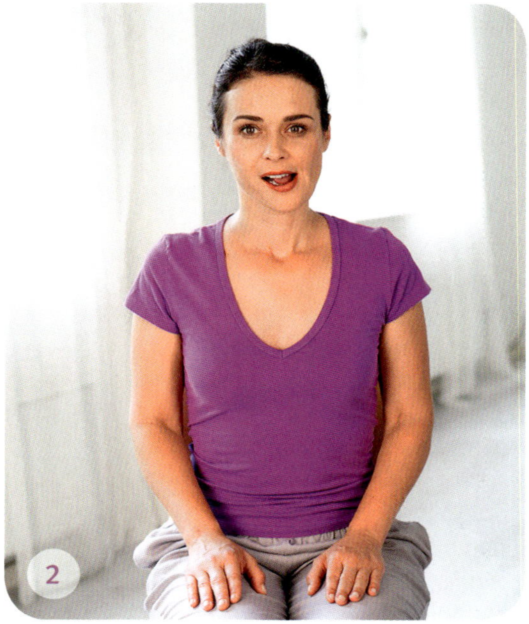
2

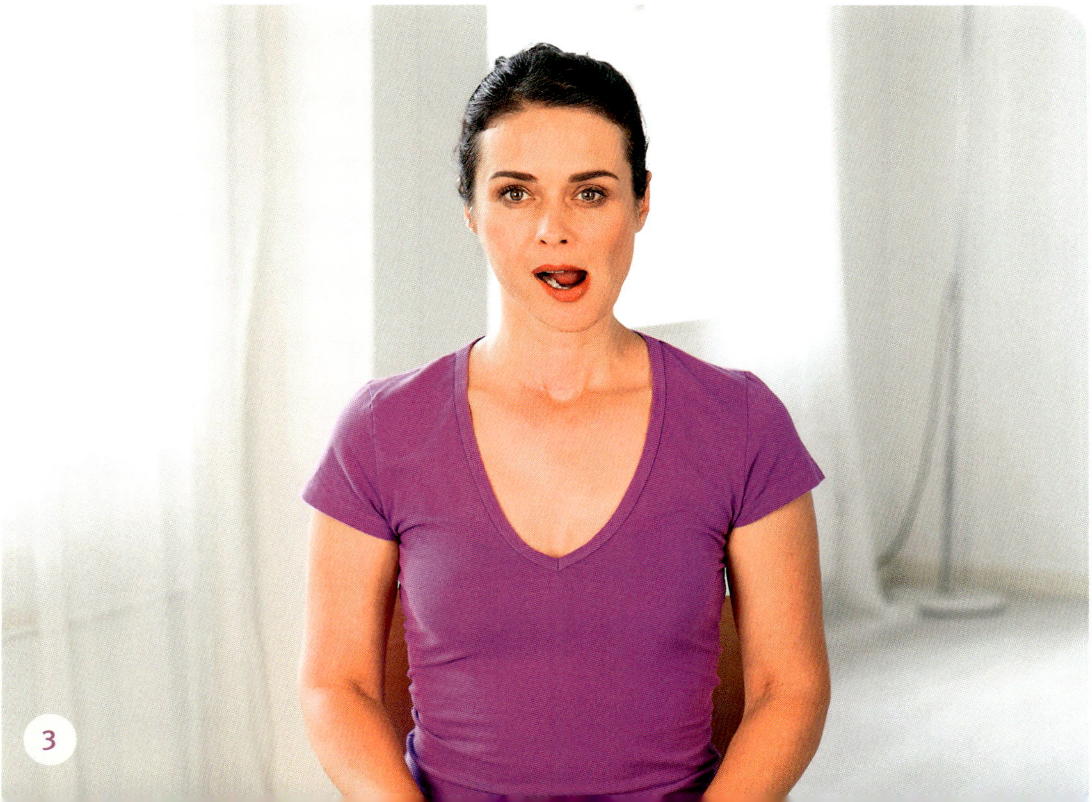
3

Prophylaxe: Anspannung – Entspannung

» Um Spannungen zu reduzieren, ist es hilfreich, die Muskulatur bewusst anzuspannen und wieder zu entspannen. Hier wird also das Prinzip der Progressiven Muskelrelaxation nach Jacobson genutzt, um Schmerzen zu lindern und den Tonus zu regulieren.

- Sitzen Sie in einer locker aufrechten Sitzposition.
- Öffnen Sie leicht Ihren Mund.
- Positionieren Sie Ihre Faust unterhalb des Unterkiefers.
- Bauen Sie nun mit dem Unterkiefer Spannung gegen Ihre Faust auf.
- Halten Sie diese Anspannung mit leicht geöffnetem Mund etwa 10 Sekunden.
- Pressen Sie anschließend die Backenzähne zusammen. Halten Sie diese Spannung ebenfalls 10 Sekunden.
- Wiederholen Sie diese Kraftübung 5- bis 8-mal.
- Bei auftretenden Schmerzen im Kieferbereich reduzieren Sie die Kraft.

Tipp: Sie können auch nur die Zähne zusammenpressen und die Zunge nach oben gegen den Gaumen drücken, 10 Sekunden halten und langsam wieder entspannen. Wiederholen Sie dann 5- bis 8-mal. Sie werden merken, dass Sie anschließend besser locker lassen können.

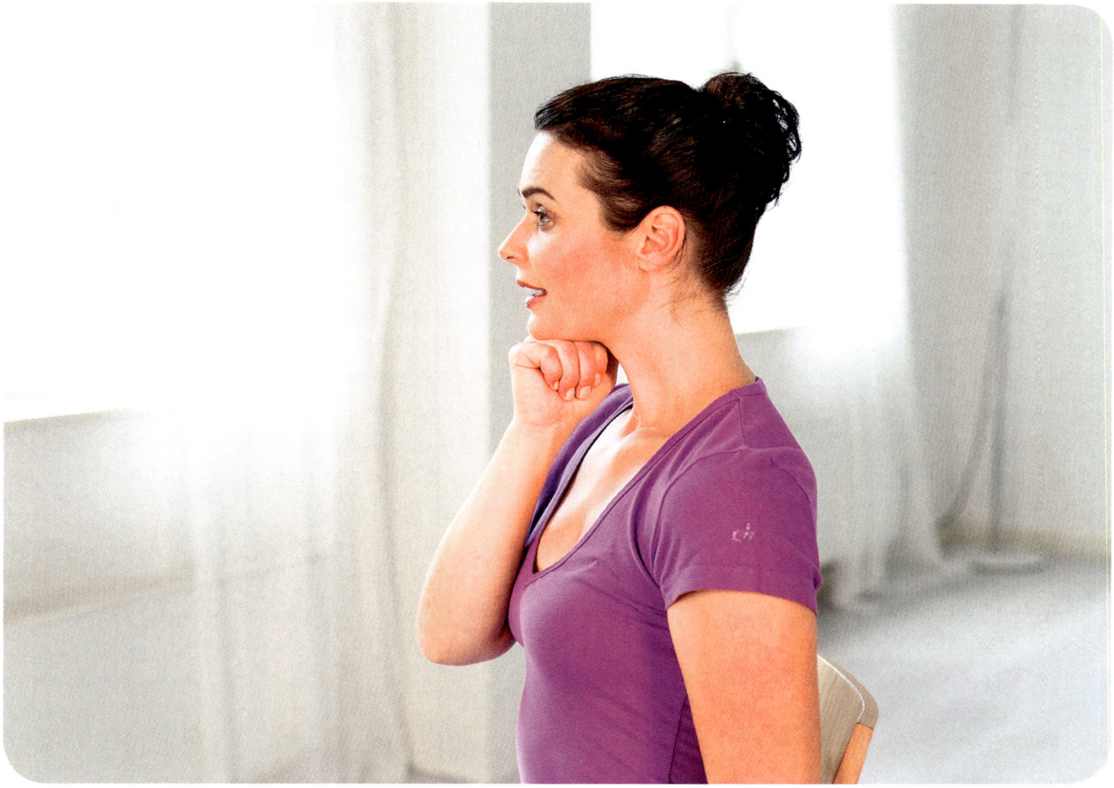

Im Alltag zu beachten

Zähne zusammenpressen oder nächtliches Knirschen – viele Menschen kennen das. Wie kommt das und was können Sie dagegen tun?

Wenn Ihre Zähne oft Kontakt haben oder Sie die Zähne sogar zusammenpressen, spricht man von Bruxismus. Grundsätzlich sollten die Zähne nur beim Kauen und (ganz kurz) beim Schlucken Kontakt haben. Auf einen Tag gerechnet sind das zwischen acht und 15 Minuten.

Haben Sie die Angewohnheit, die Zähne grundlos aufeinanderzupressen, steigt das Pensum schnell um ein Vielfaches. Und dann können Sie sich vorstellen, dass die Kaumuskulatur mit einem erhöhten Tonus reagiert. Helfen können Ihnen dann die Progressive Muskelrelaxation (Seite 34) oder die Übung »Anspannung – Entspannung« (Seite 112) sowie Eigenmassagen. Diese Techniken unterstützen Sie dabei, ungewollte Anspannungen im Alltag zu vermeiden. Wenn Sie diese Art der Muskelentspannung regelmäßig anwenden, werden Sie sich zukünftig frühzeitig dabei ertappen, dass Sie die Zähne aufeinanderpressen. So können Sie Anspannungen vorbeugen.

Kaugummikauen und Habits

Was viele nicht wissen: Häufiges Kaugummikauen führt zu dauerhaft erhöhter Muskelspannung. Natürlich müssen Sie nicht auf Kaugummis verzichten, aber das Kaugummikauen vielleicht reduzieren.

Aktivitäten, die Kiefer- und Kaumuskelbeschwerden aufrechterhalten können, sind unter anderem auch die sogenannten »Habits«. Beispiele sind: in stressigen Phasen auf der Lippe, der Wange oder auf einem Stift kauen, Zähneklappern, die Lippen zusammenpressen oder Fingernägelkauen. Falls Sie diese Angewohnheiten zur Stressregulation kennen, versuchen Sie, sie sich abzugewöhnen.

Kauen auf einer Seite

Kauen Sie vorwiegend auf der linken oder rechten Seite? Vielleicht hatten Sie einmal ein Zahnproblem oder Sie haben eine Brücke und sich daher angewöhnt, meist nur auf einer Seite zu kauen. Überprüfen Sie das in den kommenden Tagen und versuchen Sie es, bei Bedarf auszubalancieren. Ein Ungleichgewicht führt zu einer erhöhten Belastung des Gelenkes und der Muskulatur auf der entsprechenden Seite.

Auf dem Bauch schlafen

Eine häufig lieb gewonnene Angewohnheit ist das Schlafen in Bauchlage – und das kann sich auch auf die Kiefergelenke auswirken. Sind Sie Bauchschläfer, überprüfen Sie jedoch zuerst vor dem Einschlafen, ob Ihr Kiefergelenk überhaupt darunter leidet: Womöglich nutzen Sie ein flaches Kissen und der Kiefer ist in der Luft. Es kann auch sein, dass Sie halb in Bauch- und halb in Seitenlage schlafen. Auch dann ist die Belastung Ihres Kiefergelenks weniger bedeutend. In diesem Fall brauchen Sie sich die Bauchlage nicht abzugewöhnen.

Wenn Sie aber feststellen, dass Ihr Kiefergelenk bei Ihrer bevorzugten Schlafposition spürbar zu einer Seite verschoben ist, sollten Sie diese Position vermeiden. Es stellt quasi eine dauerhafte »Kiefergelenkmobilisation« zu einer Seite dar und kann auf lange Sicht nicht gut sein. Sich eine Lieblingsschlafposition abzugewöhnen, kann längere Zeit in Anspruch nehmen. Oft ist es schwer, weil man sich im Schlaf auf den Bauch dreht und morgens in Bauchlage aufwacht. Grundsätzlich wird auch bei Nacken- oder Rückenbeschwerden von der Bauchlage als Schlafposition abgeraten.

» Das regelmäßige Massieren der Kaumuskulatur kann Beschwerden lindern.

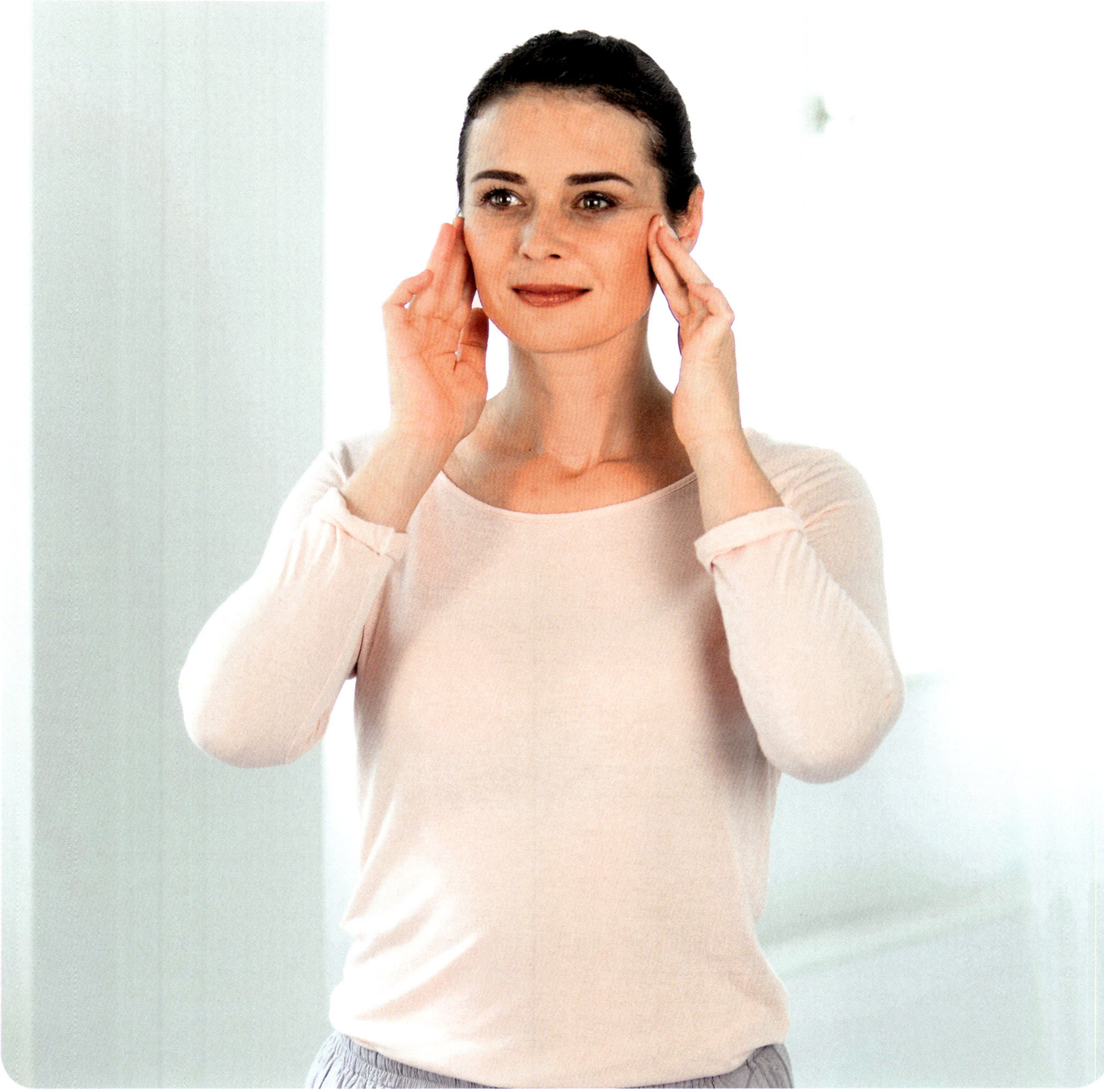

Trapezmuskel behandeln

Der Trapezmuskel reicht von den Schultern bis zur unteren Brustwirbelsäule. Er ist zuständig dafür, dass wir die Arme anheben oder die Schulterblätter zusammenziehen können. Dieser Muskel ist schnell »verspannt«.

Der große Trapezmuskel verläuft vom äußeren Schultergürtelbereich bis fast zur Lendenwirbelsäule und hoch bis zum Schädel.

Der Muskel hat drei Anteile:

- Der obere Anteil zieht vom äußeren Drittel des Schlüsselbeins bis zur Schädelbasis und ist am stärksten ausgeprägt. Er zieht das Schulterblatt schräg aufwärts, diese Schulterblattbewegung ermöglicht unter anderem das Anheben der Arme. Vor allem bei Überkopfarbeiten ist der obere Anteil stark aktiviert.
- Der mittlere Anteil verläuft horizontal, zieht die Schulterblätter zusammen und fixiert sie am Rumpf.
- Der untere Anteil ist teilweise ein Gegenspieler (Antagonist) des oberen Anteils. Er fixiert die Schulterblätter am Rumpf und zieht die Schulterblätter nach unten und nach innen.

Der mittlere und untere Anteil neigen dazu, abzuschwächen.

Im Alltag aktivieren wir häufig den oberen Anteil, der sowieso schon dazu neigt, schnell anzuspannen. Dieser Anteil kann myofasziale Triggerpunkte ausbilden, die in den Kopf ausstrahlen können. Personen mit einem Rundrücken oder Schultern, die oft nach vorn verschoben sind, haben meist eine sehr hohe Anspannung im oberen Trapezanteil. Das heißt auch, um vorzubeugen, müssen Sie neben dem Muskel auch den Schultergürtel und die Brustwirbelsäule behandeln. Lesen Sie auch das Kapitel »Wer gegen wen?« (Seite 58) zum oberen gekreuzten Syndrom.

Verspannungen vorbeugen

Langfristig geht es darum, Muskelspannung zu reduzieren sowie die Koordination und die Körperwahrnehmung zu verbessern. Das macht die Muskelschmerzen langfristig deutlich seltener oder geringfügiger. Beim Heben der Arme ist der obere Anteil des Trapezmuskels oft sehr angespannt. Wenn man dabei die Schulterblätter bewusst etwas nach unten zieht, sinkt diese Spannung. Dieses Prinzip kann genutzt werden, um muskuläre Ungleichgewichte zu beheben. Die vorbeugenden Übungen unterstützen Sie dabei und helfen, den Körper wahrzunehmen und die Koordination zu schulen. Sie müssen die neu erlernte Schulterblattkontrolle auch nicht den ganzen Tag bedenken! Korrigieren Sie sich z. B. während Überkopfarbeiten oder zwischen länger andauernden körperlichen Aktivitäten.

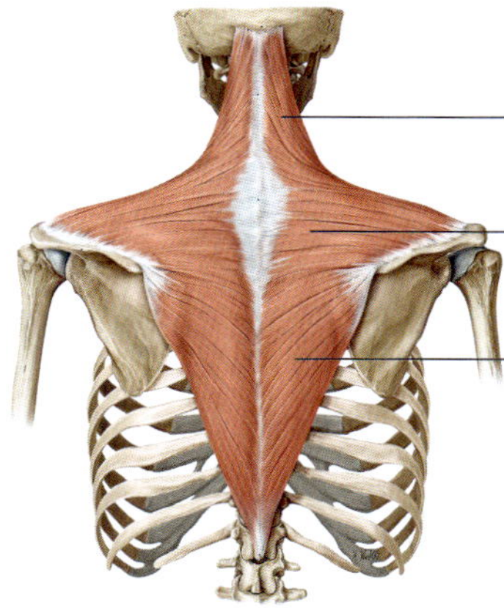

Der Musculus trapezius mit seinen drei Anteilen.

Selbsttest/Fragen

- Ist Ihnen die Schmerzlokalisation bekannt?
- Ziehen Sie im Alltag häufig die Schultern nach oben?
- Müssen Sie (beruflich bedingt) häufig die Arme heben oder Überkopfarbeit machen?
- Spüren Sie schon bei kurzer Überkopfarbeit einen Anstieg der Muskelspannung?
- Wenn Sie kräftig die Schultern hochziehen und diese Position etwas anhalten, spüren Sie diese typische Anspannung?
- Stellen Sie beim Tasten fest, dass der Trapezmuskel sehr fest ist?
- Verspüren Sie beim Zusammenkneifen des oberen Muskelanteils starke Schmerzen?

Der Klassiker

» Wenn Sie spüren, wie sich Ihr Trapezmuskel verspannt, können Sie als Sofortmaßnahme dehnen, eine Eigenmassage durchführen oder Abwechslung in Ihre Körperhaltung bringen. Zudem hilft Ihnen vielleicht eine Eisabreibung (Seite 152) .

- Sie können die Dehnung im Sitzen oder im Stand ausführen.
- Richten Sie zu Beginn Ihre Wirbelsäule auf.
- Spannen Sie den Trapezmuskel vor der Dehnung an, indem Sie beide Schultern kräftig nach oben ziehen.
- Konzentrieren Sie sich auf diese Spannung und halten Sie diese etwa 10 Sekunden.
- Lassen Sie die Schultern langsam wieder locker.
- Ziehen Sie unmittelbar nach der Anspannung beide Schultern kräftig nach unten. Bei aufkommendem Kribbeln oder ähnlichen Symptomen reduzieren Sie diese Anspannung etwas.
- Neigen Sie Ihren Kopf zu einer Seite ①. Achten Sie darauf, dass Sie Ihre Halswirbelsäule ganz leicht nach vorn beugen.
- Wenn Sie eine ausreichend intensive Dehnung wahrnehmen, halten Sie diese Position etwa 20–30 Sekunden. Anschließend wechseln Sie die Seite.
- Führen Sie diese Übung, je nach Empfinden, 1- bis 3-mal aus.

Achtung: Ziehen Sie Ihren Kopf nicht mit Gewalt zu einer Seite.

Tipp: Alternativ können Sie den Kopf zusätzlich etwas zur Seite drehen, um weitere Muskelanteile zu dehnen ②.

Akuthilfe: Trapez massieren

» Beachten Sie: Eigenmassage kann etwas schmerzhaft sein, dafür sind die Symptome anschließend fast immer deutlich besser. Möchten Sie keinen Massageball verwenden, können Sie diese Übung testen. Kombinieren Sie die passiven Techniken auch mit anderen, aktiven Methoden.

- Tasten Sie dafür mit der (gegenüberliegenden) Hand den Muskelbauch des oberen Trapezmuskels ③.
- Suchen Sie die Stelle, die am schmerzhaftesten ist.
- Verwenden Sie den Pinzettengriff (Muskel zwischen Daumen und Zeigefinger), um den Muskel zusammenzudrücken ④.
- Halten Sie diese Spannung 30–60 Sekunden.
- Führen Sie das an zwei bis drei verschiedenen Stellen des Muskels aus – oder Sie wiederholen den Druck an derselben Stelle.

Tipp: Kombinieren Sie diese Triggerpunkttherapie auch mit einer Dehnung. Wechseln Sie dann 3-mal zwischen Dehnung und Triggerpunkttherapie ab.

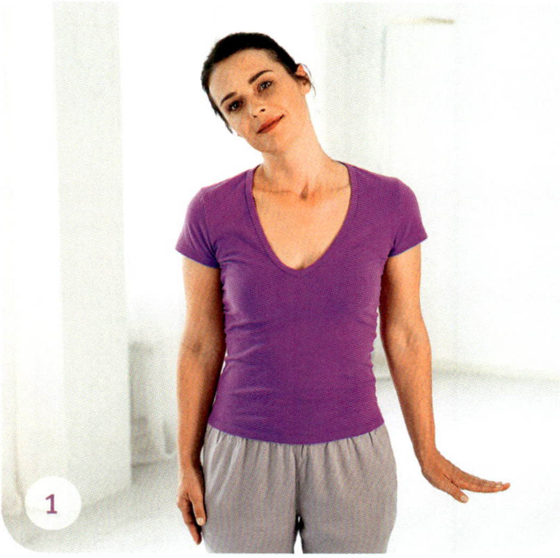
1

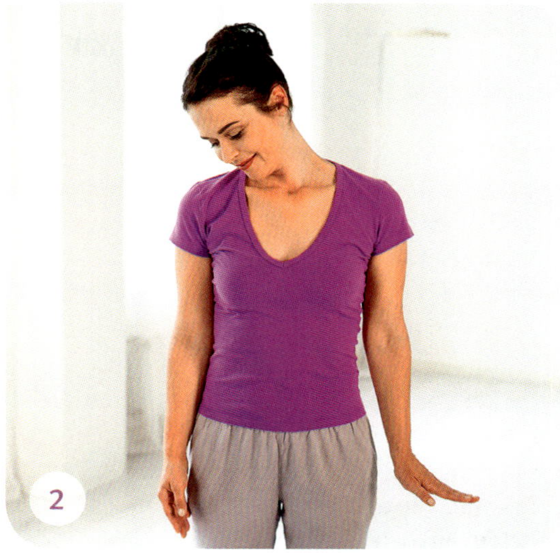
2

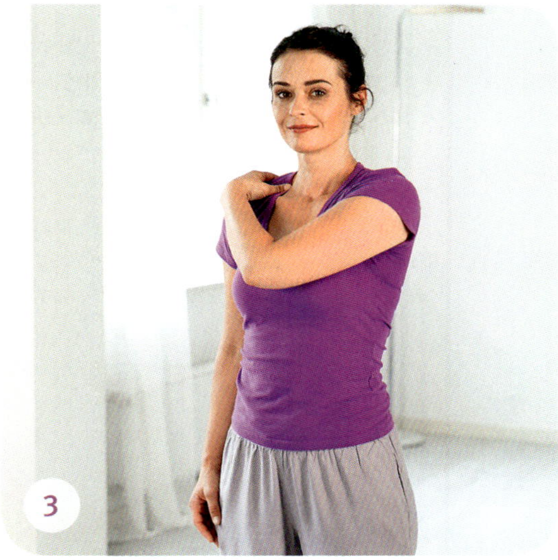
3

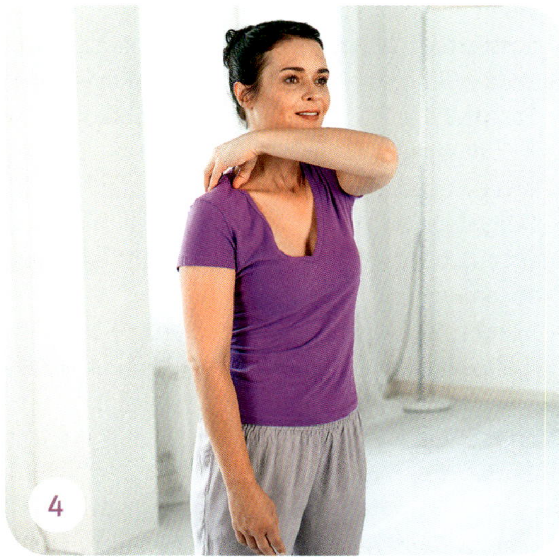
4

Prophylaxe: Schürzengriff

» Richten Sie die Wirbelsäule auf, dehnen Sie die Brustmuskulatur, korrigieren Sie Ihre Kopfposition und bringen Sie Ihren Schultergürtel zurück in eine aufgerichtete Position – und das alles mit einer Übung.

- Führen Sie diese Übung im Stehen aus.
- Denken Sie an die Grundspannung (Kniegelenke minimal gebeugt, Bauchnabel einziehen, Wirbelsäule aufrichten, Schultern leicht zurückziehen und leichtes Doppelkinn) ①.
- Falten Sie die Hände hinter Ihrem Körper und strecken Sie ihre Ellbogengelenke.
- Versuchen Sie nun, Ihre Hände so weit wie möglich nach unten zu bewegen, sodass Ihr Schultergürtel nach hinten und unten gezogen wird ②.
- Entwickeln sich Beschwerden im Arm, reduzieren Sie die Anspannung.
- Vermeiden Sie ein Hohlkreuz und ziehen Sie Ihren Schultergürtel kraftvoll nach hinten.
- Halten Sie diese Position etwa 10–20 Sekunden mit etwas Kraft.
- Führen Sie diese Übung 3-mal aus und pausieren Sie dazwischen kurz.

Akuthilfe: Trapezroller

» Benötigen Sie schnelle Hilfe, ist die Triggerpunkttherapie eine gute Wahl. Achten Sie darauf, dass der Ball zwölf Zentimeter Durchmesser hat. Führen Sie diese Übung nur durch, wenn sie Ihnen guttut. Denken Sie auch an die aktiven Übungen.

- Legen Sie den Ball zwischen den oberen Anteil des Trapezmuskels und der Wand. Achten Sie darauf, dass der Ball nicht gegen Ihren Hals drückt, sondern oben auf den Schultergürtel ③.
- Neigen Sie dafür unbedingt Ihren Oberkörper weit zur Seite ④.
- Achten Sie während der Massage darauf, dass Ihre Arme und der Schultermuskel ganz locker sind.
- Machen Sie einen Ausfallschritt, um den Druck auf Ihre Schmerzpunkte besser dosieren zu können. Üben Sie dadurch bei Bedarf mehr oder weniger Druck aus.
- Um sicherzugehen, dass der Ball auf der richtigen Höhe platziert ist, neigen Sie sich noch ein wenig weiter zur Seite.
- Drehen Sie Ihren Oberkörper mit einer kleinen und langsamen Bewegung hin und her, sodass der Ball wenige Zentimeter über den Muskel rollt.

Achtung: Führen Sie diese Übung nicht aggressiv aus. Wenn Schmerzen in den Armen auftreten, verzichten Sie auf diese Übung.

Tipps:

- Lässt die Spannung nicht nach, überprüfen Sie die Ausführung der Übung oder lassen Sie sich von einem Physiotherapeuten beraten.
- Ein Fuß sollte ganz nah an der Wand sein und einer weit weg von der Wand.

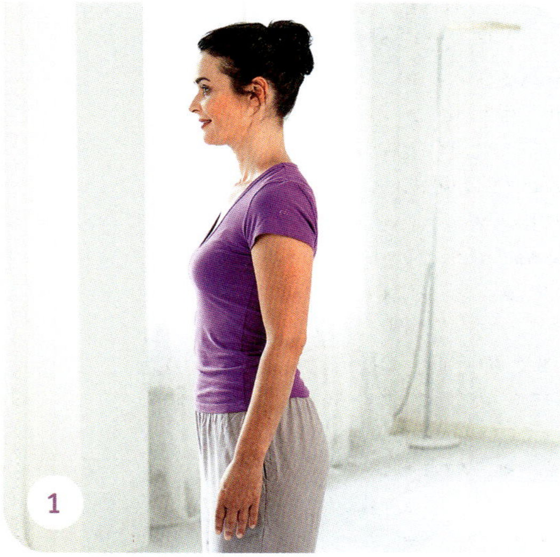
1

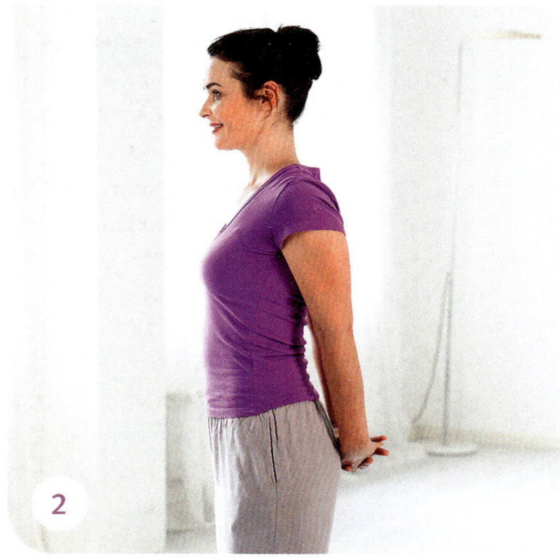
2

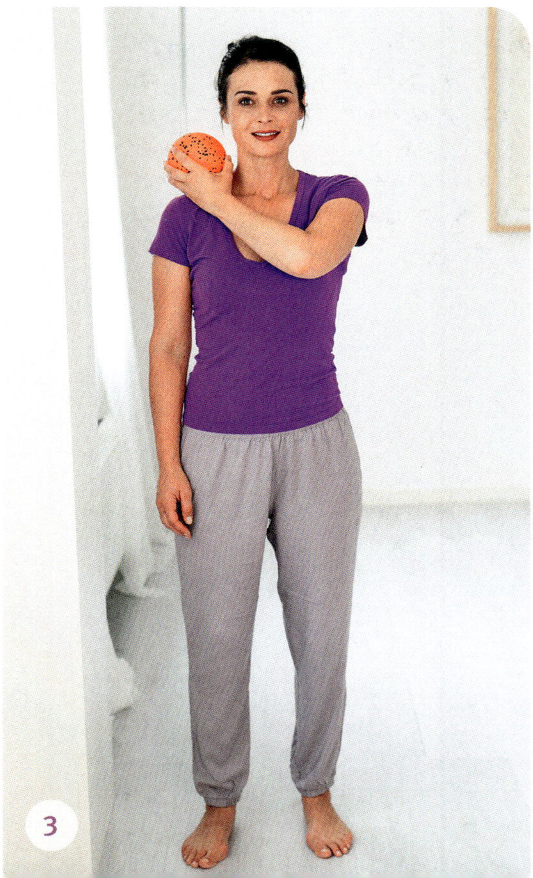
3

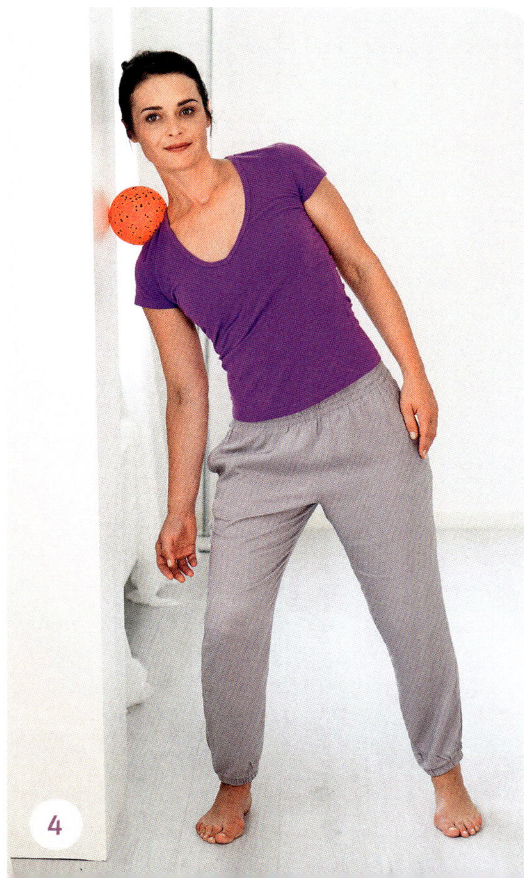
4

Prophylaxe: Trapez-Gegenspieler

» Kräftigen Sie die Gegenspieler des oberen Anteils des Trapezmuskels. Sie haben unter anderem die Funktion, die Schulterblätter sowie den Schultergürtel nach unten zu ziehen. Dadurch können Sie langfristig Spannungen im oberen Anteil des Trapezmuskels reduzieren.

- Befestigen Sie ein rotes oder grünes Theraband mithilfe eines Stifts in einem geschlossenen Fenster. Legen Sie einen Stift mittig zwischen ein Übungsband und legen Sie ihn mit dem Band über und hinter das Fenster. Schließen Sie das Fenster.
- Stellen Sie sich mit einem Ausfallschritt und leicht nach vorn gebeugtem Oberkörper vor das Fenster ①.
- Greifen Sie die Enden des Therabands und bringen Sie Ihre Arme in U-Haltung. Denken Sie an die Ihnen bekannte Grundspannung (Bauchnabel einziehen, Wirbelsäule aufrichten, Schultern und Kopf leicht zurückziehen).
- Ziehen Sie Ihre Schulterblätter in dieser Ausgangsposition kraftvoll nach unten. Ziehen Sie das Theraband nach unten-hinten und langsam zurück ②.
- Ihre Schulterblätter bleiben während des gesamten Ablaufs unten.
- Führen Sie ca. 10–12 Wiederholungen durch oder bis ein Ziehen im Trapezmuskel zu spüren ist. Das kann unter Umständen bereits nach wenigen Wiederholungen geschehen.
- Wiederholen Sie diese Übung 3-mal.

Tipp: Bitte beachten Sie die Schulterblattkontrolle nach unten, so gut Sie können. Falls Sie Schmerzen im Trapezmuskel wahrnehmen, legen Sie sofort eine Pause ein, er soll so wenig wie möglich aktiviert werden.

Prophylaxe: Starker Mann/ Starke Frau

» Mit dieser Übung stärken Sie den Trapezmuskel, sie machen ihn aber auch gleichzeitig »müde«, was einen weiteren positiven Effekt mit sich bringt. Nach dieser Übung spüren Sie unmittelbar den Effekt einer ganz lockeren Muskulatur und eines schwerelosen Schultergürtels. Sie möchten die Schultern dann gar nicht mehr nach oben ziehen.

- Sie benötigen für diese Übung je nach Trainingsstand zwei Hanteln zwischen drei und acht Kilogramm. Weniger Gewicht bringt keinen Effekt. Nehmen Sie in jede Hand eine Hantel und stellen Sie sich aufrecht hin.
- Bauen Sie eine Grundspannung auf (Kniegelenke minimal gebeugt, Bauchnabel einziehen, Wirbelsäule aufrichten, Schultern leicht zurückziehen und leichtes Doppelkinn) ③.
- Ziehen Sie nun Ihre Schultern mit den Gewichten bis zur Hälfte des Bewegungsspielraums nach oben ④.
- Halten Sie diese Spannung nun etwa 10–15 Sekunden und konzentrieren Sie sich auf die Anstrengung.
- Lassen Sie nun innerhalb von 5–10 Sekunden (also sehr langsam) die Schultern nach unten wandern.
- Warten Sie kurz und wiederholen Sie dann die Übung noch 3- bis 4-mal.

Tipp: Anstelle der Hanteln können Sie Gewichte in zwei Stofftaschen füllen (z. B. Plastikwasserflaschen, Tetrapaks).

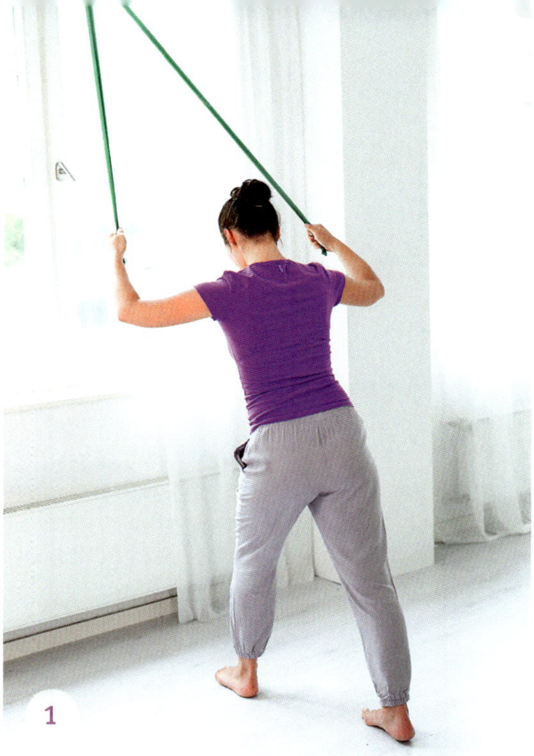

1

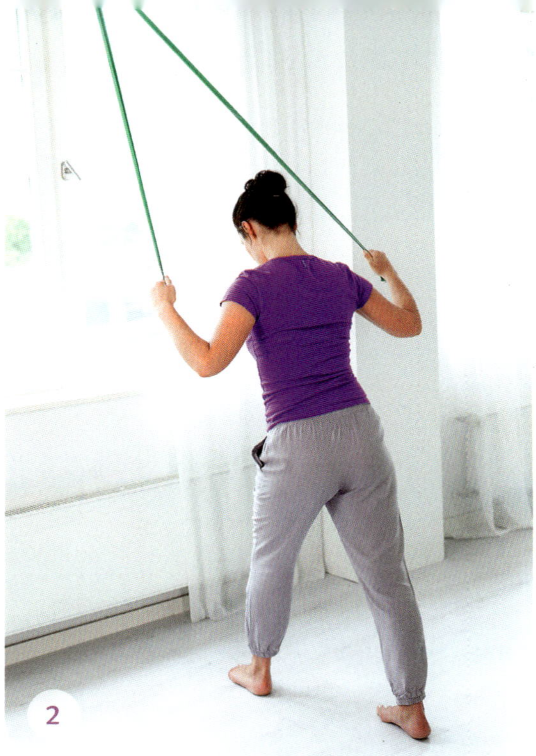

2

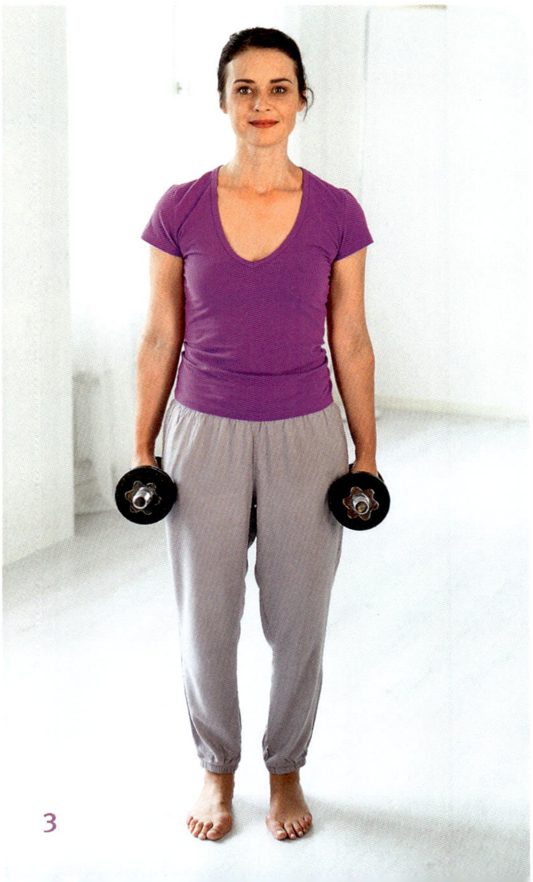

3

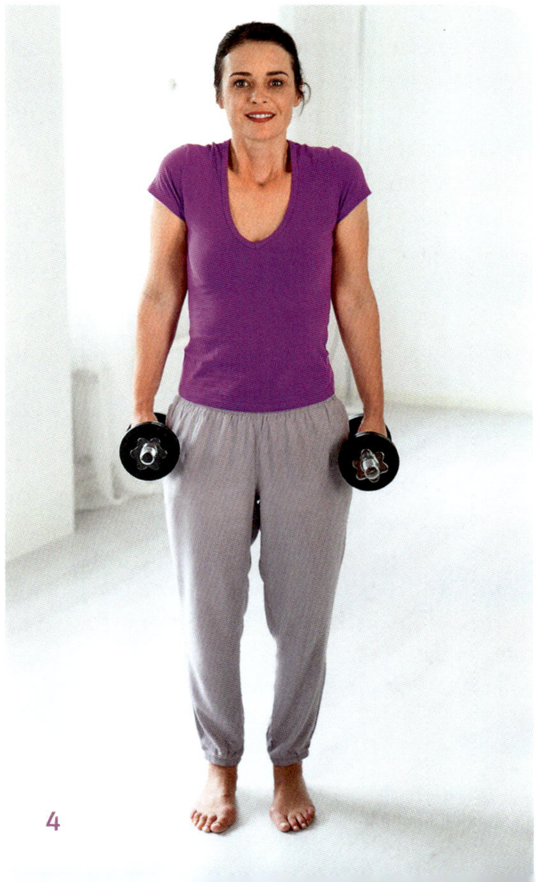

4

Prophylaxe: Schulterblattkontrolle

›› Wenn Sie durch das Training bemerken, dass sich Ihre Beschwerden und die Kontrolle des Schulterblatts verbessern, könne Sie die koordinativen Kraftübungen reduzieren. Dies ist eine Übung, um den oberen Rücken inklusive der Schulterblattmuskulatur zu kräftigen. Dadurch wird der Trapezmuskel entlastet, die Körperwahrnehmung verbessert und die Bauchmuskulatur gekräftigt.

- Legen Sie sich flach auf den Rücken. Verwenden Sie eine Übungsmatte.
- Beugen sie die Beine in Hüfte und Knie (90°).
- Bauen Sie eine Grundspannung auf: Ziehen Sie Ihren Bauch ein und drücken Sie den unteren Rücken gegen den Boden, drücken Sie auch die Schulterblätter gegen den Boden und ziehen Ihr Kinn etwas heran. ①
- Halten Sie diese Grundspannung aufrecht und strecken im Wechsel die Beine aus. ②
- Wenn Sie bemerken, dass der untere Rücken oder die Schulterblätter nicht mehr den Boden berühren, strecken Sie die Beine nur noch leicht aus oder machen Sie eine Pause.
- Legen Sie eine Pause ein, wenn die Muskulatur ermüdet.
- Wiederholen Sie die Übung 3-mal.

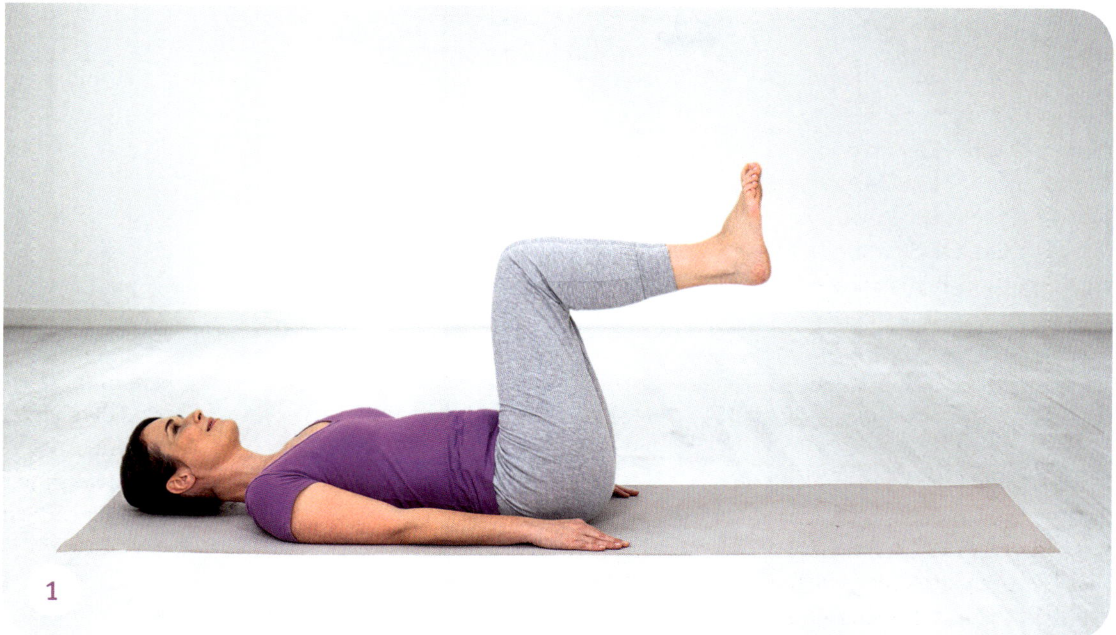

1

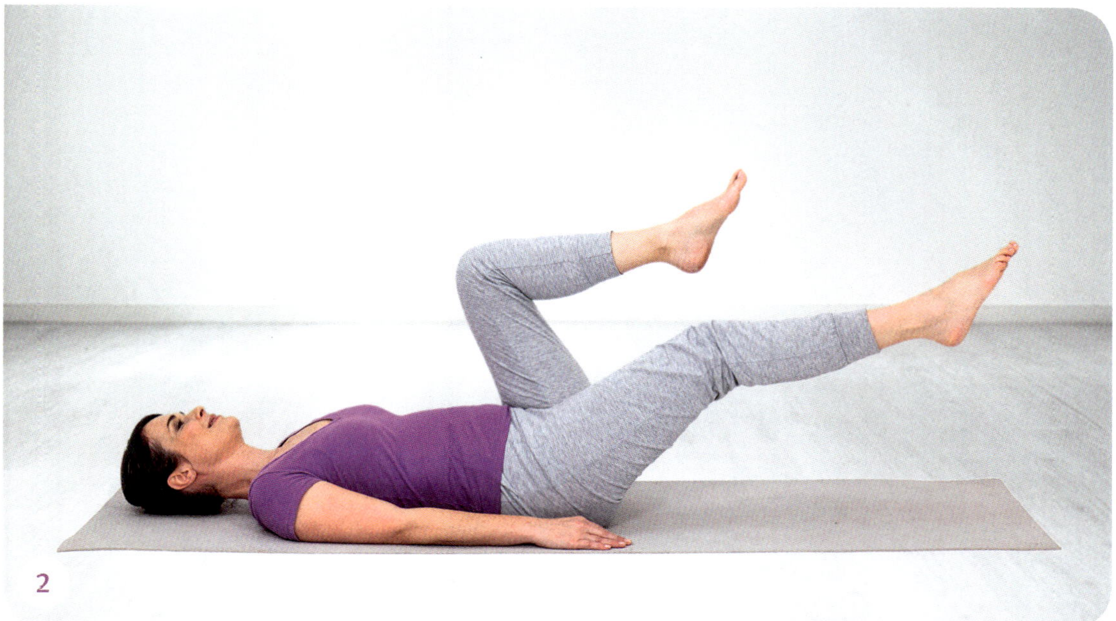

2

Im Alltag zu beachten

Wenn Sie beginnen zu trainieren, sollten Sie auch im Alltag Ihre Haltung immer wieder korrigieren. Denn: Viele »typische« Haltungen und Verhaltensweisen, die wir heute haben, unterhalten und verstärken Beschwerden. Versuchen Sie regelmäßig, Ihren Schultergürtel unter Kontrolle zu halten. Richten Sie dabei Ihre Wirbelsäule auf, ziehen Sie Ihre Schultern leicht zurück und etwas nach unten. Verwenden Sie aber nur etwa 30 Prozent Ihrer Kraft. Auf Dauer wird die Kontrolle sonst zu anstrengend.

Wenn die Muskelbeschwerden immer wiederkehren, gibt es fast immer Bewegungen oder Positionen, die sie aufrechterhalten, gewissermaßen nähren. Beim Trapezmuskel sind das das häufige Schulterhochziehen, ein Rundrücken, das Einklemmen eines Telefonhörers oder Handys zwischen Schulter und Kopf, häufige Überkopfarbeit, den Arm stets auf einer Seite hochlagern (z. B. beim Autofahren).

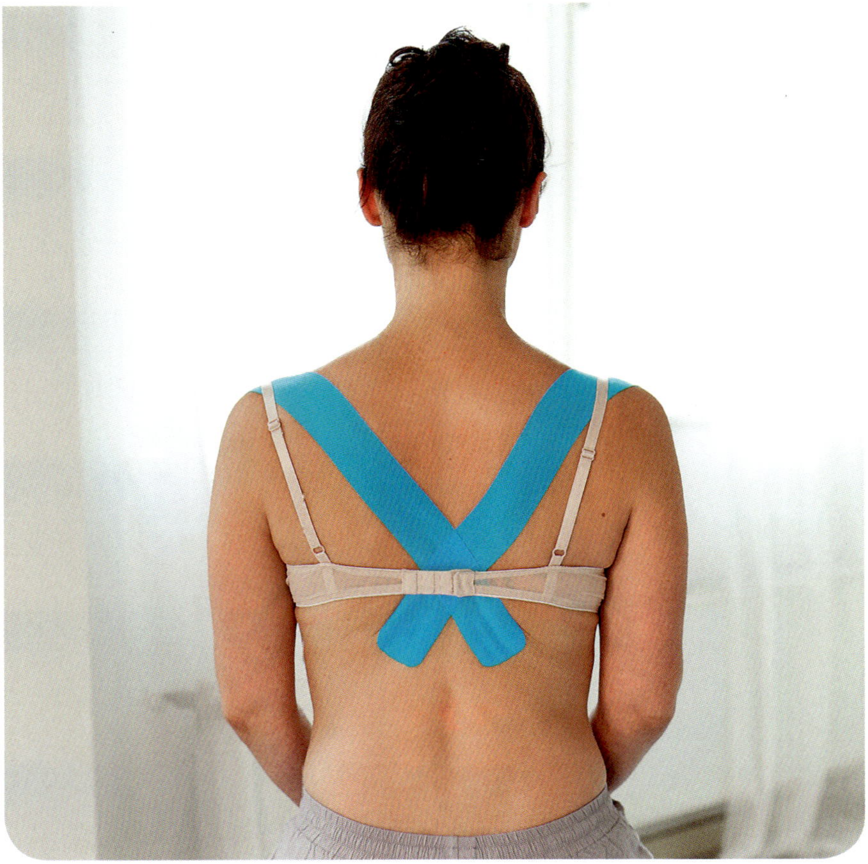

Was können Sie dagegen tun?

Beobachten Sie Ihren Schultergürtel in Ruhe oder während häufig vorkommender Alltagsaktivitäten, z. B. Überkopfarbeit, Spülen, PC-Arbeit, Schreiben, Staubsaugen, Fernsehen usw. Ziehen Sie Ihren gesamten Schultergürtel viel höher als eigentlich notwendig? Dann versuchen Sie – gerade während dieser Aktivitäten – Ihre Körperwahrnehmung zu verbessern und alle nicht benötigten Muskeln maximal zu entspannen. Man spricht dabei von einer differenziellen Entspannung. Üben Sie dies zuerst im Sitzen in Ruhe und später auch während der genannten Alltagsaktivitäten.

« Biofeedback für den Alltag: Das Kinesiotape erinnert Sie immer dann, wenn Sie es sich in Ihrer »gewohnten«, ungünstigen Haltung bequem machen möchten.

Wenn Sie lange in einer Position verharren

Wenn Sie, z. B. arbeitsbedingt, lange in einer Stellung bleiben (müssen), sorgen Sie für Abwechslung. Gehen Sie hin und wieder in eine »Überkorrektur» Ihrer Körperhaltung.

Richten Sie dabei Ihre Wirbelsäule kräftig auf, gehen Sie nicht in ein Hohlkreuz und ziehen Sie Ihren Schultergürtel mit Ihrer ganzen Kraft nach hinten und unten. Zudem ziehen Sie den Kopf nach hinten, bis ein Doppelkinn entsteht. Halten Sie diese Anspannung einige Sekunden und wiederholen sie zwei- bis dreimal. Die Muskeln und Gelenke freuen sich über diese abwechslungsreiche Position.

Schauen Sie sich auch die Übungen »Schürzengriff« (Seite 120), »Überkorrektur: Brustwirbelsäule strecken« (Seite 60) und »Feierabend« (Seite 60) an.

Die Aufrichtung der Brustwirbelsäule spielt eine wichtige Rolle bei der Anspannung im Schulter-Nacken-Bereich. Je mehr Rundrücken, desto mehr muss kompensiert werden.

»Reminder«

Selbstverständlich können Sie diese Veränderungen nicht von Beginn an regelmäßig umsetzen. Was wir uns jahrelang angewöhnt haben, lässt sich nur mühsam wieder ablegen.

Richten Sie sich deshalb Erinnerungshilfen ein. Schreiben Sie sich kleine Post-its oder andere Zettel und kleben Sie sie dorthin, wo die Verhaltensänderung schwerfällt (z. B. PC-Bildschirm, Spüle, Fernsehgerät). Jedes Mal, wenn Sie die Erinnerung sehen, überprüfen Sie Ihre Anspannung oder Körperhaltung und korrigieren diese bei Bedarf. Hilfreich ist auch die Übung »Starker Mann/Starke Frau« (Seite 122).

»Biofeedback« für den Alltag

Sie nehmen nicht wahr, wenn Sie Ihren Schultergürtel wieder einmal hochziehen? Oder Sie merken es erst nach einiger Zeit, wenn die Muskeln bereits schmerzhaft angespannt sind? Dann profitieren Sie wahrscheinlich von einem »Feedback-Tape«. Lassen Sie sich von einem Physiotherapeuten ein Kinesiotape zur Haltungskorrektur anlegen. Dadurch werden Sie einige Tage lang dauerhaft an die Schultergürtelkontrolle und eine gute Körperhaltung erinnert. Jedes Mal, wenn Sie unbewusst Ihre Schultern hochziehen, bemerken Sie diese ungewollte Anspannung mithilfe des Tapes. Das Tape sollte mit viel Zug angebracht werden. Vorausgesetzt, Sie haben keine Pflasterallergie.

Rautenmuskeln behandeln

Im Kopf-, Schulter- und Nackenbereich befinden sich verschiedene kleinere Muskeln oder Muskelgruppen, für die sich ein Training durchaus lohnt, um Beschwerden wie Kopfschmerzen zu lindern. Dazu gehören auch die Rautenmuskeln.

Diese Muskelgruppe besteht aus einem kleinen und einem großen Anteil. Der Musculus rhomboideus minor (kleiner Rautenmuskel) und der Musculus rhomboideus major (großer Rautenmuskel) liegen zwischen den Schulterblättern unterhalb des Trapezmuskels. Beide Muskeln verlaufen vom Schulterblatt zur Wirbelsäule, jedoch nicht horizontal, sondern schräg. Wegen ihrer Anatomie können sie die Schulterblätter zusammenziehen, drehen (rotieren) oder nach oben ziehen. Zudem fixieren sie gemeinsam mit anderen Muskeln die Schulterblätter am Rumpf.

Diese Muskeln sind bekannt für ihre gleichzeitig auftretende hohe Anspannung und Neigung zur Abschwächung. Das liegt einerseits an der Zusammensetzung der Muskelfasern und andererseits an der Tatsache, dass wir diese Muskeln in unserem heutigen Alltagsverhalten selten einsetzen. Bei einer deutlichen Abschwächung der Rautenmuskeln wird das Schulterblatt nicht gleichmäßig am Rumpf gehalten.

Die Rautenmuskeln sind im Alltag meist einer statischen Belastung ausgesetzt. Zum Beispiel sind die Arme bei PC-Arbeiten leicht in Bewegung, die Schulterblätter jedoch nicht. Das bedeutet, die Rautenmuskeln stabilisieren nahezu statisch die Schulterblätter, und das oft über einen längeren Zeitraum. Diese dauerhafte, leichte Anspannung führt schnell zu hohen »Verspannungen« und Schmerzen.

Schmerzen zwischen den Schulterblättern können auch von den Rippen, der Wirbelsäule, Nerven oder anderen Muskeln herrühren. Wenn Sie sich unsicher sind, klären Sie das ärztlich ab.

Meistens liegt die Ursache neben dem Verhalten (s. oben) an Bewegungseinschränkungen der Brustwirbelsäule. Die Brustwirbelsäule ist durch den Brustkorb an sich bereits der unbeweglichste Abschnitt der Wirbelsäule. Die Bewegungen der Wirbelsäule im Alltag finden demnach hauptsächlich in der darunterliegenden Lendenwirbelsäule und der darüberliegenden Halswirbelsäule statt. Am meisten wird die Brustwirbelsäule gedreht oder gebeugt.

Aber wenn Sie mal darüber nachdenken: Wann gehen wir ganz bewusst in die Seitneigung oder in die Streckung der Brustwirbelsäule? Diese Bewegungen werden meistens vernachlässigt. Diese einseitigen Belastungen führen nicht nur zu Bewegungseinschränkungen, sondern auch zu hoher muskulärer Anspannung – wie z. B. in den Rautenmuskeln. Aus diesem Grund ist bei häufigen Beschwerden in den Rautenmuskeln auch das Kurzübungsprogramm BWS (Seite 57) zu empfehlen.

Finden Sie heraus, ob Einschränkungen der BWS vorliegen. Durch regelmäßiges Durchbewegen der BWS werden nicht nur Wirbelgelenke und Rippengelenke behandelt, sondern auch der hohe Tonus der Muskulatur aufgrund einer gesteigerten Durchblutung wird reduziert. Dies könnte eine entscheidende Maßnahme gegen Ihre Rückenschmerzen sein.

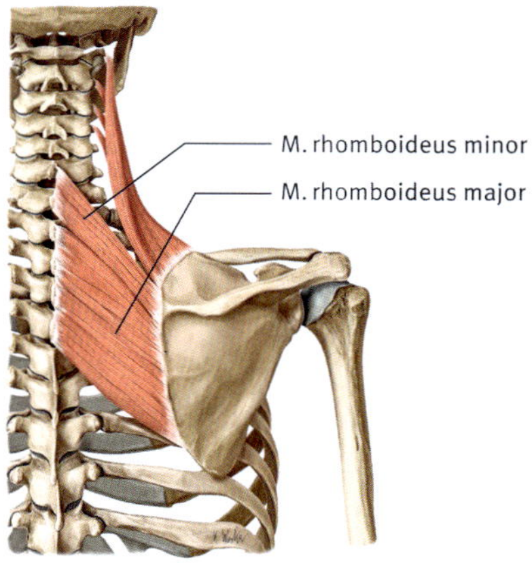

Die Muskeln zwischen den Schulterblättern werden oft als schmerzhaft beschrieben.

Selbsttest/Fragen

- Sie haben an dieser Stelle regelmäßig Schmerzen?
- Sie korrigieren selten Ihre Körperhaltung?
- Sie machen keine Rückenübungen zur Kräftigung?
- Sie sitzen oft stundenlang in leicht gebeugter Position und sorgen für wenig Abwechslung?
- Ihre Schulterblätter stehen vom Rumpf ab oder befinden sich sehr weit außen?

Akuthilfe: Rückenroller

» Sie benötigen einen Massageball mit einem Durchmesser zwischen sechs und zwölf Zentimetern. Die Massagebälle sind mittlerweile in vielen verschiedenen Varianten erhältlich. Manche Firmen bieten auch ein Set bestehend aus drei Massagebällen an: soft, mittel und hart. Alternativ können Sie einen Tennis- oder Igelball verwenden.

- Legen Sie den Ball zwischen Ihre Schmerzpunkte am Rücken und die Wand. Achten Sie darauf, dass Sie den Ball nicht gegen Ihre Wirbelsäule drücken, sondern gegen die Muskulatur ①.
- Achten Sie während der Druckpunktmassage darauf, dass Ihre Arme und der Schultergürtel entspannt sind.
- Nehmen Sie eine leichte Schrittstellung ein, um den Druck auf Ihre Schmerzpunkte besser dosieren zu können. Verwenden Sie bei Bedarf einen höheren oder niedrigeren Druck.
- Lassen Sie den Ball auf und ab über die schmerzhaften Muskelfasern rollen, indem Sie langsam etwas in die Knie gehen und sich wieder aufrichten ②.

Achtung: Führen Sie die Übung nur wiederholt aus, wenn Sie das Gefühl haben, dass die Spannung anschließend spürbar geringer ist.

Tipps: Falls es nicht besser wird:
- Überprüfen Sie die Ausführung oder lassen Sie sich von jemandem kontrollieren.
- Lassen Sie sich von einem Physiotherapeuten beraten.

Akuthilfe: Schweben

» Sie benötigen eine Faszien- bzw. Massagerolle mit einer glatten Oberfläche. Der Durchmesser der Trainingsrollen beträgt fast immer 15 Zentimeter. Es gibt verschiedene Härtegrade, wählen Sie für den Anfang oder bei sehr schmerzhaft angespannter Rückenmuskulatur eine weichere Variante.

- Setzen Sie sich auf den Boden, eine Matte oder einen Teppich. Legen Sie die Rolle quer unter Ihre Schulterblätter und legen Sie sich darauf ab.
- Falten Sie Ihre Hände und legen Sie sie unter Ihren Kopf. Der Kopf sollte nicht in der Luft hängen, sondern ganz entspannt in Ihren Händen ruhen.
- Heben Sie Ihr Becken etwas an.
- Rollen Sie ganz langsam vor und zurück, sodass die Muskeln zwischen Ihren Schulterblättern ausreichend massiert werden ③.
- Machen Sie bei Bedarf ein paar Schritte mit Ihren Füßen vor oder zurück, rollen Sie dabei aber nur bis zur mittleren Brustwirbelsäule und nicht bis in den unteren Rücken.
- Führen Sie diese Übung zu Beginn nur kurz aus (20–30 Sekunden). Tut Ihnen die Übung gut, steigern Sie die Dauer. Ausdauernde Personen schaffen 5–10 Minuten.

Tipps:
- Sie können Ihre Ellbogen zusammenführen und in Richtung der Decke zeigen lassen. So wandern die Schulterblätter nach außen und die Rolle erreicht auch andere Muskelfasern.
- Drehen Sie Ihren Rumpf während der Rollbewegung ganz leicht nach links oder nach rechts, um eine Seite zu betonen.

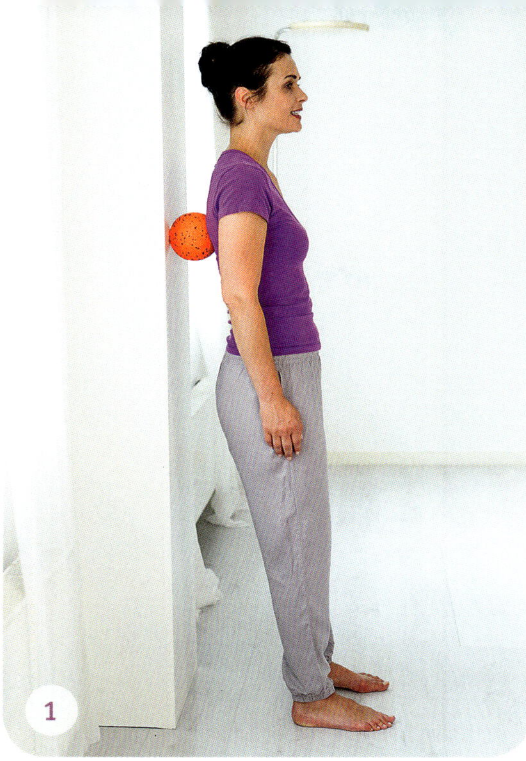
1

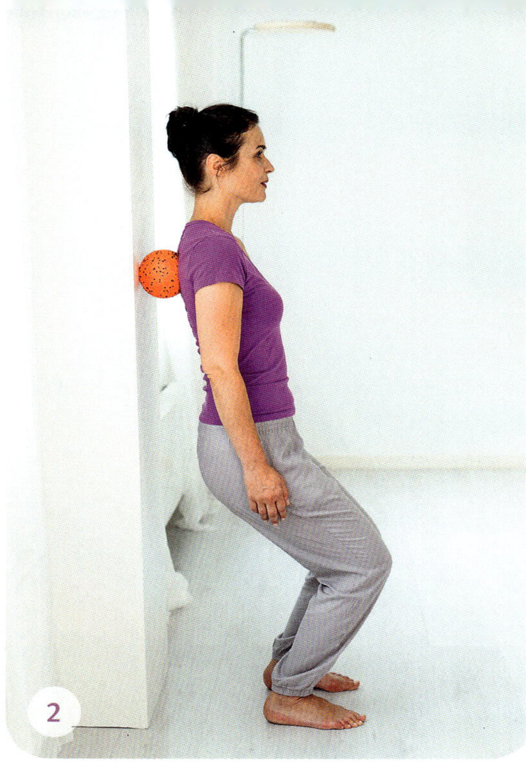
2

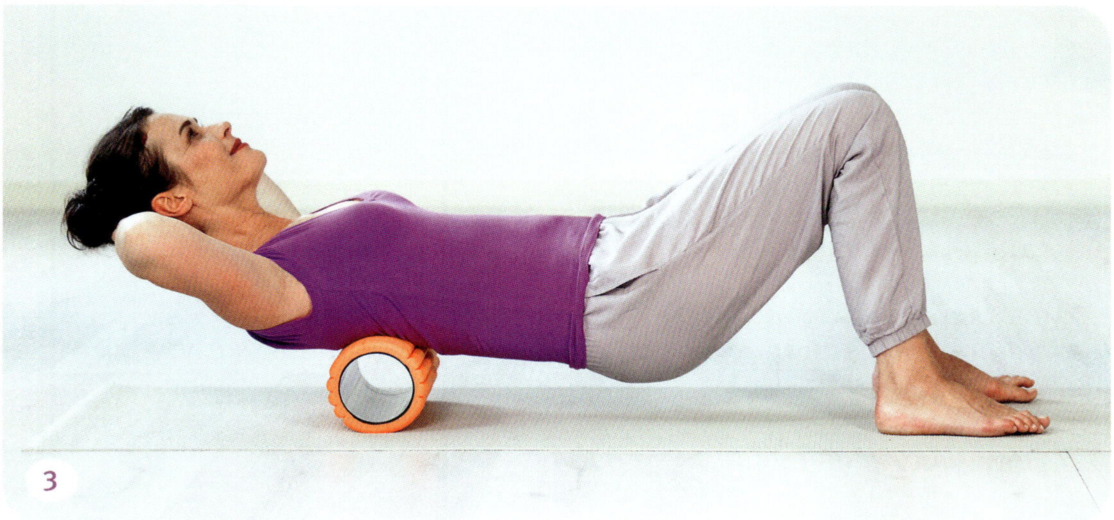
3

Im Alltag zu beachten

Um muskuläre Schmerzen zwischen den Schulterblättern zu vermeiden, sollten Sie Ihre Sitzhaltung und andere aufrechterhaltende Faktoren in den Blick nehmen – und diese Muskeln kräftigen. Die Kräftigungsübungen finden Sie im Kapitel »Muskuläre Balance und Körperhaltung verbessern« (Seite 58).

Wie bei den meisten muskulären Schmerzen gibt es auch bei den Muskeln zwischen den Schulterblättern aufrechterhaltende Faktoren, die die Beschwerden immer wiederkehren lassen.

Aufrechterhaltende Faktoren sind z. B.:

- eine dauerhafte »Muster-Körperhaltung«: Sie sitzen häufig aufrecht und haben dabei dauerhaft nach hinten gezogene Schulterblätter.
- Beruflich müssen Sie lange sitzen und verharren oft ohne Abwechslung in einer starren Sitzhaltung.
- Sie richten Ihre Wirbelsäule im Sitzen selten bis nie bewusst auf oder Sie ziehen Ihre Schulterblätter sehr selten nach hinten.
- monotone oder einseitige Tätigkeiten mit den Armen

Abwechslung der Körperhaltung

Es ist es nicht förderlich, ständig in einer bestimmten Sitzposition zu verharren. Auch eine dauerhaft perfekte Körperhaltung kann zu Muskelschmerzen führen. Ändern Sie also regelmäßig Ihre Sitzposition. Das dynamische Sitzen ist die beste Abwechslung für den gesamten Schultergürtel- und Rückenbereich. Sie können gerne auch mal eine vermeintlich schlechte Haltung einnehmen. Hauptsache, es ist nicht allzu lange und Sie wechseln oft in andere Positionen. So werden im Wechsel verschiedene Muskelgruppen und Gelenke geschont.

Testen Sie auch unbedingt »Biofeedback für den Alltag« (Seite 127), »Die aufrechte Haltung ist Ihnen zu anstrengend?« (Seite 100) und den »Redondoball-Trick« (Seite 100). Vor allem der Redondoball-Trick ist ein bewährtes Mittel gegen dauerhafte Anspannung zwischen den Schulterblättern bei PC-Arbeit.

Entspannung nach gezielter Anspannung

Sie sitzen in einem Meeting oder können aus anderen Gründen keine Bewegungen und Haltungsänderungen durchführen? Machen Sie sich das Prinzip der Progressiven Muskelrelaxation zunutze: Spannen Sie die Muskeln an, indem Sie Ihre Schulterblätter fest zusammenziehen oder gegen Ihre Sitzlehne drücken. Halten Sie diese Anspannung 10–20 Sekunden. Lösen Sie diese Spannung anschließend, so langsam Sie können. Vergewissern Sie sich, dass keine Anspannung mehr vorhanden ist. Wiederholen Sie diesen Vorgang 5- bis 8-mal. Sie können entweder eine leichte oder eine starke Anspannung aufbauen. Versuchen Sie beide Varianten.

» Bauen Sie gezielte Pausen in Ihren Alltag ein und achten Sie dabei auf Ihre muskulären Spannungen.

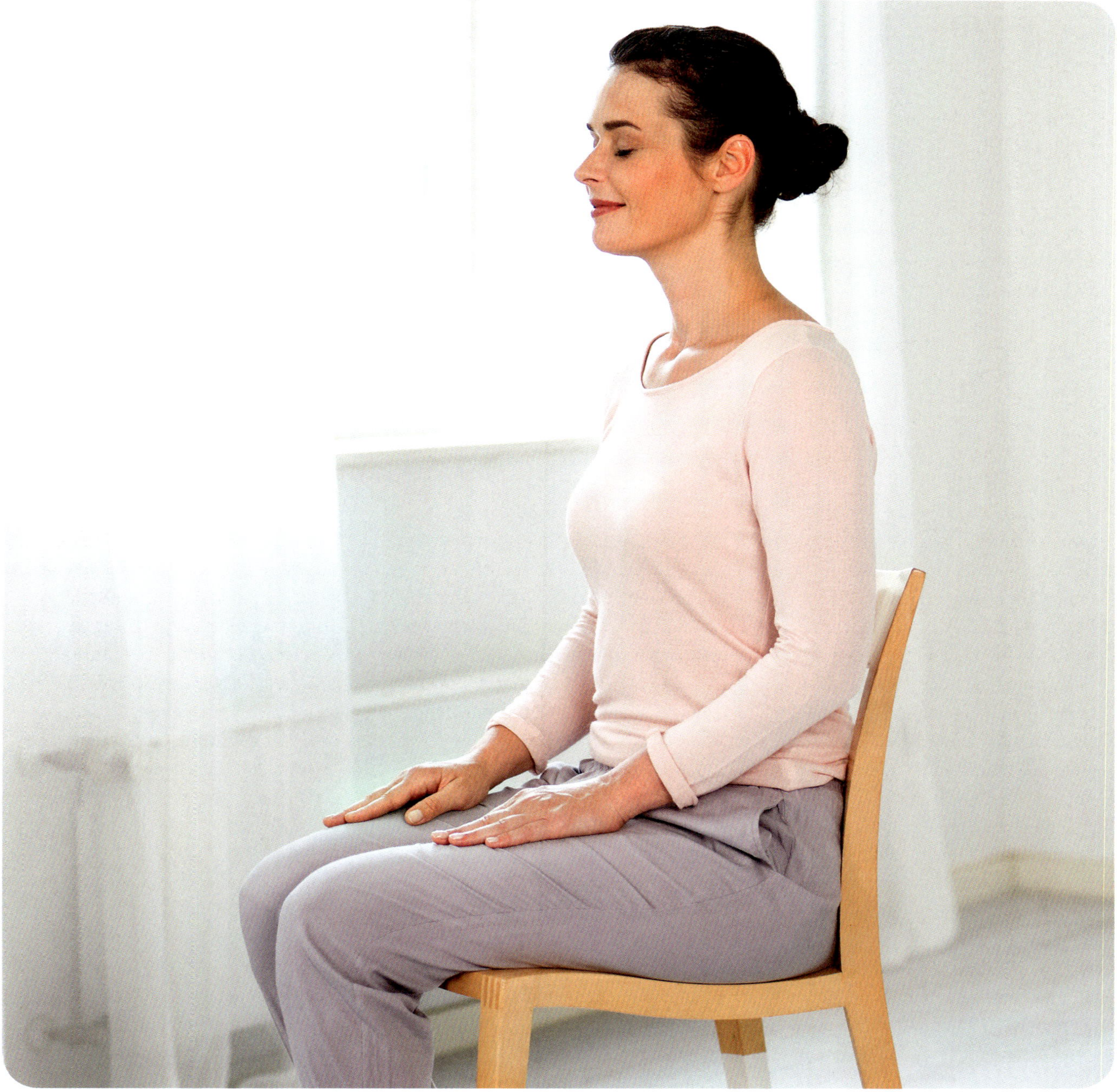

Schulterblattheber behandeln

Haben Sie schon wieder die »Schultern an den Ohren kleben« – ziehen Sie die Schulterblätter also nach oben? Dann kann der Schulterblattheber durchaus einmal schmerzen. Seien Sie im Alltag achtsam und machen Sie diesen Muskel wieder locker.

Der Schulterblattheber (Musculus levator scapulae) ist ein sehr interessanter Muskel. Er hat ähnliche Aufgaben wie die Rautenmuskeln (Musculi rhomboidei). Er verläuft vom inneren Schulterblattrand und der Schulterblattspitze nach oben bis zu den Querfortsätzen des 1.–4. Halswirbels. Seine Hauptfunktion ist, die Schulter anzuheben.

Der Schulterblattheber ist etwa einen Finger breit und wird komplett vom Trapezmuskel verdeckt. Bei einer Untersuchung ist er nicht immer leicht, zwischen den einzelnen Muskeln zu unterscheiden. Auch in diesem Bereich können andere anatomische Strukturen für Schmerzen verantwortlich sein.

Der Muskel kann nicht nur die Schulterblätter heben, sondern auch den Kopf zur Seite neigen. Ist also dieser Muskel stark angespannt, kann er die Drehung des Kopfs einschränken. Dieser Muskel kann bei Überlastung Schmerzen vom Schulterblatt bis in den Nacken und den Hinterkopf verursachen.

Selbsttest/Fragen

- Die Lokalisation Ihrer Schmerzen befindet sich unmittelbar am oberen Schulterblattrand oder im Verlauf des Muskels?
- Sie ziehen im Alltag sehr häufig unbemerkt die Schultern/Schulterblätter nach oben (vielleicht auch beruflich bedingt, häufiges Armanheben, Überkopfarbeit usw.)?
- Schon bei kurzer Überkopfarbeit spüren Sie einen Anstieg der Muskelspannung?
- Wenn Sie kräftig die Schultern hochziehen und diese Position etwas anhalten, spüren Sie Ihre typischen Schmerzen?
- Beim Tasten spüren Sie, dass der Schulterblattheber sehr fest ist?

Der Schulterblattheber hat eine ähnliche Funktion wie die Rautenmuskeln und der Trapezmuskel. Lesen Sie deswegen gerne auch die Kapitel zu diesen Muskeln und führen Sie die dort genannten Übungen aus.

Am wichtigsten ist dabei eine leichte Schulterblattkontrolle nach hinten-unten. Versuchen Sie zukünftig, so oft wie möglich im Alltag daran zu denken. Dabei sollten Sie die Korrektur nicht dauerhaft beibehalten, sondern immer wieder einmal für eine kurze Zeit. Falls das gar nicht gelingen sollte, gibt es immer noch die Möglichkeit, ein Tape anlegen zu lassen (Seite 127).

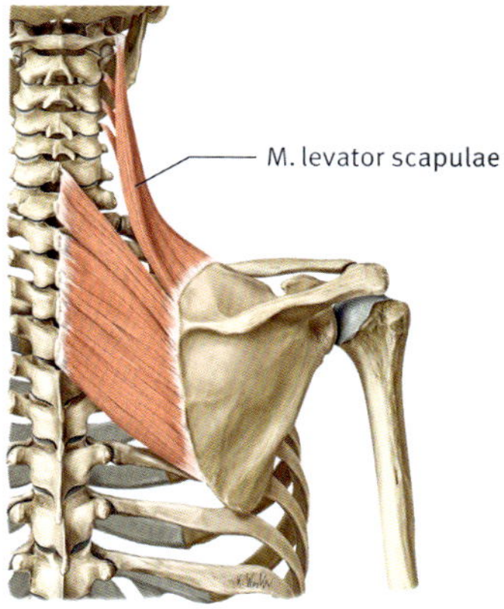

Beschwerden des Musculus levator scapulae sind ein häufiges Begleitsymptom bei Kopfschmerz.

Schief an der Wand

›› Für diese Übung benötigen Sie einen Massageball mit einem Durchmesser von sechs bis zwölf Zentimetern. Alternativ können Sie einen harten Igelball verwenden.

- Legen Sie den Ball zwischen Muskel und Wand.
- Gehen Sie einen Schritt von der Wand weg, um den Druck auf den Muskel zu erhöhen. Drehen Sie dafür unbedingt Ihren Oberkörper etwas zu der Seite, die Sie behandeln möchten ①.
- Achten Sie während der Druckpunktmassage darauf, dass die Muskeln Ihrer Arme und des Schultergürtels ganz locker sind.
- Machen Sie einen Ausfallschritt, um den Druck auf Ihre Schmerzpunkte besser dosieren zu können. Bewegen Sie sich langsam auf und ab, indem Sie immer etwas in die Knie gehen ②.
- Führen Sie die Übung nur weiter aus, wenn Sie das Gefühl haben, die Spannung wird geringer.
- Beginnen Sie mit einer kurzen Anwendung (10–20 Sekunden). Überprüfen Sie, ob sich etwas verändert.
- Steigern Sie bei Bedarf die Dauer auf 3–5 Minuten. Legen Sie dabei aber kurze Pausen ein.

Tipps:

- Spüren Sie keine Besserung, überprüfen Sie die Ausführung oder lassen Sie sich von jemandem kontrollieren.
- Sind die Schmerzen zu stark, verwenden Sie einen größeren Triggerball, versuchen es mit anderen Übungen oder lassen sich physiotherapeutisch beraten. Vertragen Sie die Therapie gut, nehmen Sie den kleinen Triggerball (sechs Zentimeter).

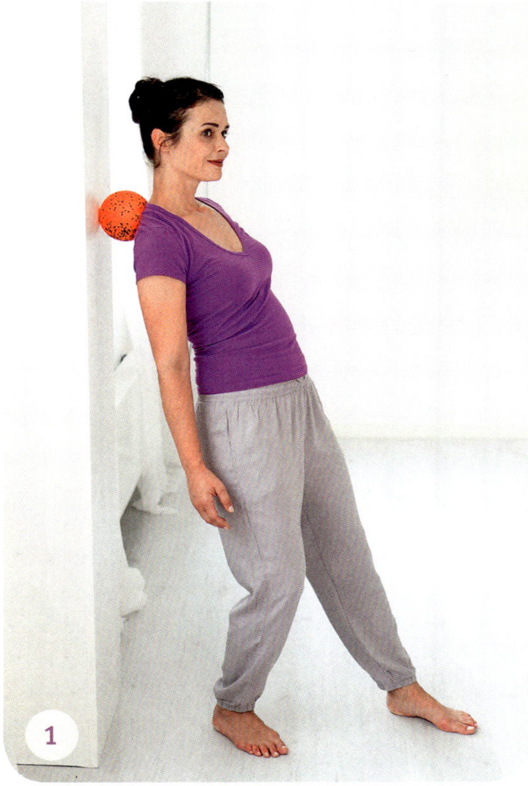
1

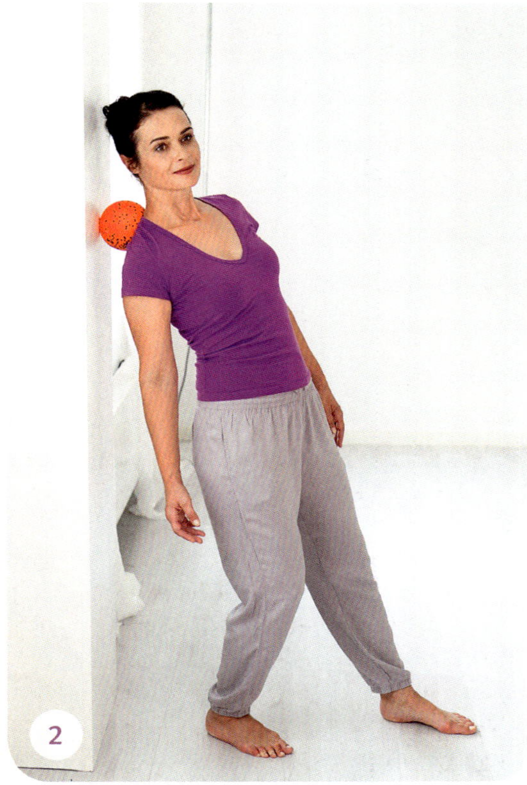
2

Kopfdreher behandeln

Diesen Muskel überlasten Sie, wenn Sie dazu neigen, den Kopf häufig nach vorn zu schieben. Er befindet sich seitlich am Hals und kann bei einer hohen Spannung zu lokalen und ausstrahlenden Schmerzen führen.

Der große Kopfdreher (Musculus sternocleidomastoideus) besteht aus einem vorderen und einem hinteren Anteil. Die Anteile verlaufen von Schlüsselbein und Brustbein, vereinen sich im Verlauf und setzen seitlich am Schädel hinter dem Ohr an. Je nach Ausgangsposition hat der Muskel verschiedene Funktionen.

Durch seinen diagonalen Verlauf kann der Muskel (bei einseitigem Zusammenziehen) den Kopf zur Gegenseite drehen und zur gleichen Seite neigen. Zudem ist er beim tiefen (forcierten) Einatmen ein Atemhilfsmuskel. Er beugt bei beidseitigem Zusammenziehen (Kontraktion) die untere Halswirbelsäule und streckt die obere Halswirbelsäule (»Kopf im Nacken«). Das ist interessant für Sie, wenn Sie dazu neigen, den Kopf nach vorn zu schieben. Denn dann müssen nicht nur die Nackenmuskeln, sondern auch der große Kopfdreher die Arbeit übernehmen, um den Kopf gerade zu halten. In Rückenlage kann der Muskel den Kopf anheben.

Die muskuläre Ausprägung unterscheidet sich deutlich in der Untersuchung, jedoch finden wir in der Migräneklinik oft myofasziale Triggerpunkte (Seite 74) mit Ausstrahlung in den Kiefer-, Stirn- und Schläfenbereich. Bei mangelnder, lokaler Stabilisation sehen wir in der Untersuchung Ausweichmechanismen über den Kopfdreher. Das bedeutet, dass die kleinen, tiefliegenden Muskeln der Halswirbelsäule abgeschwächt sind. In Folge wird deren Arbeit von den großen, oberflächig liegenden Muskeln übernommen. Einer dieser Muskeln ist der Kopfdreher. Wenn man also die muskuläre Überlastung des Kopfdrehers nachhaltig reduzieren möchte, ist im umgekehrten Sinne auch eine Aktivierung der kleinen Muskeln von Bedeutung.

Selbsttest/Fragen

- Sie kennen die Schmerzlokalisation?
- Wenn Sie sich im Spiegel betrachten, können Sie deutlich die Hervorhebung der Muskulatur erkennen?
- Sie erwischen sich häufig mit einer nach vorn geschobenen Kopfposition?
- Sie sitzen lange Zeit mit rundem Rücken und Kopf im Nacken?
- Sie müssen arbeitsplatzbedingt oft lange Zeit zu einer Seite schauen (z.B. Computerbildschirm links oder rechts von Ihnen, Arbeit an der Kasse usw.)?
- Sie schlafen gerne auf dem Bauch?
- Wenn Sie den Muskel mit Zeigefinger und Daumen zusammendrücken, empfinden Sie das als sehr schmerzhaft oder es entsteht eine Ausstrahlung in den Kopf.

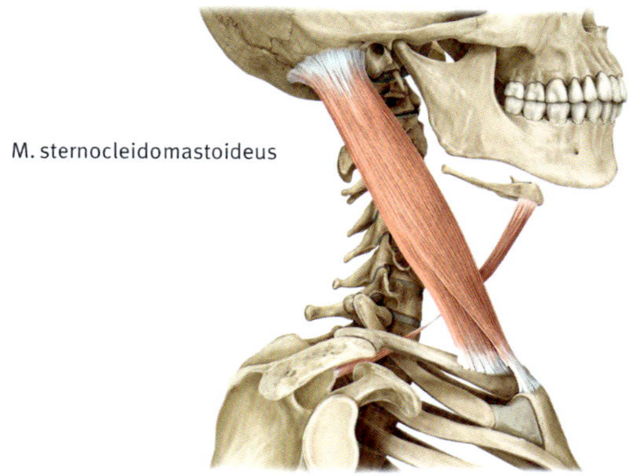

Verlauf des Musculus sternocleidomastoideus.

Führen Sie auch den Selbsttest (Seite 51) zur Kompensationsstelle Ihrer Wirbelsäule durch. Wenn Sie das Bild betrachten und einen deutlichen Unterschied Ihrer Kopfposition erkennen, ist es möglich, dass Ihr Kopfdreher auch aufgrund Ihrer Körperhaltung eine hohe Anspannung aufweist. Falls Sie tatsächlich häufig in dieser Position sind, ist es wichtig, dass Sie an der Verbesserung der Kopfposition arbeiten. Dazu ist die Übung »Dezentes Nicken« (Seite 88) geeignet. Hinsichtlich der Körperhaltung lesen Sie »Im Alltag zu beachten« (Seite 80).

Zur Decke schauen

» Auch Dehnübungen können vorübergehend helfen, das Spannungsgefühl zu reduzieren. Für eine langfristige Wirkung sollten jedoch weitere Tipps oder Übungen berücksichtigt werden. Beide nachfolgenden Übungen können Sie gut in den Alltag integrieren.

- Sitzen Sie mit aufrechter Wirbelsäule, ohne sich anzulehnen.
- Ziehen Sie beide Schultern kräftig nach unten.
- Falls Beschwerden im Arm entstehen, verringern Sie die Kraft etwas.
- Drehen Sie den Kopf zu einer Seite.
- Legen Sie anschließend den Kopf in den Nacken und heben Sie das Kinn, bis eine Dehnung im Halsbereich entsteht.
- Schauen Sie dabei nach rechts bzw. links oben in die Zimmerecke ①.
- Wenn Sie eine ausreichend intensive Dehnung seitlich am Hals spüren, halten Sie die Position 20–30 Sekunden.
- Führen Sie diese Übung, je nach Empfinden, 1- bis 3-mal aus.

Halszwicken

» Meistens ist es die Position mit dem nach vorn geschobenen Kopf, die den Kopfdreher besonders fordert. Um die Spannung zur reduzieren, sollten Sie daher neben der Eigenmassage zukünftig öfter auf Ihre Kopfposition achten.

- Liegen Sie auf dem Rücken oder sitzen Sie bequem. Wenn Sie auf dem Rücken liegen, verwenden Sie ein kleines Kissen.
- Versuchen Sie, den Kopfdreher zu ertasten, und klammern Sie ihn zwischen Zeigefinger und Daumen ein ②.
- Wenn Sie den Muskel fest zwischen den Fingern haben, ziehen Sie ihn ganz leicht vom Körper weg.
- Halten Sie diesen Griff zu Beginn nur kurze Zeit (5–10 Sekunden).
- Es kann gut sein, dass Sie dabei leichte Kopfschmerzen verspüren. Lassen diese nicht nach, reduzieren Sie die Intensität.

Tipp:

- Wenn es Ihnen schwerfällt, den Muskel zu finden, heben Sie in Rückenlage Ihren Kopf etwas an. Sie können den Muskel nun leicht tasten, da er vorn und seitlich am Hals deutlich angespannt sein wird. Danach legen Sie den Kopf wieder ab.
- Sie können die Eigenmassage intensivieren, indem Sie den Muskel während des Komprimierens verdrehen ③. So wird er gleichzeitig gedehnt.

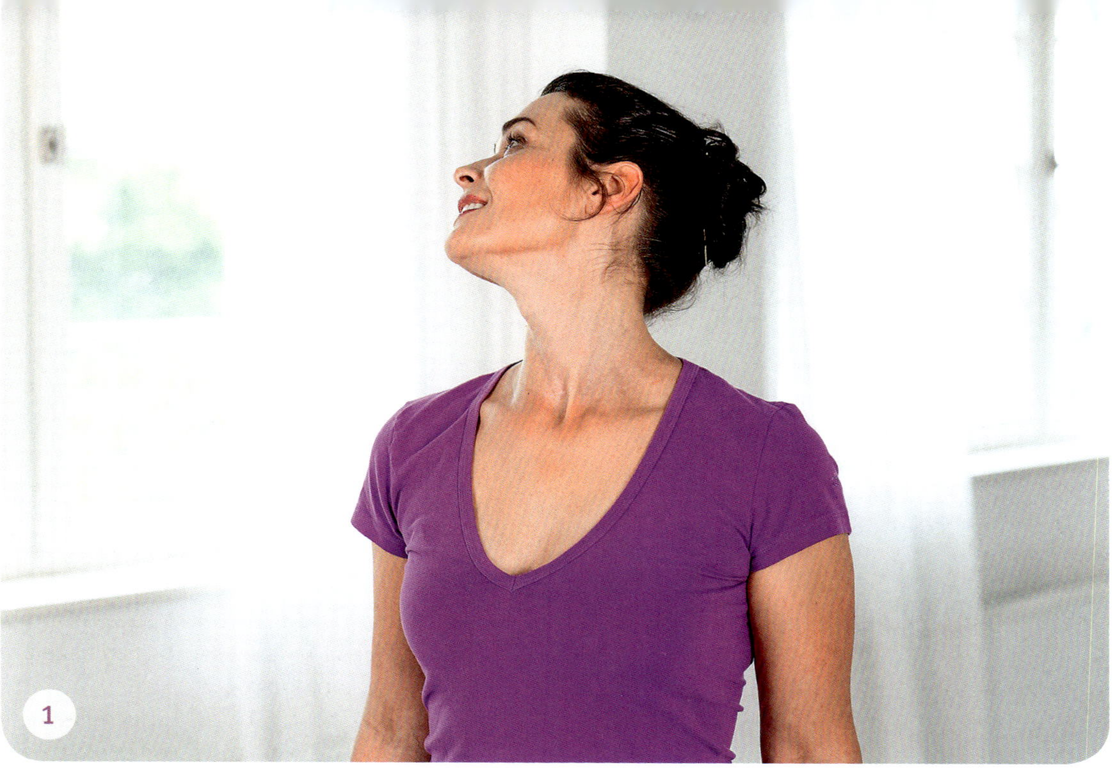
1

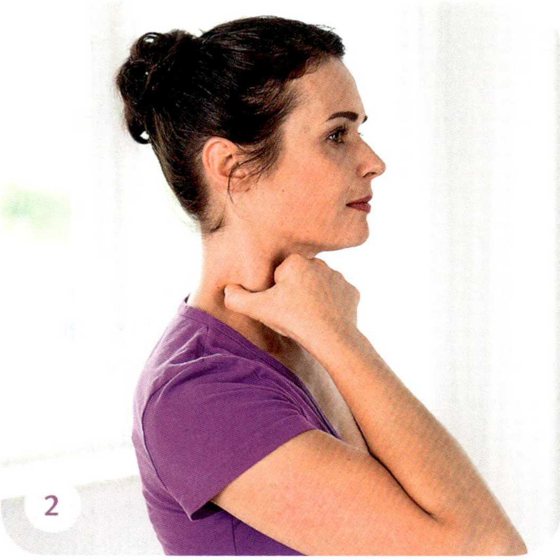
2

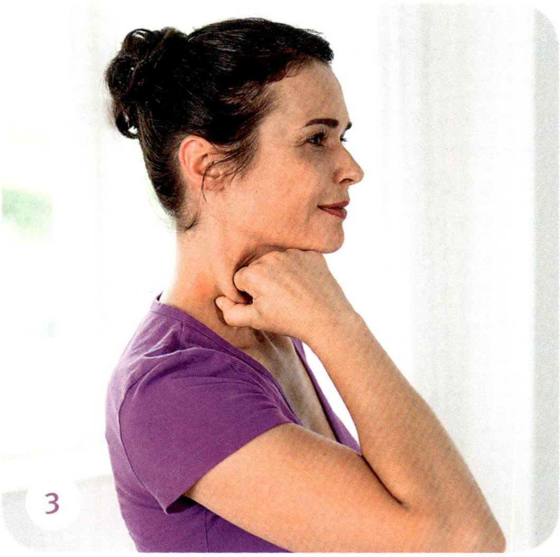
3

Für den Alltag: Lebensstil-Tipps

Die meisten von Ihnen kennen mehrere Triggerfaktoren für Schmerzattacken oder Gründe für eine Verstärkung von Kopfschmerzen. Bei genauerer Beobachtung wird jedoch deutlich, dass meistens nicht einzelne Gründe zu Kopfschmerzen führen, sondern der Auslöser eine Kombination mehrerer Faktoren ist.

Typische Situationen für den gleichzeitigen Einfluss verschiedener Trigger sind, wenn man gestresst oder erschöpft ist und ein ärgerliches Ereignis oder Nackenprobleme aufgrund einer einseitigen Körperhaltung noch hinzukommen. Diese oder andere Kombinationen können mit einer erhöhten Wahrscheinlichkeit zu Kopfschmerzen führen.

Wichtig ist hierbei, dass es immer Faktoren gibt, die Sie positiv beeinflussen können, z. B. eine gewisse Grundanspannung. Ist diese durch regelmäßige Auszeiten geringer, ist auch die Wahrscheinlichkeit anderer Auslöser geringer, die noch dazukommen.

Da letztlich die Summe der Belastungen entscheidend ist, können Sie die Häufigkeit und Schwere von Kopfschmerzen langfristig senken, indem Sie einen »ausbalancierten Lebensstil« aufbauen.

Lebensstil-Tipps (Migräne)

Die Empfehlungen zugunsten eines ausbalancierten Lebensstils bei Migräne lassen sich aus den Beobachtungen ableiten, dass das Migränegehirn aufgrund einer erhöhten Sensibilität besonders empfindlich reagiert auf

- Unregelmäßigkeiten im Tagesablauf wie das Auslassen von Mahlzeiten,
- unregelmäßiges Schlafverhalten oder
- abrupte Zustandsänderungen.

Solche abrupten Änderungen des Zustands können beim Wechsel von massiver Anspannung zu Entspannung entstehen (z. B. beim Urlaubsantritt oder Übergang ins Wochenende).

Die Auslöser sind jedoch bekanntlich von Person zu Person sehr unterschiedlich. Daher sind nicht alle Empfehlungen in den Stein gemeißelt. Die Empfehlungen sollten von Ihnen nach und nach erprobt werden. Versuchen Sie nicht, alle Lebensstil-Tipps auf einmal umzusetzen.

Regelmäßige Mahlzeiten: Achten Sie auf regelmäßige Mahlzeiten. Versuchen Sie, keine Mahlzeiten auszulassen.

Regelmäßiger Schlaf-Wach-Rhythmus: Versuchen Sie stets, zur gleichen Zeit ins Bett zu gehen und zur gleichen Zeit wieder aufzustehen, auch am Wochenende.

Nicht gegen die Kopfschmerzattacke ankämpfen: Bevor Sie bei einer beginnenden Migräneattacke ein

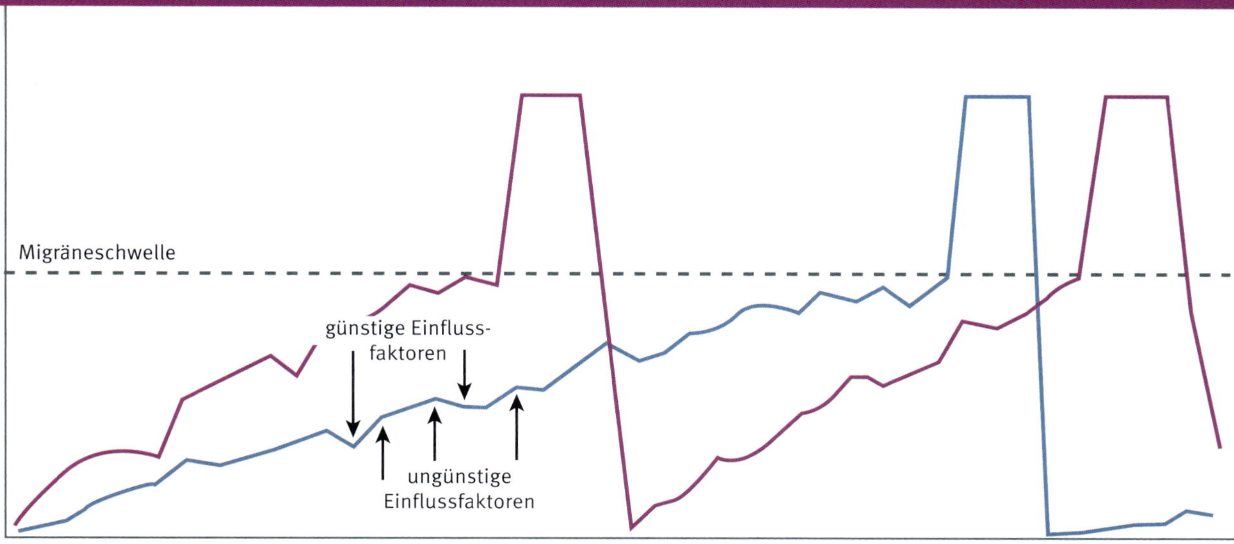

▲ Das Schwellenmodell zeigt, wie sich z. B. Fitness, Entspannung, Stressabbau auswirken. Das Ziel: Sie sollten die lilafarbene Linie durch günstige Einflussfaktoren in Richtung der blauen verschieben, um die Attacken zu reduzieren. Quelle: Dr. Joachim Korb

Schmerzmittel einnehmen, können Sie natürlich verschiedene Dinge ausprobieren (Erste-Hilfe-Koffer, Seite 152). Abgeraten wird von einem Ankämpfen gegen die Attacke. Dies geht mit einer gewissen Akzeptanz einher, die wiederum individuell sehr unterschiedlich und auch nicht selten schwer zu erarbeiten ist.

Spitzenbelastungen vermeiden: Ob im Beruf, in der Familie oder in der Freizeit: es gilt, Hektik und Multitasking möglichst zu vermeiden. Multitasking beschreibt eine Situation, in der gleichzeitig mehrere voneinander unabhängige Arbeitsvorgänge verrichtet werden. Aber auch der ständige Wechsel von Aufgaben in kurzer Zeit fällt unter Multitasking.

Reizabschirmung: Falls möglich, versuchen Sie, individuell negative Reize wie Gerüche oder Lärm zu vermeiden. Dies ist natürlich oft nicht möglich. Suchen Sie daher nach einer lauten oder stressigen Phase einen ruhigen Ort auf.

»Aufholen der Zeit« vermeiden: Es gibt keine verlorene Zeit. Versuchen Sie nicht, nach einer Migräneattacke schneller und länger zu arbeiten als üblich, um liegengebliebene Dinge nachzuholen. Ihr Gehirn benötigt ausreichend Zeit zur Regeneration. Das zügige und energieraubende Aufholen von Aufgaben begünstigt die nächste Migräneattacke. Gehen Sie die Dinge nach einem Migräneanfall langsam an, um nicht eine erneute Attacke zu provozieren.

Nach angespannten Situationen nicht zu schnell entspannen: Auch ein schneller Abfall des Stresspegels kann eine Migräneattacke auslösen. Ebenso wie Stress bedeutet dies eine Veränderung des sensiblen Migränegehirns. Versuchen Sie also, sich nicht zu schnell zu entspannen, verrichten Sie eventuell noch ein paar (weniger anspruchsvolle) Aufgaben, bevor Sie richtig entspannen.

Regelmäßige Entspannungs- und Bewegungseinheiten: Die regelmäßige Durchführung von Entspannungs- und Bewegungseinheiten beugt hohen Anspannungen und Überlastungen vor. Es ist jedoch wie so häufig leichter gesagt als getan. Sie benötigen Hintergrundinformationen, die Sie zu einer Umsetzung motivieren, Anregungen, eine gute Planung und vor allem Disziplin. Oft hilft ein tägliches Ritual. Lesen Sie dazu das Veränderungskapitel (Seite 145).

Regelmäßig Pausen/Auszeiten einplanen: Wahrscheinlich einer der wichtigsten Tipps. Insbesondere, wenn Sie viel Stress haben oder dazu neigen, durchzuarbeiten. Übergehen Sie Ihre Bedürfnisse nicht und ignorieren Sie nicht die Körpersignale. Meistens können Ihre Aufgaben auch später und wahrscheinlich auch langsamer weiterbearbeitet werden. Planen Sie die Pausen fest in Ihren Alltag ein und sorgen Sie für einen positiven Ausgleich. Lassen Sie sich auch über Ihren Kalender oder Ihr Smartphone an Pausen erinnern.

Lebensstil-Tipps (Spannungskopfschmerz)

Menschen mit häufigem oder anhaltendem Spannungskopfschmerz stehen häufig unter dauerhafter Belastung. Dies führt dazu, dass sie nervlich angespannt sind und darüber muskulär verspannen. Ausdauersport, körperliche Übungen und Entspannungstraining können die Muskulatur wieder lockern. Bei hoher muskulärer Spannung suchen Sie in diesem Buch Übungen passend zur Muskelgruppe. Versuchen Sie auch, Spannungen im Alltag zu reduzieren (z. B. häufiges Schulternhochziehen, Zähneaufeinanderpressen).

Aber nicht alle Personen mit Spannungskopfschmerzen haben auch eine hohe muskuläre Spannung. Daher geht man davon aus, dass sich im Gehirn die Schmerzempfindlichkeitsschwelle verringert hat. Diese Schwelle können Sie aber positiv beeinflussen, indem Sie Ihre Belastungen verändern – denn Belastungen und Schmerzschwelle hängen eng zusammen. Dies Herangehensweise, lediglich die Muskelanspannung zu reduzieren, ist eine symptomatische Therapie. In der Therapie von Spannungskopfschmerzen ist daher auch der Umgang mit Stress ein wesentliches Thema. Es geht dabei unter anderem darum, den Stress im Alltag oder im Beruf frühzeitig zu erkennen. Womöglich würden Sie die Frage nach stressigen Belastungen verneinen, aber sind dennoch regelmäßig ausgelastet und gönnen sich kaum Ruhephasen. Es kann sein, dass Sie Ihre beständige Belastung nicht als negativ wahrnehmen und ganz im Gegenteil sogar Pausen und Ruhephasen, in denen man »nichts bewirkt«, eher negativ bewerten. Aus diesem Grund ist es ein Versuch wert, sich die folgenden bereits unter Migräne-Lebensstil-Tipps aufgezählten Empfehlungen genauer anzuschauen:

- regelmäßig Pausen/Auszeiten einplanen: siehe oben
- regelmäßige Entspannungs- und Bewegungseinheiten: siehe oben
- Spitzenbelastungen vermeiden: siehe oben

Verhaltensänderung

Tipps und Tricks für die Integration von Übungen, Sport und Entspannungseinheiten in den stressigen Alltag. In diesem Kapitel werden 17 Regeln und Tipps präsentiert, mit denen es Ihnen gelingen soll, Übungen regelmäßig und langfristig umzusetzen.

Seit ich 2010 begonnen habe, in der Schmerztherapie zu arbeiten, ist es mir ein großes Anliegen, Patienten mit chronischen Schmerzen dazu zu motivieren, regelmäßig Eigenübungen oder Sport zu machen. Dabei spielt es in erster Linie keine Rolle, ob es um den Kopf, die Hüfte, den Rücken oder den Nacken geht. Für manche Personen empfiehlt es sich, regelmäßige Bewegung oder Sport in den Alltag zu integrieren, andere hingegen profitieren mehr von regelmäßigen Entspannungsübungen. Die Tipps zur Umsetzung sind oft dieselben. Einige davon werden hier im Kapitel vorgestellt.

Sie haben sich nun entschieden, zukünftig eine neue Aktivität zur Vorbeugung gegen Kopfschmerzen oder Migräne aufzunehmen. In diesem Buch vorgestellte und geeignete Aktivitäten sind Entspannungs- oder Sporteinheiten, Lebensstilfaktoren oder Nacken-/Kieferübungen. Ihre Entscheidung für eine der Interventionen ist Voraussetzung, um von den Tipps aus diesem Kapitel zu profitieren. Falls Sie noch keine Intention haben, eine nichtmedikamentöse Prophylaxe durchzuführen, lesen Sie das Kapitel »Wie Sie beginnen« (Seite 18) oder jeweils die Einführung der Kapitel »Entspannung« (Seite 32), »Ausdauer« (Seite 41), den Praxisteil (Seite 49) und den Exkurs zu Lebensstilfaktoren (Seite 142). Wenn Sie sich entschieden haben, womit Sie beginnen möchten, kommen Sie wieder zurück zu diesem Kapitel.

Oft ist es ganz und gar nicht leicht, die Tipps zu beherzigen und z. B. regelmäßige Bewegung und Entspannung in den Alltag zu integrieren. Jede Person hat eine andere Motivation, andere Ziele, aber auch unterschiedliche Barrieren, eine Aktivität aufzunehmen und regelmäßig durchzuführen.

Häufig genannte Gründe für die nichtmedikamentöse Prophylaxe:

- mehr kopfschmerzfreie Tage
- geringere Kopfschmerzdauer oder -intensität
- weniger Nacken- oder Rückenschmerzen
- weniger Medikamente einnehmen

- aktiv gegen die Kopfschmerzen vorgehen
- allgemein besseres Wohlbefinden und Fitness

Grundlegende Regeln für die Umsetzung

- Nicht zu viel auf einmal planen (drei bis fünf Übungen; entweder mit Sport oder Entspannung beginnen).
- Pausen berücksichtigen.
- Erinnern lassen (Wecker, Serienerinnerung, Post-it, Kalender-Erinnerung).
- Trainingspartner suchen.
- Nicht darüber nachdenken, was Sie alternativ in der Zeit machen könnten.
- An einem Migränetag sollte man in der Regel keinen Sport machen und dann auch kein schlechtes Gewissen haben, wenn es nicht klappt.
- Überfordern Sie sich nicht, setzen Sie sich nicht unter Druck.
- Belohnen Sie sich für eine Übungseinheit, die Ihnen eher schwerfällt.
- Bleiben Sie achtsam und hören Sie auf Ihren Körper.

Häufig genannte Gründe, weshalb es mit der Prophylaxe nicht klappt:

- Zeitmangel
- Abgeschlagenheit, Lustlosigkeit, Übungen machen kein Spaß
- fehlende Informationen über den Benefit der Übungen und Tipps
- fehlende Unterstützung
- Sorge, etwas falsch zu machen
- Schmerzverstärkung
- kein Effekt durch die Übungen

Was wollen Sie erreichen?

Die größte Motivation wird meistens erreicht, wenn man merkt, wie sich Erfolge einstellen. Auch wenn es nur kleine Erfolge sind, könnten dies die ersten Hinweise darauf sein, dass Sie langfristig von dieser Strategie profitieren. Meiner Erfahrung nach werden die Übungen oder Tipps oft unregelmäßig oder zu kurz verfolgt, um eine Aussage über deren Wirksamkeit treffen zu können. Ein erneuter konsequenterer Versuch lohnt sich meistens. Zudem sollten Sie sich bewusst sein, dass die (Migräne-)Kopfschmerzen über die Lebenszeitspanne noch häufiger als bisher auftreten können. Beginnen Sie also lieber früher als später mit der Vorbeugung.

Disziplin hilft

Nichtmedikamentöse Prophylaxe bedeutet, auch an guten Tagen aktiv gegen die Kopfschmerzen vorzugehen. Manchmal ebenso an Tagen, an denen einem der Sinn nach etwas anderem steht. Ganz ohne Disziplin wird es nicht funktionieren. Neben der aktuellen Motivation ist die eigenständige Wiederaufnahme von Sport oder Übungen eine wichtige Variable einer erfolgreichen Prophylaxe. Denn es wird immer mal Zeiten geben, in denen Sie weniger oder gar kein Sport machen können oder dürfen. Dabei ist es nicht immer leicht, sich wieder an die Startlinie zu begeben und erneut mit den Übungen zu beginnen. Versuchen Sie es trotzdem und denken Sie immer daran, was Sie erreichen möchten.

Entscheiden Sie selbst

Am besten funktioniert es, wenn Sie selbst einen Rhythmus für Ihre Übungen finden. Nicht nur Anfänger, sondern auch Fortgeschrittene können von den Tipps profitieren. Die Übungsbeispiele sind fast immer austauschbar, unabhängig davon, ob es sich dabei um Entspannung, Sport, Nackenübungen oder andere gesundheitsförderliche Aktivitäten handelt. Suchen Sie sich erstmal nur einen der Tipps aus. Ich hoffe, es ist auch ein Tipp für Sie dabei, mit dem es

Ihnen gelingt, langfristig aktiv gegen die Kopfschmerzen vorzugehen.

17 Tipps für die Umsetzung im Alltag

① Arbeiten nach Plan

Bei der Umsetzung von Übungen oder Sport kann Ihnen ein Wochenplan helfen: Skizzieren Sie sich einen schriftlichen Wochenplan (Seite 154). Tragen Sie zu Beginn Ihre Arbeitszeiten und/oder andere fixe Termine ein. Fügen Sie anschließend die neuen Aktivitäten hinzu (Ausdauersport, Spazieren, Entspannungstechniken, Übungen). Schauen Sie dann nochmal kritisch auf den Plan und überlegen Sie, was Sie wirklich realistisch und langfristig umsetzen können. Planen Sie zudem Pausen ein. Hängen Sie sich den Plan an den Kühlschrank oder einen anderen Ort, an dem Sie den Plan regelmäßig sehen.

Für wen geeignet? Für Personen, die motiviert sind, eine Aktivität aufzunehmen, aber aus unterschiedlichen Gründen an der Umsetzung scheitern. Zudem ist das Arbeiten nach Wochenplan eher für Personen geeignet, die wissen, dass ihnen diese Art von Struktur helfen kann.

Was und wie oft will ich etwas üben?
Flexibel

② 20-Minuten-Regel

Entscheiden Sie sich für eine neue Aktivität, die Ihnen schwerfällt, von der Sie jedoch annehmen, dass sie hilfreich für Sie sein könnte. Im nächsten Schritt suchen Sie sich an vorerst nur einem Tag in der Woche ein 20-Minuten-Zeitfenster, in dem Sie meistens keine festen Termine haben, beispielsweise sonntags, 17–17:20 Uhr. In diesen 20 Minuten werden Sie ab sofort z. B. walken/joggen. Das Besondere an dieser Regel ist, dass Sie diese Aktivität nicht außerhalb des gewählten 20-Minuten -Zeitfensters durchführen »dürfen«. Wenn Sie das Zeitfenster verpasst haben, ist es laut 20-Minuten-Regel erst eine Woche später wieder »erlaubt«, zu joggen/walken.

Für wen geeignet? Es sollte eine Aktivität sein, die Sie aktuell noch nicht durchführen und die Sie bisher vor sich hergeschoben haben. Es ist also ein spezieller Tipp gegen die weit verbreitete Prokrastination (»Aufschieberitis«).

Was und wie oft will ich etwas üben?
Übungen zur Kräftigung oder Ausdauersport für je 20 Minuten, 1-mal pro Woche

③ 3-Tages-Regel

Wenn Sie morgens aufwachen, überlegen Sie, wann Ihre letzte Übungseinheit war. Wenn Sie die vergangenen zwei Tage nichts dergleichen gemacht haben, ist heute der dritte Tag und somit wieder ein Übungstag. Beginnen sie sofort nach dem Aufstehen mit den Übungen oder nehmen Sie sich fest vor, dies heute anzugehen. In letzterem Fall entscheiden Sie sich direkt für eine Uhrzeit.

Für wen geeignet? Für Personen, die eine Aktivität unregelmäßig oder selten durchführen und diese Aktivität häufiger und regelmäßiger durchführen möchten. Diese Regel ist auch für Personen geeignet, die etwas mehr Flexibilität benötigen und nicht mit einem Wochenplan arbeiten möchten.

Was und wie oft will ich etwas üben?
Alle Übungen; 2-mal pro Woche.

④ Implementierungsintention nach Gollwitzer

Diese Strategie eines zielgerichteten Verhaltens geht auf P. M. Gollwitzer zurück. Dabei wird ein zielführendes Verhalten (z. B. Übung durchführen, Körperhaltung korrigieren) mental an eine zukünftige Situation oder einen Hinweisreiz gekoppelt. Dies wird in einem Wenn-Dann-Satz formuliert: »Wenn Situation X auftritt, werde ich Verhalten Y zeigen«.

- »Wenn während des Spielfilms Werbung kommt, mache ich zwei Nackenübungen im Sitzen.«

- »Wenn ich mittwochs nach Hause komme, mache ich sofort mein Sportprogramm.«
- »Wenn mein Telefon klingelt, prüfe ich die Anspannung meiner Muskulatur und lasse sie locker (z. B. Kiefer- oder Schultermuskulatur).«
- »Wenn ich nicht einschlafen kann, mache ich Autogenes Training.«

Für wen geeignet? Für alle Personen geeignet. Diese mentale Verknüpfung hilft bei der Automatisierung der Verhaltensänderung. Die Implementierungsintentionen verbessern die Wahrnehmung günstiger Situationen im Alltag.

Was und wie oft will ich etwas üben? Je nach Verknüpfung sind die Implementierungsintentionen sehr unterschiedlich einsetzbar. Sie sind sowohl für die Korrektur der Körperhaltung als auch das Lockerlassen der Muskulatur oder auch für Ihre Übungseinheiten gut geeignet.

⑤ Flare-up-Plan

Erstellen Sie sich alternativ zu dem, was Sie zukünftig umsetzen möchten, ein weiteres abgespecktes Programm. Dieses kleine Programm sollte auch an einem schlechten Tag umsetzbar sein. Es könnte z. B. eine Eisabreibung (Seite 152) oder ein Spaziergang sein. Oft sind es auch leichte Nackenübungen mit dem Redondoball im Liegen oder Entspannungstechniken. Erstellen Sie sich ein kleines Programm bestehend aus einer Bewegungs- und einer Entspannungseinheit.

Für wen geeignet? Wenn Sie bemerkt haben, dass es oft Migräneattacken oder Kopfschmerztage sind, die Ihren Plan der vorbeugenden Strategien durchkreuzen. Das Ziel ist es, trotzdem etwas aktiv gegen die Schmerzen zu unternehmen.

Was und wie oft will ich etwas üben? Flexibel, täglich, aber auch 2- oder 3-mal wöchentlich möglich.

⑥ 1 aus 3

Erstellen Sie sich drei zeitlich abgestufte Übungsprogramme. Die Programme könnten z. B. eine kleine Bewegungs- und eine Entspannungseinheit beinhalten. Benennen Sie die Programme (1, 2, 3 oder lang, mittel, kurz).

Beispiel:

- Programm 1: 30 Minuten Radfahren, Kräftigungsübungen Nackenmuskulatur, 20 Minuten PMR
- Programm 2: 30 Minuten Spaziergang, Eigenmassage Trapezmuskel, 15 Minuten Autogenes Training
- Programm 3: 20 Minuten Spaziergang, Schulterkreisen und Nacken in alle Richtungen durchbewegen, 15 Minuten Atemtechniken

Entscheiden Sie sich – je nachdem, wie es Ihnen an diesem Tag geht – für eines der drei Programme. Beachten Sie dabei, dass Sie das leichteste/kürzeste Programm auch an einem schlechten Tag durchführen könnten (Flare-up Plan, Seite 148).

Für wen geeignet? Wenn Sie bemerkt haben, dass es oft Migräneattacken sind, die Ihren Plan der vorbeugenden Strategien durchkreuzen. Oder wenn Sie festgestellt haben, dass Sie für die Übungen ganz unterschiedlich motiviert sind. Häufiger Stress ist ebenfalls eine Indikation.

Was und wie oft will ich etwas üben? Flexibel, täglich, aber auch 2- oder 3-mal wöchentlich möglich.

⑦ Tägliche Auszeit

Nehmen Sie sich am besten täglich Zeit für sich selbst, für Ihre Gesundheit und zur Prophylaxe der Kopfschmerzen oder der Migräne. Sorgen Sie jeden Tag für feste Trainingszeiten, z. B. morgens vor der Arbeit 15–20 Minuten Prophylaxe-Zeit. Was genau Sie jeweils durchführen, machen Sie von

Ihrer Tagesform oder Motivation abhängig. Es kann auch ein festes Übungsprogramm mit den für Sie am wichtigsten Bestandteilen sein.

Für wen geeignet? Wenn Sie festgestellt haben, dass all die Tipps und unregelmäßigen Routinen nicht hilfreich sind. Wenn Sie die Erfahrung gemacht haben, dass ein tägliches Ritual am besten funktioniert.

Was und wie oft will ich etwas üben?
Tägliche Prophylaxe, Zeit flexibel (10–60 Minuten).

⑧ Planen und dennoch flexibel bleiben

Falls Sie Ihre Übungen oder Ihren Sport nicht immer am selben Tag durchführen können, ist ein wiederkehrender Wochenplan wenig sinnvoll. Planen Sie alternativ jeden Sonntag, wann genau Sie Ihre Übungen in der kommenden Woche durchführen werden, und tragen Sie es in Ihren Kalender ein. Lassen Sie sich dann auch an jedem Sonntag an diese wöchentliche Planung per Serientermin vom Smartphone erinnern: Wenn Sonntagabends der Wecker klingelt, beginnen Sie sofort mit der kurzen Planung für die Folgewoche.

Für wen geeignet? Für Personen mit unregelmäßigen Arbeitszeiten (z. B. Schichtdienst), für Selbstständige und Personen, die viel unterwegs sind.

Was und wie oft will ich etwas üben?
Flexibel, Aufrechterhaltung der Prophylaxe.

⑨ Setzen Sie sich ein Limit

Wenn Sie dazu neigen, zu viel Sport zu machen, sollten Sie sich evt. limitieren. Hierfür gibt es verschiedene Möglichkeiten. Auch wenn Sie sehr diszipliniert sind und bereits regelmäßig üben oder Sport machen, kann Ihnen der Wochenplan helfen. Vermerken Sie mehrfach in Ihrem Wochenplan ein Schlüsselwort, z. B. »maximal«. Limitieren Sie die Zeit oder die Anzahl der Wiederholungen beim Krafttraining oder Ausdauersport. Notieren Sie die Höchstdauer für Ihren Ausdauersport entweder im Wochenplan oder auf einem Post-it oder als Erinnerung im Smartphone.

Für wen geeignet? Für Personen mit der Neigung, zu viel Sport zu machen, sich generell zu überfordern und nicht auf ihre Grenzen zu achten. Insbesondere, wenn Sie deutlich mehr Sport machen, als es allgemein empfohlen wird – ohne für einen Marathon zu trainieren. Oder auch, wenn Sie nach dem Sport Kopfschmerzen bekommen.

Was und wie oft will ich etwas üben?
Optimierung der Intensität des Kraft- und Ausdauersports.

⑩ 80 %-Regel

Versuchen Sie, während der Kraftübung oder während des Sports nicht über Ihre Grenzen zu gehen. Stellen Sie sich vor, dass Sie mit 80 Prozent ebenfalls an Ihr Ziel kommen werden. Reduzieren Sie die Intensität (Geschwindigkeit, Kraftaufwand) oder die Dauer Ihres Sportprogramms um 20 Prozent. Versuchen Sie es.

Für wen geeignet? Für Personen mit der Neigung, zu viel Sport zu machen, sich generell zu überfordern und nicht auf ihre Grenzen zu achten. Insbesondere, wenn Sie deutlich mehr Sport machen, als es allgemein empfohlen wird – ohne für einen Marathon zu trainieren. Oder auch, wenn Sie nach dem Sport Kopfschmerzen bekommen.

Was und wie oft will ich etwas üben?
Optimierung der Intensität des Kraft- und Ausdauersports.

⑪ Barrieren begegnen

Nehmen Sie sich ein paar Minuten Zeit und notieren Sie die Barrieren – also die Gründe, weshalb Sie nicht dazu gekommen sind, mit den

Übungen zu beginnen. Schreiben Sie nun Ideen auf, wie die jeweiligen Barrieren aus dem Weg geräumt werden könnten.

Zum Beispiel:

- Fehlende Unterstützung → Suche nach einem Trainingspartner. Planen Sie Ihre Übungen mit einem Bekannten mit Kopf- oder Rückenschmerzen, der ähnliche Absichten hat.
- Zeitmangel → Welche Aktivität oder Verpflichtung kann gekürzt werden? Irgendetwas können Sie immer kürzen. Evtl. auch öfter Nein sagen.
- Es gibt immer etwas »Besseres« zu tun → Lesen Sie über die Effekte, die Sie mittels der Übungen oder des Sports zu erwarten haben. Sagen Sie sich: »Ich probiere es wenigstens für vier oder acht Wochen aus.« Dokumentieren Sie in diesem Zeitraum Ihre Kopfschmerztage.

Für wen geeignet? Wenn die Umsetzung Ihres Übungsprogrammes nicht funktioniert.

Was und wie oft will ich etwas üben? Alle Verfahren, unabhängig wie oft oder wie lange.

⑫ Einzelfallstudie

Probieren Sie ein Verfahren (z. B. Entspannungstechniken) konsequent über drei Monate. Legen Sie höchste Priorität auf diese Prophylaxe und üben Sie so häufig, wie im entsprechenden Kapitel vorgeschlagen wird. Sie wollen schließlich herausfinden, ob dieses Verfahren bei Ihnen Wirksamkeit zeigt oder nicht.

Führen Sie in diesem Zeitraum einen Kopfschmerzkalender.

Testen Sie im Anschluss ein anderes Verfahren, um herauszufinden, ob Sie Responder oder Non-Responder sind.

Für wen geeignet? Sie können sich nicht entscheiden, womit Sie beginnen.

Wenige Erfahrungen in der nichtmedikamentösen Prophylaxe.

Was und wie oft will ich etwas üben? Alle Verfahren, unabhängig wie oft oder wie lange.

⑬ 10-Uhr-Regel

Jeden Tag um 10 Uhr für 10 Minuten üben. Egal, ob sie einfach nur vom Arbeitsplatz aufstehen und sich strecken und dehnen oder eine andere Übungseinheit machen möchten. Sie können diese Regel natürlich auch zu einer anderen Uhrzeit einplanen.

Für wen geeignet? Wenn Ihnen automatisierte Vorgänge guttun.

Was und wie oft will ich etwas üben? Alle Verfahren, unabhängig wie oft oder wie lange.

⑭ Kombination

Kombinieren Sie Ihre Übungen mit einer eher angenehmen Tätigkeit. Führen Sie Übungen durch und hören Sie gleichzeitig Radio oder einen Podcast. Machen Sie ein paar HWS-Übungen vor dem Fernseher.

Für wen geeignet? Sie möchten Kräftigungs- oder Mobilisierungsübungen durchführen, tun sich damit aber nicht leicht oder es macht Ihnen keinen Spaß. Sie hören aber gerne Radio oder Podcasts.

Was und wie oft will ich etwas üben? Eher für Übungen wie Kräftigung oder Dehnung geeignet, unabhängig, wie oft oder wie lange.

⑮ App mit Erinnerungsfunktion

Suchen Sie sich eine App für Ihr Smartphone aus den Bereichen Sport, körperliche Übungen oder Entspannung, die Sie über Push-Benachrichtigungen an Ihre Übungseinheiten erinnert. Profitieren Sie dabei auch von der Anleitung, von mehr Abwechslung oder von Videos.

Für wen geeignet? Wenn die Umsetzung Ihres Übungsprogrammes nicht funktioniert.

Was und wie oft will ich etwas üben? Alle Verfahren, unabhängig wie oft oder wie lange.

⑯ Komfortzone verlassen

Fahren Sie öfter mit dem Rad zur Arbeit oder parken Sie etwas weiter von der Arbeitsstätte entfernt. Führen Sie eine bewegte Mittagspause ein und gehen Sie etwas spazieren. Steigen Sie die Treppen, anstatt den Aufzug zu nehmen. Wenn Sie mit der Straßenbahn oder dem Bus zur Arbeit fahren, steigen Sie morgens bewusst eine Station früher aus und nachmittags eine Station später ein. Nehmen Sie Ihre Sportkleidung mit zur Arbeit oder legen Sie die Sporttasche ins Auto, damit Sie direkt nach der Arbeit laufen gehen können. So kann das Sofa oder die To-do-Liste keine verlockende Wirkung auf Sie haben.

Für wen geeignet? Sie erwischen sich öfter bei dem Gedanken, dass Sie sich mehr bewegen möchten oder sollten. Ihre Kondition wird schlechter und Sie wollen etwas dagegen unternehmen.

Was und wie oft will ich etwas üben? Mehr Bewegung in den Alltag integrieren.

⑰ Üben direkt nach dem Aufwachen

Beginnen Sie bereits unmittelbar nach dem Aufwachen mit den ersten Übungen im Liegen. Drehen Sie Ihren Kopf mehrmals von einer zur anderen Seite. Strecken und räkeln sich. Oder sitzen Sie an der Bettkante und führen Sie ein kurzes Übungsprogramm für den Nacken durch.

Für wen geeignet? Wenn Sie sich morgens unbeweglich fühlen. Wenn insbesondere morgens Nackenschmerzen vorhanden sind.

Was und wie oft will ich etwas üben? Tägliche Umsetzung von Nackenübungen.

Erste-Hilfe-Koffer

Packen Sie Ihren persönlichen Erste-Hilfe-Koffer. Nicht alle Techniken, Tricks und Übungen sind für jeden passend. Testen Sie nach und nach die Tipps, um sich in einer akuten Kopfschmerzattacke vorerst ohne Medikamente zu helfen.

Bei einer Migräneattacke werden Ruhe/Rückzug bzw. Schlafen empfohlen sowie Kälte oder die Einnahme eines Akutmedikaments (Schmerzmittel oder Triptan). Personen mit Spannungskopfschmerzen wird oft ausschließlich die Einnahme von Medikamenten nahegelegt. Es gibt jedoch viele Menschen, die keine Medikamente nehmen möchten oder weniger nehmen sollten. In beiden Fällen ist die Vorbeugung, wie sie hier im Buch beschrieben wird, ausschlaggebend.

Die meisten Techniken helfen jedoch eben nur vorbeugend und nicht im Falle einer starken Schmerzattacke. Trotz aller Therapien und vorbeugender Maßnahmen lassen sich Kopfschmerzen oft nicht völlig verhindern. Was also können Sie bei akuten Kopfschmerzen oder einer Migräne unternehmen?

Eisabreibung

Bei der Eisabreibung bringen Sie einen Kältereiz auf die Haut auf, der tief in das Gewebe eindringt. Der Effekt: Das Gewebe wird reflektorisch besser durchblutet und das führt im Verlauf zu einer muskulären Entspannung (der Tonus wird gesenkt). Durch den Kältereiz geben Sie einen Reiz an die sensiblen Nervenfasern, die den Schmerz leiten. Diese Fasertypen sind auch für die Weiterleitung der Kälte zuständig, wodurch eine Überlagerung der Schmerzwahrnehmung resultiert. Deswegen wird Kälte auch als Sofortmaßnahme bei Sportverletzungen angewendet.

Nasse Kälte dringt tiefer in das Gewebe als trockene Kälte (Coldpacks). Daher ist ein sogenannter Eislolly hilfreich. Sie benötigen dafür lediglich einen leeren Plastikbecher, den Sie mit Wasser füllen, und

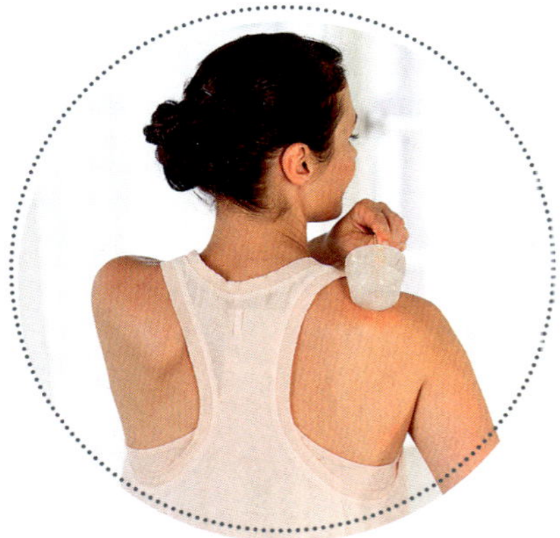

einen Holzspatel oder Löffel. Frieren Sie den Becher mit Wasser und Löffel ein.

Die schmerzenden Körperregionen können Sie mit dem Eislolly großflächig mit langsamen Streichbewegungen in eine Richtung (herzwärts) behandeln. Die Behandlungsdauer beträgt insgesamt zwei bis fünf Minuten. Legen Sie dabei aber Pausen ein. In den Pausen tupfen Sie das Schmelzwasser mit einem Handtuch ab.

Sie können auch an den Fingerspitzen beginnen und in einem Zug durch bis zum Nacken und zum Hinterkopf entlangstreichen. Diesen Vorgang wiederholen Sie dreimal. Anschließend beginnen Sie in der Mitte der Stirn und streichen den Eislolly fünf- bis zehnmal über die Wange und den Hals bis zum Brustmuskel. Wechseln Sie danach die Seiten.

Nach der Behandlung sollte sich aufgrund der Durchblutungsförderung ein angenehmes Wärmegefühl einstellen. Manchmal kann das Wärmegefühl in den ersten Wochen der Behandlung ausbleiben. Dann können Sie die entsprechenden Körperregionen kräftig mit einem Frotteehandtuch abreiben und sich nach der Behandlung warm anziehen. Als vorbeugende Maßnahme sollten Sie die obengenannte Eisabreibung einmal täglich (z. B. während oder vor dem Duschen) durchführen.

Pfefferminzöl

Eine alte und bewährte Methode ist das großflächige Auftragen von Pfefferminzöl auf die Stirn und die Schläfen. Das 10 %ige Pfefferminzöl in einer Ethanollösung ist insbesondere zur Therapie des Spannungskopfschmerzes zu empfehlen.

Massieren Sie Ihre angespannten Muskeln

Prüfen Sie, ob es in diesem Buch ein entsprechendes Kapitel zur Muskulatur gibt, die bei Ihnen regelmäßig angespannt und schmerzhaft ist. Suchen Sie nach Techniken zur eigenständigen Behandlung (Massage, Tonusregulierung).

Lockern Sie Schulter- und Nackenmuskulatur

Manchmal hilft es auch, wenn man die Muskeln nur etwas lockert, also durchbewegt, und leichte Dehnungen durchführt. Prüfen Sie, ob es in diesem Buch ein entsprechendes Übungskapitel zur Muskulatur gibt, die bei Ihnen regelmäßig angespannt und schmerzhaft ist.

Powerentspannung

Suchen Sie einen ruhigen Ort auf und führen Sie ca. fünf bis sieben Minuten eine Entspannungstechnik durch.

Weitere Tipps für Ihren persönlichen Erste-Hilfe-Koffer:

- Wenden Sie Wärme an.
- Reizabschirmung und Beenden des Multitaskings
- An die frische Luft gehen.
- ermutigende und beruhigende Gedanken
- Ablenkung

Packen Sie Ihren Erste-Hilfe-Koffer

Wenn Sie eine beginnende Migräneattacke oder Kopfschmerzen wahrnehmen, haben Sie verschiedene Möglichkeiten zur Verfügung. Welche Maßnahmen helfen Ihnen bei beginnenden Kopfschmerzen? Welche Maßnahmen helfen Ihnen in der Attacke? Erstellen Sie sich Ihren eigenen, individuellen »Erste-Hilfe-Koffer«. Legen Sie sich mehrere Handlungsmöglichkeiten zurecht und planen Sie beim nächsten Mal z. B.:

- Ich lege eine kurze Pause ein.
- Ich schirme mich von Reizen ab, die mir nicht guttun (z. B. Lärm, Gerüche).
- Ich gehe kurz an die frische Luft.
- Ich versuche, bei aufkommenden besorgten Gedanken in die Ablenkung zu gehen (z. B. Achtsamkeits-/Entspannungsübungen, positive Aktivitäten).
- Ich lege eine kurze Power-Entspannungseinheit ein (fünf Minuten Muskelentspannung oder Autogenes Training).
- Ich führe die Akutanwendungen aus diesem Buch durch (z. B. Dehnungen, Eisabreibung, Massagen oder Triggerpunkttherapie).
- Falls die Alternativen keinen Effekt gezeigt haben, nehme ich ein Schmerzmittel.

Anhang

Kopiervorlage Wochenplan für das Training

Beispiel für einen Wochenplan.

	Montag	Dienstag	Mittwoch	Donnerstag	Freitag	Samstag	Sonntag
6:00 Uhr							
7:00 Uhr							
8:00 Uhr							
9:00 Uhr							
10:00 Uhr							
11:00 Uhr							
12:00 Uhr							
13:00 Uhr							
14:00 Uhr							
15:00 Uhr							
16:00 Uhr							
17:00 Uhr							
18:00 Uhr							
19:00 Uhr							
20:00 Uhr							

Literatur

Abboud J, Marchand AA, Sorra K et al. Musculoskeletal physical outcome measures in individuals with tension-type headache: A scoping review. Cephalalgia 2013; 33(16): 1319–1336

Al-Khazali HM, Younis S, Al-Sayegh Z et al. Prevalence of neck pain in migraine: A systematic review and meta-analysis. Cephalalgia 2022; 42(7), 663–673.

Ashina S, Bendtsen L, Lyngberg AC et al. Prevalence of neck pain in migraine and tension-type headache: A population study. Cephalalgia 2015; 35(3): 211–219

Bartsch T, Goadsby PJ. The trigeminocervical complex and migraine: current concepts and synthesis. Curr Pain Headache Rep 2003; 7: 371–376

Bernstein DA, Borkovec TD. Progressive relaxation training: A manual for the helping professions. Research Press 1973

Daenen L, Varkey E, Kellmann M et al. Exercise, not to exercise, or how to exercise in patients with chronic pain? Applying science to practice. The Clinical journal of pain 2015; 31(2): 108–114

Falla DL, Jull GA, Hodges PW. Patients with neck pain demonstrate reduced electromyographic activity of the deep cervical flexor muscles during performance of the craniocervical flexion test. Spine 2004; 29(19): 2108–2114

Gaul C, Totzeck A, Guth. AL Patientenratgeber Kopfschmerzen und Migräne. 4. überarbeitete Auflage. Berlin: ABW Wissenschaftsverlag; 2021

Gautschi R. Manuelle Triggerpunkt-Therapie: myofasziale Schmerzen und Funktionsstörungen erkennen, verstehen und behandeln. Stuttgart: Thieme; 2016

Göbel H, Petersen-Braun M, Soyka D. The epidemiology of headache in Germany: a nationwide survey of a representative sample on the basis of the headache classification of the International Headache Society. Cephalalgia 1994; 14(2): 97–106

Grobe TH, Steinmann S, Szecsenyi J. Arztreport 2017. Schriftenreihe zur Gesundheitsanalyse. Im Internet: www.bifg.de/media/dl/Reporte/Arztreporte/2017/barmer-arztreport-2017.pdf; Stand 03.05.2024

Headache Classification Committee of the International Headache Society (IHS). The International Classification of Headache Disorders. 3rd edition. Cephalalgia International Journal of Headache 2018

Herranz-Gómez A, García-Pascual I, Montero-Iniesta P et al. Effectiveness of exercise and manual therapy as treatment for patients with migraine, tension-type headache or cervicogenic headache: an umbrella and mapping review with meta-meta-analysis. Applied Sciences 2021; 11(15): 6856.

Irby MB, Bond DS, Lipton RB et al. Aerobic exercise for reducing migraine burden: mechanisms, markers, and models of change processes. Headache: The Journal of Head and Face Pain 2016; 56(2): 357-369

Jull GA, Falla D, Vicenzino B et al. The effect of therapeutic exercise on activation of the deep cervical flexor muscles in people with chronic neck pain. Manual therapy 2009; 14(6): 696–701

Jull G, Falla D. Does increased superficial neck flexor activity in the craniocervical flexion test reflect reduced deep flexor activity in people with neck pain? Manual Therapy 2016; 25: 43–47

Jung A, Eschke RC, Struss J et al. Effectiveness of physiotherapy interventions on headache intensity, frequency, duration and quality of life of patients with tension-type headache. A systematic review and network meta-analysis. Cephalalgia 2022; 42(9), 944–965

Kelman L. The triggers or precipitants of the acute migraine attack. Cephalalgia: an International Journal of Headache 2007; 27: 394–402

Kropp P, Meyer B, Dresler T et al. Entspannungsverfahren und verhaltenstherapeutische Interventionen zur Behandlung der Migräne. Nervenheilkunde 2016; 7: 8

La Touche R, Fierro-Marrero J, Sánchez-Ruíz I et al. Prescription of therapeutic exercise in migraine, an evidence-based clinical practice guideline. The Journal of Headache and Pain 2023; 24(1): 1–60

Roussouly P, Gollogly S, Berthonnaud E et al. Classification of the normal variation in the sagittal alignment of the human lumbar spine and pelvis in the standing position. Spine 2005; 30(3): 346–353

Schüler M, Neuhuber WL, De Col R et al. Innervation of Rat and Human Dura Mater and Pericranial Tissues in the Parieto-Temporal Region by Meningeal Afferents. Headache: The Journal of Head and Face Pain 2014; 54(6): 996–1009

Schüler M, Messlinger K, Dux M et al. Extracranial projections of meningeal afferents and their impact on meningeal nociception and headache. PAIN® 2013; 154(9): 1622–1631

Steiner TJ, Stovner LJ, Katsarava Z et al. The impact of headache in Europe: principal results of the Eurolight project. The Journal of Headache and Pain 2014; 15(1): 31

Stovner LJ, Hagen K, Jensen R et al. The global burden of headache: a documentation of headache prevalence and disability worldwide. Cephalalgia 2007; 27: 193–210

Straube A, Gaul C, Förderreuther S et al. Therapy and care of patients with chronic migraine: expert recommendations of the German Migraine and Headache Society/German Society for Neurology as well as the Austrian Headache Society/Swiss Headache Society. Nervenarzt 2012; 83(12): 1600–1608

Straube A. in Gaul C, Diener HC. Kopfschmerzen. Pathophysiologie, Klinik, Diagnostik und Therapie. Stuttgart: Thieme; 2016

Varkey E, Cider Å, Carlsson J et al. Exercise as migraine prophylaxis: a randomized study using relaxation and topiramate as controls. Cephalalgia 2011; 31(14): 1428–1438

Watson D, Pennebaker JW. Health complaints, stress, and distress: exploring the central role of negative affectivity. Psychological review 1989; 96(2): 234

Warburton DE, Bredin SS. Reflections on physical activity and health: what should we recommend? Canadian Journal of Cardiology 2016; 32(4): 495–504

Wilson RS, Evans DA, Bienias JL et al. Proneness to psychological distress is associated with risk of Alzheimer's disease. Neurology 2003; 61(11): 1479–1485

World Health Organization. Global recommendations on Physical Activity for health. World Health Organization; 2010

Stichwortverzeichnis

Weitere Informationen zum Thema / Empfehlungen von Benjamin Schäfer

Website des Autors

www.kopfschmerz-experten.de

Auf www.kopfschmerz-experten.de/audios können Sie mit folgendem Freischaltcode kostenlos Entspannungs-Audiodateien anhören und Ihre Entspannungsfähigkeit trainieren: **VZ8qFV7h4**. Das Angebot der Audio-Dateien wird stetig erweitert. Ebenfalls können Sie sich auf www.kopfschmerz-experten.de mit dem Autor in Verbindung setzen oder für einen Newsletter anmelden, der voraussichtlich zweimal pro Jahr zum Thema nichtmedikamentöse Therapien/Vorbeugung erscheinen wird.

Online-Kurs

Online-Kurs zur Vorbeugung gegen Nackenbeschwerden, der von vielen Krankenkassen übernommen wird: https://yesdays.de.

Buch-Empfehlung

Viele weitere Informationen finden Sie in dem Buch »Patientenratgeber Kopfschmerzen und Migräne« von Charly Gaul und anderen Autoren, das im ABW Wissenschaftsverlag erschienen ist.

Vereine und Gesellschaften

Die Internetpräsenz der Deutschen Migräne- und Kopfschmerzgesellschaft (www.dmkg.de) und der MigräneLiga (www.migraeneliga.de) bieten Ihnen viele weiterführende Informationen.

Kopfschmerztagebuch bzw. -kalender

Um die eigenen Beschwerden besser einschätzen und beurteilen zu können, ist es hilfreich, ein Kopfschmerztagebuch bzw. einen Kopfschmerzkalender zu führen. Hier tragen Sie Häufigkeit, Dauer, Stärke der Kopfschmerzen sowie Begleitsymptome und Medikamentengebrauch ein. Ärzte können mithilfe dieser Daten zielgerichteter vorgehen und die richtigen Medikamente verordnen. Speziell für Physiotherapeuten und Psychologen können Sie auch Ihre Bewältigungsstrategien dokumentieren. Notieren Sie dafür, was Sie gegen Ihre Kopfschmerzen bzw. Ihre Migräne unternommen haben.

Kopfschmerzkalender gibt es auch als Smartphone-Apps, z. B. von der DMKG. Es ist jedoch meistens ausreichend, Ihre Kopfschmerzen über einen limitierten Zeitraum zu dokumentieren, z. B. drei Monate. Anschließend sind Aktivitätentagebücher förderlicher, um den Fokus nicht ständig auf die Schmerzen zu legen.

Multimodale Schmerztherapie

Schwer betroffene Personen sollten sich Informationen zur Multimodalen Schmerztherapie einholen. Diese ist meist stationär, aber Sie erhalten Einblicke in viele Anwendungen und bekommen zahlreiche Informationen.

YouTube Migräne, visuelle Aura

https://www.youtube.com/watch?v=qVFlcF9lyk8

Bibliografische Information der Deutschen Nationalbibliothek
Die Deutsche Nationalbibliothek verzeichnet diese Publikation in der Deutschen Nationalbibliografie; detaillierte bibliografische Daten sind im Internet über http://dnb.d-nb.de abrufbar.

Programmplanung: Katja Liese
Projektmanagement: Sabine Alvarado
Redaktion: Magdalena Kieser
Bildredaktion: Christoph Frick, Marie Crämer
Umschlaggestaltung: © Thieme
Layout: CYCLUS · Visuelle Kommunikation, Stuttgart

Bildnachweis:
Covermotiv und Bild S. 3: © H. Münch/Thieme
Autorenfoto und Fotos im Innenteil: © H. Münch/Thieme
Zeichnungen: S. 16, 53, 143: Martina Berge; S. 54/55, 59: Martin Hoffmann; S. 79 Rüdiger Gay; S. 81, 82, 103, 117, 135, 139 Schünke M, Schulte E, Schumacher U. PROMETHEUS Lern-Atlas, Grafiken: Voll M, Wesker K; Thieme; 2023; S. 83 Holger Vanselow
Die abgebildeten Personen haben in keiner Weise etwas mit dem Thema zu tun.

2. Auflage 2024

TRIAS Verlag in Georg Thieme Verlag KG
Rüdigerstraße 14, 70469 Stuttgart
© 1. Auflage 2018
TRIAS Verlag in Georg Thieme Verlag KG
Rüdigerstraße 14, 70469 Stuttgart
Satz: Fotosatz Buck, Kumhausen
Repro: Ludwig:media, Zell am See
Druck: AZ Druck und Datentechnik GmbH, Kempten

Gedruckt auf chlorfrei gebleichtem Papier
Printed in Germany

ISBN 978-3-432-11733-1
eISBN (ePub) 978-3-432-11734-8

1 2 3 4 5 6

Wo datenschutzrechtlich erforderlich, wurden die Namen und weitere Daten von Personen redaktionell verändert (Tarnnamen). Dies ist grundsätzlich der Fall bei Patient*innen, ihren Angehörigen und Freund*innen, z. T. auch bei weiteren Personen, die z. B. in die Behandlung von Patient*innen eingebunden sind.

Thieme Publikationen streben nach einer fachlich korrekten und unmissverständlichen Sprache. Dabei lehnt Thieme jeden Sprachgebrauch ab, der Menschen beleidigt oder diskriminiert, beispielsweise aufgrund einer Herkunft, Behinderung oder eines Geschlechts. Thieme wendet sich zudem gleichermaßen an Menschen jeder Geschlechtsidentität. Die Thieme Rechtschreibkonvention nennt Autor*innen mittlerweile konkrete Beispiele, wie sie alle Lesenden gleichberechtigt ansprechen können. Die Ansprache aller Menschen ist ausdrücklich auch dort intendiert, wo im Text (etwa aus Gründen der Leseleichtigkeit, des Text-Umfangs oder des situativen Stil-Empfindens) z. B. nur ein generisches Maskulinum verwendet wird.

TRIAS, einer der führenden Ratgeberverlage im Bereich Gesundheit, gehört zur Thieme Gruppe, marktführender Anbieter medizinischer Fachinformationen und Services. Anspruch der Thieme Gruppe ist es, den im Gesundheitswesen tätigen Berufsgruppen sowie allen an Gesundheit Interessierten genau die Informationen und Angebote bereitzustellen, die sie in einer bestimmten Arbeitssituation oder Lebensphase benötigen. Durch die hohe Qualität und zielgruppenspezifische Relevanz der angebotenen Leistungen bereitet Thieme den Weg für eine bessere Medizin und mehr Gesundheit im Leben.

Thieme